国家重点学科放射医学系列教材
全国高等院校教材，供特种医学、临床医学类专业用
江苏省优势学科（特种医学）经费资助

电离辐射剂量学基础

（第三版）

主编　孙　亮　李士骏

中国原子能出版社

图书在版编目（CIP）数据

电离辐射剂量学基础 / 孙亮，李士骏主编. —3 版.
—北京：中国原子能出版社，2014. 12
ISBN 978-7-5022-6502-1

Ⅰ. ①电… Ⅱ. ①孙… ②李… Ⅲ. ①电离辐射-辐射剂量学 Ⅳ. ①R144.1

中国版本图书馆 CIP 数据核字(2015)第 009972 号

内 容 简 介

本教材较系统地阐述了电离辐射剂量学基本理论体系。全书共分八章，以第一章为引言，简要叙述电离辐射的定义、分类、来源及电离辐射剂量学的意义和用途。第二、三、四章集中叙述剂量学理论框架，主要包括了辐射场理论、辐射与物质相互作用理论和剂量学量。第五章到第八章介绍剂量学理论的实际应用，分别是放射防护、临床肿瘤放射治疗外照射剂量计算方法以及核医学相关的放射性药物内照射剂量估算方法。在内容选择方面注重新旧知识的衔接更新，在编排上力图兼顾理论和实践。

本教材主要面向高校放射医学专业的师生，也可供核技术应用、辐射防护及环境监测等相关专业人员参考使用。

电离辐射剂量学基础(第三版)

出版发行	中国原子能出版社(北京市海淀区阜成路 43 号 100048)
责任编辑	肖 萍
装帧设计	马世玉
责任校对	冯莲凤
责任印制	潘玉玲
印 刷	保定市中画美凯印刷有限公司
经 销	全国新华书店
开 本	787 mm×1092 mm 1/16
印 张	16. 625
字 数	415 千字
版 次	2014 年 12 月第 1 版 2014 年 12 月第 1 次印刷
书 号	ISBN 978-7-5022-6502-1 **定 价 50. 00 元**

网址：http：//www.aep.com.cn **E-mail：atomep123@126.com**

发行电话：010-68452845

放射医学专业系列教材出版序言

自 1895 年伦琴(W. C. Röentgen)发现 X 射线以来，人类对核能和核技术的研究和利用已经历了近 120 年的发展历程。诚如一切事物均具有两面性，核能和核技术也不例外，利用它们在为人类带来巨大裨益的同时，其产生的电离辐射也对人类生物机体产生不同程度的健康危害，同时也对人类的及其生存环境造成一定的负面影响。为了更好地利用核能和核技术为人类造福，又能保护辐射从业人员和公众免受或少受电离辐射照射的影响，放射医学与防护学科应运而生，并随着人类对电离辐射的认识和应用不断深入和扩展应用，放射医学和防护学科获得相应发展。经历一个多世纪后，放射医学和防护现已形成了系统的学科体系，其主要内涵是研究电离辐射对人体的作用、损伤、修复及其机制；发展放射损伤的诊断、治疗和预防技术；为放射性工作人员的卫生防护、医学监督和保健工作提供科学依据和措施；同时，肿瘤放射治疗和核医学诊疗的基础与应用研究也已构成放射医学的重要研究内容。

我国放射医学与防护学科发展和专业的建立与发展，是与我国核技术利用和核能事业的发展，尤其是 20 世纪中叶的核试验，息息相关。起步于 20 世纪 50 年代末，发展于 60 年代中期，因核试验要求，当时放射医学的主要目标是急性放射病诊断和实验治疗研究，到 80 年代，各地放射医学和防护机构和队伍都根据核电发展的需求作了相应调整，主要为临床放射治疗和诊断、放射卫生评价和放射防护监督等方向培养学生和开展相关研究。

苏州大学医学部放射医学与防护学院前身是创建于 1964 年，隶属于原核工业部的苏州医学院放射医学系。虽然由于各种原因，20 世纪 80 至 90 年代我国放射医学和防护学科发展缓慢，但苏州大学仍然坚持进行放射医学和防护本科人才的培养，仍然坚持放射医学的学科建设，并取得了一定的发展，成为国家重点学科，学院已成为我国培养放射医学专业人才和开展放射医学科学研究的主要基地，放射医学专业也已成为国家特色专业建设点、江苏省特色专业和苏州大学品牌专业，为国防、核电、军队、医疗卫生等机构培养了一大批放射医学和防护专业人才。

在放射医学专业 50 年的漫长办学历程中，苏州大学相关教师主编了放射医学领域中大部分全国统编教材，如：《医用核物理》、《放射化学》、《电离辐射剂量学》、《放射卫生学》、《放射毒理学》、《放射医学教程》、《核环境学基础》、《实验核医学》、《核药学教程》、《放射治疗技术学》、《放射治疗物理学》等，多次获得国家和省部级优秀教材奖，相关课程被评为江苏省优秀课程群。但是，近年来，随着物理、化学、核技术、计算机科学、纳米技术、特别是分子生物学等交叉学科的发展，在急性放射病的预防、诊断、治疗，辐射损伤机制研究，辐射防护剂应用，辐射剂量学与生物计量学在医疗诊断上的应用，辐射危害流行病学调查与评价，核事故医学应急处理等方面都取得了迅猛进展。原有的放射医学系列教材已不能反映放射医学学科的最新进展和成果，影响了放射医学专业人才培养的质量。经过各方努力，在放射医学国家特色专业建设项目、江苏高校优势学科建设工程资助项目(PAPD，特种医学)的支持下，苏州大学组织国内高校和其他行业相关教师和专家，在原有教材的基础上，编写一套全新的放射医学专业系列教材，《电离辐射剂量学基础》是系列教材中的一本，其余教材将陆续出版，供国内放射医学及其相关专业本科学生使用。相信这一系列教材的出版，必将促进我国放射医学学科的发展，有利于放射医学专业人才的培养，也必将为我国国家安全、核能建设、人民健康和社会经济的进步发挥积极作用。

此为序。

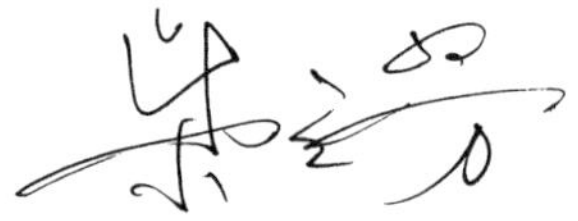

2013.6.1

第三版前言

电离辐射，是自然环境固有的特征之一，它来自宇宙空间，也来自人类居住的地球。然而，直到19世纪，人们才开始认识电离辐射。1895年，伦琴发现了X射线。1896年，贝可勒尔发现了天然放射性。1932年查德威克发现中子，1938年哈恩发现重核裂变。20世纪40年代，随着原子核裂变反应堆、粒子加速器的先后建成，人类不仅可以利用核能，而且还能生产、应用人工的放射性同位素，世界开始步入全新的原子能时代。至今，放射源、电离辐射，已广泛应用于社会生产、医疗卫生、科学研究，为社会创造财富、给人类带来福祉，同时，也对人类和环境增加了一定的危害。

辐射效应，实质就是电离辐射引起的受照射物体性质的变化。这种变化，有的对人类有益，成为放射源、电离辐射应用的基础；有的对人类有害，需要防护，甚至需要医疗和救治。

为合理应用放射源、电离辐射，有效保护人类和环境，需要了解受照对象的"辐射剂量"。就本质而言，"辐射剂量"就是一系列反映电离辐射对受照物体诱发的真实效应、潜在影响程度的客观指标。

电离辐射剂量学，就是研究辐射效应程度的预测原理、指标、方法的一门学科。它的研究内容，主要包括：电离辐射能量在物质中转移、吸收规律，剂量分布与辐射场关系，辐射剂量与辐射效应联系以及辐射剂量的测量、计算方法。电离辐射剂量学已成为放射源、电离辐射应用、放射防护、放射医学的基础，依其应用的领域，目前已派生出一系列分支学科，如辐照加工剂量学、放射防护剂量学和放射治疗剂量学，等等。

本教材旨在：向放射医学专业的学生介绍电离辐射剂量学的基本概念以及肿瘤远距离放射治疗和核医学中剂量计算的基本方法。全书分八章：引言、电离辐射场、电离辐射能量在物质中的转移过程、基本的剂量学量、放射防护量、外照射情况下的监测量、肿瘤放射治疗中外照射剂量计算的基本方法和放射性药物内照射剂量估算的基本方法；其内容也可供相关领域的专业人员参考。

从电离辐射剂量学相关国际学术团体"国际辐射单位与测量委员会(ICRU，1925)"、"国际放射防护委员会(ICRP，1928)"问世算起，电离辐射剂量学，历史不过百年，尚属"年轻"；随着认识水平提高，辐射剂量的基本概念仍在深化和更新，辐射剂量的测量、计算技术还在发展和完善。

教材成稿，不仅注意文字简明扼要、图文相得益彰，而且内容也力求反映学科的知识更新。无疑，对于新的内容，编者也属初学，虽经着力理解，犹恐不得要领。衷心感谢清华大学工程物理系李君利教授拨冗对本教材书稿的悉心审阅和帮助。尽管如此，编者仍以不安的心情推出这本教材，意在抛砖引玉，企望专家、读者批评、斧正，赐以真知灼见，以释编者重负。

孙亮撰写了本教材第一章和第四章中微剂量学的书稿内容，并承担了本教材立项、组稿、审稿、出版的全部事宜。李士骏撰写了其中第二、三章，第四章的一、二、三节以及第五至第八章的书稿内容。

编　者

2014 年 10 月

第二版前言

电离辐射，是自然环境固有的特征之一，它来自宇宙空间，也来自人类居住的地球。然而，直到 19 世纪，人们才开始认识电离辐射。1895 年，伦琴发现了 X 射线。1896 年，贝可勒尔发现了天然放射性。1932 年查德威克发现中子，1938 年哈恩发现重核裂变。20 世纪 40 年代，随着原子核裂变反应堆、粒子加速器的先后建成，人类不仅可以利用核能，而且还能生产、应用人工的放射性同位素，世界开始步入全新的原子能时代。至今，放射源、电离辐射，已广泛应用于社会生产、医疗卫生、科学研究，为社会创造财富、给人类带来福祉，同时，也对人类和环境附加了一定的危害。

辐射效应，实系电离辐射引起的受照射物体性质的变化。这种变化，有的对人类有益，成为电离辐射应用的基础；有的则对人类有害，需要放射防护，甚至需要医疗救治。

为合理应用放射源、电离辐射，有效地保护人类和环境，都需了解受照对象的“辐射剂量”—— 反映电离辐射对受照物体诱发的真实效应、潜在影响程度的客观指标。

电离辐射剂量学，就是研究辐射效应程度预测原理、指标、方法的一门学科。它的研究内容，主要包括：电离辐射能量在物质中转移、吸收规律，剂量分布与辐射场关系，辐射剂量与辐射效应联系以及辐射剂量的测量、计算方法。电离辐射剂量学已成为放射源、电离辐射应用、放射防护、放射医学的基础，依其应用的领域，目前已派生出一系列分支学科，如辐照加工剂量学、放射防护剂量学、放射治疗剂量学，等等。

本教材旨在：向放射医学专业学生介绍电离辐射剂量学的基本概念以及肿瘤远距离放射治疗和核医学中剂量计算的基本方法。全书分八章：量和单位、电离辐射场、电离辐射能量在物质中的转移过程、基本的剂量学量、放射防护量、外照射情况下的监测量、肿瘤放射治疗中外照射剂量计算的基本方法和放射性药物内照射剂量估算的基本方法；其内容也可供相关领域的专业人员参考。

从电离辐射剂量学相关国际学术团体“国际辐射单位与测量委员会（International Commission on Radiation Units and Measurements，ICRU，1925）”、“国际放射防护委员会（International Commission on Radiological Protection，ICRP，1928）”问世算起，电离辐射剂量学，历史不过百年，尚属“年轻”；随着认识水平提高，辐射剂量的基本概念仍在深化和更新，辐射剂量的测量、计算技术还在发展和完善。

教材成稿，不仅注意文字简明扼要、图文相得益彰，而且内容也力求反映学科的知识更新。无疑，对于新的内容，编者也属初学，虽经着力理解，犹恐不得要领，以致谬误迭出。编者以不安的心情推出这本教材，意在抛砖引玉，企望专家、读者批评、斧正，赐以真知灼见，以释编者重负。

编　者

2008 年 1 月

第一版前言

电离辐射的广泛应用和核能领域的迅速发展，给人类带来巨大裨益，但也伴有一定的危害，主要是电离辐射对人体健康的影响。因此，需要进行辐射防护——既保护辐射照射的个人、他们的后代以及全体人类，又允许进行那些可能产生辐射照射的必要活动。为此，必须培养熟练的专业人员从事这方面的工作。本书旨在向放射医学专业的学生系统介绍与辐射防护有关的电离辐射剂量学的基本概念、常用辐射量与单位、剂量测量的基本原理和剂量的计算方法。

电离辐射剂量，实质是电离辐射与物质相互作用的物理量度。电离辐射剂量学，主要研究电离辐射的能量在物质中的转移、吸收规律；受照射物质内的剂量分布及其与辐射场的关系；辐射剂量与有关辐射效应之间的联系以及辐射剂量的测量、计算方法等。它们为研究辐射效应的作用机制，实施辐射防护的剂量监测和评价，进行放射治疗和人体辐射损伤的医学诊断和治疗提供可靠的科学依据。

然而，电离辐射剂量学还是一门比较年轻的学科，至今仍在不断发展和深化。20 世纪五十年代末崛起的微剂量学，把电离辐射剂量学的研究推向细胞、分子水平，为探索辐射的作用机制开辟了新的途径，它的某些研究成果已直接在辐射防护和放射治疗的实践中得到应用。对微剂量学的若干基本概念，本书也扼要作了介绍，用小号字排印，供读者深入研究时参考。

全书承蒙史元明同志悉心审校，且从素材搜集直至最后定稿，始终得到他富有建设性的指教和极其有力的帮助，谨此表示由衷的感谢。

由于本书取材较新，编者水平有限，书中缺点错误定然不少，恳请各界专家和读者不吝指正。

编　者

1985 年 6 月

目　　录

第一章　引　　言

第二章　电离辐射场

第三章　电离辐射能量在物质中的转移过程

第四章　基本的剂量学量

第五章　放射防护量

第六章　外照射情况下的监测量

第七章　肿瘤放射治疗中外照射剂量计算的基本方法

第八章　放射性药物内照射剂量估算的基本方法

第一章　引　　言

人类生存的地球甚至整个宇宙都是一个充满电离辐射的环境。无论从形式还是本质上说，电离辐射都是能量的一种客观表达。当前，电离辐射在人类生活和生产过程中的应用越发广泛。电离辐射的应用既能给人类带来利益，又可能在应用过程中对人体造成健康危害。究其原因，电离辐射能量的传播和沉积是根本性影响因素。而辐射能量的传播、沉积规律与辐射类型及性质密切相关。于是，出于趋利避害的实际需求，需要了解：① 电离辐射的定义、分类、基本性质和电离辐射的来源；② 电离辐射剂量学这一学科的意义、用途及一些预备的知识。

一、电离辐射的定义和分类

辐射(radiation)是以波或粒子的形式传递的能量。辐射一经发出，其能量可能被周围物质所吸收。

依据兴趣点的不同，辐射有多种分类方法。如按照其来源，辐射可以分为宇宙射线和地球辐射，也可分为天然辐射和人工辐射。按照其荷电情况可以分为带电辐射和不带电辐射。但更令人感兴趣的是依据其能量大小进行分类，即依据能否引发物质原子电离(ionization)，把辐射分为电离辐射(ionizing radiation)和非电离辐射(non-ionizing radiation)。

物质的基本组成单元是原子(atom)。从物理学角度来看，辐射对物质的照射其实就是对原子的照射。原子的基本结构是原子核和核外电子。所谓电离，是指的这么一个过程：辐射能量授予原子，使得核外电子克服原子核束缚，从而得以释放。如果在辐射能量授予过程中电子不能摆脱原子核的束缚，只能使原子从低能级跃迁到高能级，则称之为激发(excitation)。电离、激发过程的发生均意味着物质实实在在地接受了辐射能量。

显然，辐射在物质中是否产生电离与其能量大小密切相关(大于等于结合能)。因此，电离辐射就是能引起物质原子发生电离的一切辐射。而非电离辐射指那些能量不够高，不能引发物质原子电离的辐射。在电离辐射剂量学领域，常用辐射来简代电离辐射。

人们日常生活中经常接触的紫外线、红外线、可见光、无线电波和微波等都属于非电离辐射范畴。而辐射应用中常见的X射线、γ射线、中子、α粒子、β射线、质子和电子等则属于电离辐射。图1.1示出了常见的电磁波频谱图，有助于了解波长或频率与电离能力之间的关系。

电离辐射依其是否荷电可分为带电辐射和不带电辐射。电荷特性对于电离辐射能量在物质中传递和沉积过程而言十分重要。一般来说，受照物质可以看成一个复杂电场的综合

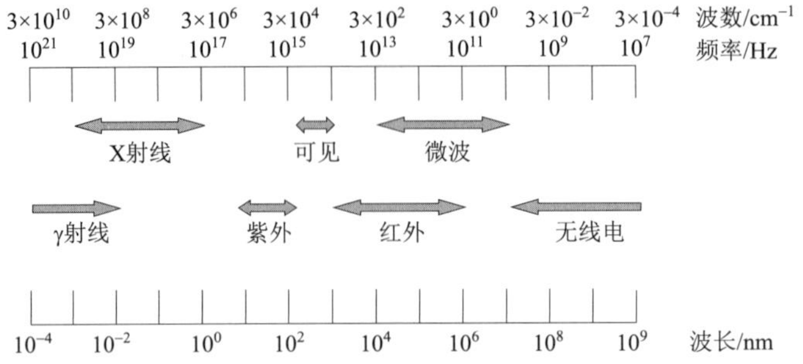

图 1.1 常见的电磁波频谱图

体,那么电离辐射的电性将显著影响其在物质中的行为方式和规律。表 1.1 列出了常见带电辐射的基本性质。

表 1.1 常见带电辐射的基本性质

名 称	电 荷/e	质 量/u	M_0c^2/MeV	M/Mp	平均寿命
电子,$e^{\pm}$	±1	0.000 55	0.511 07	0.000 5	稳定
μ 子,$\mu^{\pm}$	±1	0.113 43	105.659	0.112 6	2.2 μs
质子,P	+1	1.007 28	938.256	1.000 0	稳定
氦核,α	+2	4.001 51	3 727.32	3.972 6	稳定

常见的不带电辐射,如 X 射线、γ 射线和中子等,由于其不带电,很少受到电场的直接影响,因此在物质中穿行时其行为、能量传递和沉积方式与带电辐射之间有着较大差异。常见不带电辐射的性质如表 1.2 所示。

表 1.2 常见不带电辐射的性质

名 称	电 荷/e	能量性质	来 源	质 量/u	平均寿命
X 射线	0	波	相互作用	—	—
γ 射线	0	波	放射性衰变	—	—
中子,n	0	粒子	相互作用	1.086 7	881.5 s*

注:* 代表自由中子。

就电离产生的来源而言,主要有三个方面:① 足够动能的带电粒子直接产生,称为直接电离;② 不带电粒子虽亦可直接产生电离,但其主要是通过先在物质中产生次级带电粒子并转移一部分能量给予这些带电粒子,而后这些次级带电粒子在物质中产生电离。这种形式称为间接电离;③ 动能不足够的带电粒子已不能直接产生电离,但可通过诱发核与粒子的转变,即质量能转换成动能,从而获得足够能量引发电离。这种电离过程的后果往往是入射粒子的消亡。

二、电离辐射的来源

从人类生活的环境来说,电离辐射的来源有两个,分别是天然辐射源和人工辐射源。前者来自于宇宙空间和地壳物质中;后者来自一些人类的活动、实践或辐射事件。以下分别进行简单介绍。

(一) 天然辐射源

天然辐射源包括来自大气层外的宇宙辐射和来自地壳物质中存在的天然放射性核素产生的陆地辐射。在天然放射性核素中,有些核素半衰期的长度可以与地球的年龄相比,加上宇宙辐射持续射向地球表面,所以人类时刻在接受着天然辐射源的照射。天然辐射源对地球上人类的辐射照射,称为天然本底照射。

1. 宇宙辐射

宇宙空间(对地球而言主要是银河系和太阳)存在着许多高能粒子,称为初级宇宙射线,其成分主要是质子(约 88%)、α 粒子(约 11%)、重核(约 1%)和电子(约 2%)。初级宇宙射线进入地球大气层与其中的原子核相互作用产生级联效应或次级反应,从而形成次级宇宙射线。初级宇宙射线与大气层中的某些原子核相互作用生成的放射性核素,称为宇生放射性核素。

入射到地球大气层中的宇宙高能粒子与大气中的原子或分子相互作用产生的带电的和不带电的次级粒子,包括质子、中子、π 介子和一些低原子序数的原子核。这些次级粒子在大气层中再与某些原子或分子发生核子级联反应,生成更多的核子,称为宇宙射线簇射(见图 1.2)。

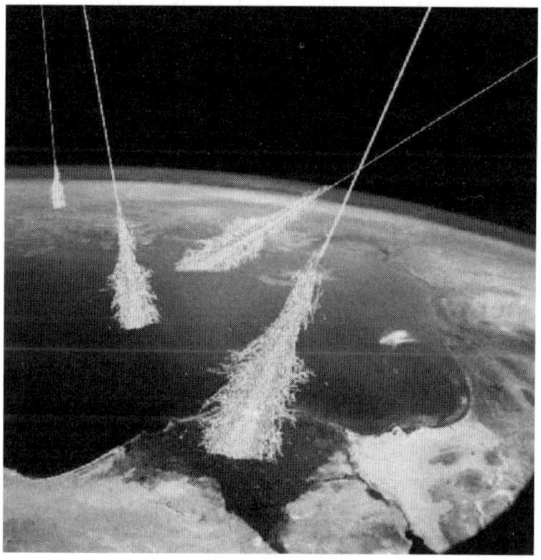

图 1.2 宇宙射线簇射示意图

2. 陆地辐射

地球上各种环境介质(土壤、岩石、水和空气等)和生物体内或多或少都存在天然放射性核素。主要的天然放射性系列如表 1.3 所示。

表 1.3 主要的天然放射性系列

名 称	母核素	半衰期/a	终结核(稳定)	系列内核素数目
铀系	^{238}U	4.49×10^{9}	^{206}Pb	19
钍系	^{232}Th	1.41×10^{10}	^{208}Pb	17
锕系	^{235}U	7.13×10^{8}	^{207}Pb	12

(二) 人工辐射源

人类为各种目的通过各种方式制造出来的辐射源称为人工辐射源。人工辐射产生的渠道主要包括:

1) 核的军事应用——核武器研发;

2) 核能生产——核裂变能和核聚变能的生产与核素排放;

3) 放射性同位素生产和应用——人工放射性核素;

4) 反应堆研究——实用技术研究和理论研究;

5) 医用辐射照射——放射影像诊断和放射治疗;

6) 核事故——异常排放和异常照射。

三、电离辐射剂量学的意义和用途

随着贝克勒尔发现天然放射性和伦琴发现X射线,电离辐射作为一个可以给人类带来利益的工具,其应用越发广泛,如辐照灭菌、材料改性、环保去污和放射治疗等。人类在利用电离辐射的过程中逐渐发现无论从利益最大化还是危害防护的角度而言均面临同样一个问题:如何有效定量辐射效应?

所谓辐射效应(radiation effects)是指辐射能量沉积所致物质性质的改变。物质性质包括物质的物理性质、化学性质甚至生物学性质等。显然,辐射效应具有“利、害”两面性。例如,放射治疗这一实践过程就是利用射线照射患者肿瘤部位,将辐射能量沉积于肿瘤细胞,从而导致肿瘤细胞的生长受到抑制,发生凋亡乃至死亡,这是人们期望的辐射效应。但同时,在治疗过程中辐射能量也会对患者正常组织或器官造成损害,这是人们不期望发生的辐射效应。因此,放射治疗其实就是一个通过各项措施保证需要受照的部位充分受照,正常组织尽可能少受照的辐射应用实践过程。那么,从某种程度上可以说,人类对辐射的应用水平取决于对辐射效应的认识程度。

受照物质发生辐射效应的先决条件是辐射能量在物质中的沉积,因此辐射沉积能量的定量对于了解辐射效应而言十分关键。而辐射能量究竟有多少沉积在物质中取决于辐射的类型、所携能量、受照物质的基本特性以及照射条件(时间、距离、方式等)。于是,从数学上,辐射沉积能量可以看成上述多个因素作用下的函数。出于辐射应用的实践目的,十分需要确定这个函数的形式、各因素的影响程度及相应的定量关系。这种实践上的迫切要求成为电离辐射剂量学这一学科产生和发展的原始动力。

所谓剂量,其实是将辐射能量沉积特点(客观实际)与人们关心的辐射效应联系在一起的桥梁和媒介。辐射能量沉积特点包括能量沉积的数量、速率、位置和方式等重要信息,人们在辐射应用实践中往往通过这些信息和“剂量”来推测感兴趣的效应。因此,剂量也被认为是反映电离辐射对受照物体诱发的真实效应或潜在影响程度的客观指标。

电离辐射剂量学,就是研究辐射效应程度预测原理、指标、方法的一门学科。它的研究内容,主要包括:电离辐射能量在物质中转移、吸收规律,剂量分布与辐射场关系,辐射剂量与辐射效应联系以及辐射剂量的测量、计算方法。电离辐射剂量学已成为辐射应用领域的重要基础学科，其原理和基本方法在电离辐射工、农业应用、电离辐射医学应用、放射防护和放射医学科学研究等领域使用颇广。

从理论框架来看，电离辐射剂量学主要包含辐射场理论、辐射与物质相互作用理论和辐射效应量度理论等。这些理论之间联系紧密，数学手段和物理认识贯穿其中。基于这些基本理论，结合具体应用实践过程，电离辐射剂量学目前已派生出一系列分支学科，如辐照加工剂量学、放射防护剂量学和放射治疗剂量学等。

电离辐射剂量学是一门年轻的学科，从相关国际学术团体"国际辐射单位与测量委员会(International Commission on Radiation Units and Measurements，ICRU，1925)"、"国际放射防护委员会(International Commission on Radiological Protection，ICRP，1928)"问世算起，电离辐射剂量学的历史不过百年。随着认识水平提高，辐射剂量的基本概念仍在深化和更新，辐射剂量的测量、计算技术还在发展和完善。

四、一些预备知识

前已述及，电离辐射剂量学是一门综合了物理学、数学、统计学乃至生物学的交叉性学科，在当前的实践过程中与计算机科学的联系越发紧密。因此，在讲授基本理论之前，做一些预备知识的铺垫和回顾是必要的。

(一) 放射性及放射性衰变

不稳定核素自发地放出射线，转变为另一种核素，这种现象称为放射性，这个过程称为放射性衰变，这些核素称为放射性核素。放射性衰变是放射性核素的固有特性，该特性不受外部条件(温度、压力、化合物形态等)的影响。放射性核素衰变发出的射线种类可能有 α 射线、β 射线、γ 射线，还可能有正电子、质子、中子等其他粒子。发生衰变前的核称为母核，发生衰变后的核称为子核，衰变过程中释放的能量称为衰变能。

1. 放射性活度

放射性活度，$A(t)$，是专门用于表示放射性物质的量，其含义是 t 时刻单位时间内放射性核素发生的核衰变数，1/s。活度的 SI 单位是贝克勒尔(Bq)，常用单位为 MBq、GBq 和 TBq。在此之前，放射性活度的单位是居里(Ci)。这些单位之间的关系可为：

$$1\ \text{Ci}=3.7\times10^{10}\ \text{Bq}=3.7\times10^{4}\ \text{MBq}=3.7\times10^{1}\ \text{GBq}=3.7\times10^{-2}\ \text{TBq} \tag{1.1}$$

2. 物理衰变常数

物理衰变常数 λ，表示单位时间内发生核衰变的放射性原子核的份额，1/s。λ 依据核素种类的不同而变化，其实际是表示放射性核素衰变速率的一个常数。λ 越大则表示核素衰变的越快。

3. 物理半衰期

物理半衰期，$T_{1/2}$，表示放射性原子核的数目衰减到原来的一半所需要的时间，s。其与物理衰变常数 λ 之间有简单关系：

$$T_{1/2}=\frac{\ln 2}{\lambda}=\frac{0.693}{\lambda} \tag{1.2}$$

对半衰期长的核素，$T_{1/2}$的单位可以用分(min)、天(d)、年(a)。经过一个半衰期后，放射性活度或放射性原子核的个数减少到初始值的 1/2，两个半衰期后减少到初始值的 1/4，依次类推，在经过 n 个半衰期后衰减到初始值的$(1/2)^n$。

4. 放射性衰变规律

放射性衰变规律用指数函数予以表达。若 A_0 表示初始 0 时刻的放射性活度，则经过 t 时间后剩余的活度 $A(t)$可为：

$$A(t)=A_0 \cdot e^{-\lambda t} \tag{1.3}$$

(二) 辐射能量的表达和能谱

1. 电子伏特(eV)

一般来说，能量的 SI 导出单位是焦耳(J)。在电离辐射剂量学领域内常习惯使用电子伏特(eV)作为辐射能量的表示单位。

1 电子伏特(1 eV)表示真空中一个电子在 1 伏特电压下获得的动能。eV 与 J 之间存在如下换算关系：

$$1\ \text{eV}=1.602\times 10^{-19}\ \text{J} \tag{1.4}$$

由此可知，eV 相当于 J 而言是一个很小的单位，在实践中其常用衍生单位有 keV 和 MeV 等，于是有：

$$1\ \text{keV}=1.602\times 10^{-16}\ \text{J},1\ \text{MeV}=1.602\times 10^{-13}\ \text{J} \tag{1.5}$$

对于重离子，则有另外一种表达方式，如：经过加速的放疗用^{12}C 离子，其动能为 200 MeV/n。这个数值意味着^{12}C 原子核中的每个核子(中子和质子)具有的动能是 200 MeV。

2. 辐射能谱

辐射能谱一般是基于某种特定类型辐射给出，其表示辐射能量的定量分布。如^{60}Co 的 γ 能谱为 1.17 MeV(1.0)，1.33 MeV(1.0)，表示放射性核素^{60}Co 每衰变一次，放出能量为 1.17 MeV 和 1.33 MeV 的 γ 光子各一个。显然，^{60}Co 每衰变一次释放的平均光子能量为 1.25 MeV。能谱示意图如图 1.3 所示。

更为一般的辐射能谱称为连续谱，其含义是对于一束同类的射线，在特定能量范围内(E_{min}～E_{max})任选一个能量 E，总有相应的粒子数 N_E与其对应。连续谱的典型例子是电子打靶产生的轫致辐射 X 射线。能谱示意图如图 1.4 所示。

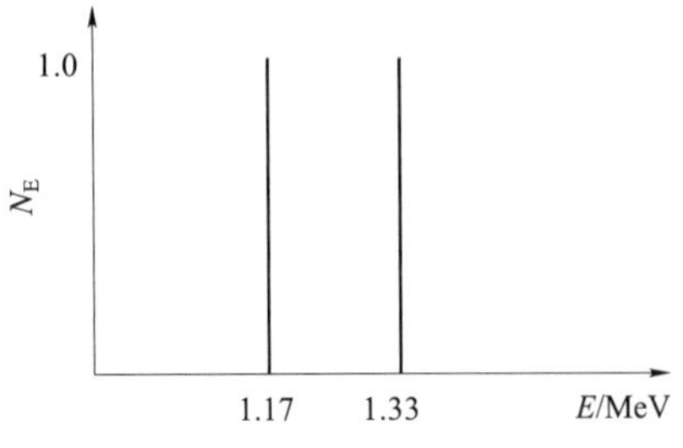

图 1.3　^{60}Co 能谱示意图

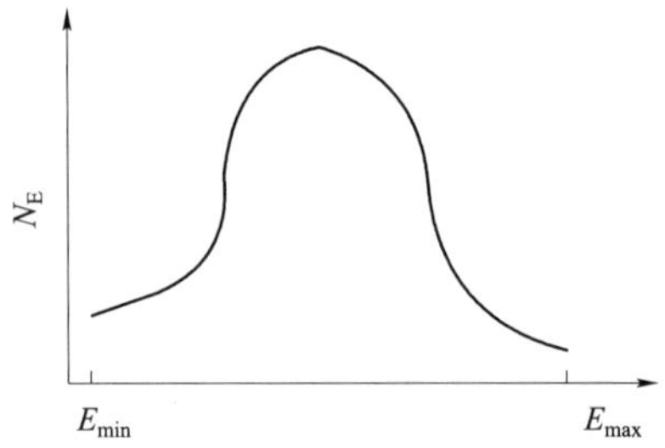

图 1.4　轫致辐射 X 射线能谱示意图

(三) 简单几何

1. 平面角

平面角 α 是由一顶点发出的两条射线所规定的平面范围，其大小定义为：圆心在顶点，任意半径为 r 的一个圆，被两条射线截取的弧长 a 与半径 r 的比值：$\alpha = a/\gamma_0$，平面角的 SI 单位是“弧度(rad)”。因此，与一个圆对应的平面角就是 2π rad。

2. 立体角

立体角是由一个锥面规定的空间范围，其大小定义为：球心在锥顶，任意半径为 r 的一个球面，被锥面截取的面积 S 与球半径 r 平方的比值：$\Omega = S/r^2$。立体角的 SI 单位是“球面度(sr)”。因此，与一个球面对应的立体角就是 4π sr。

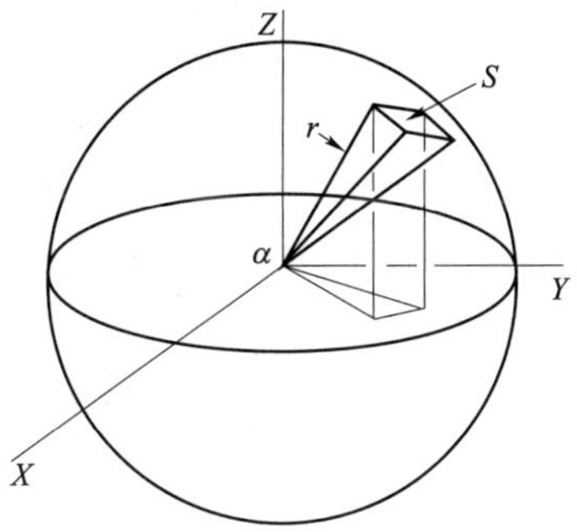

图 1.5 立体角示意图

思 考 题

1. 何谓“电离”？
2. 电离辐射是什么？
3. 电离辐射的主要来源是什么？
4. 电离辐射剂量学主要研究内容是什么？
5. 某放射性经过 10 个半衰期后其活度减少为原来的多少？

第二章　电离辐射场

电离(ionization)是从原子、分子或物质的其他束缚状态释出一个或多个电子的过程。激发(excitation)则是:使原子、分子或物质的其他束缚状态向高能态转变的过程。

电离辐射(ionizing radiation)是能通过直接过程、间接过程,导致物质电离的带电粒子、不带电粒子组成的辐射。辐射一词,内涵甚广。不过,电离辐射领域,辐射,一般就是电离辐射的简称。电离辐射在物质中以电离、激发方式沉积的能量,称为授予能量(energy imparted)。

电离辐射场(ionizing radiation field)是电离辐射在其中通过、传播乃至经由相互作用、发生能量传递的整个空间范围。

电离辐射场的性质有诸多内涵。例如,辐射场内出现的辐射类型,粒子的能量及其运动方向。因此:

1) 与辐射类型相关,有所谓的光子(γ)辐射场、中子(n)辐射场、α 粒子辐射场、β 粒子辐射场,甚至 n-γ 混合辐射场,等等;

2) 与粒子能量相关,则有单能辐射场或具有能量分布(多能)的辐射场;

3) 与粒子运动方向关联的,则有单向辐射场或多向辐射场。

有一种特殊的辐射场——各向同性辐射场,即,从四面八方到达辐射场某点的,具有特定类型、特定能量的粒子数全都相同的辐射场。

辐射场性质,具有时、空相关性,即辐射场的性质,会因观察时间、空间位置的变迁而改变。

因此,为完整描述辐射场的性质,宜把握五个要素,即须了解任一时刻、沿任一方向,到达辐射场任一位置的,任一辐射类型、任一能量的粒子的数目,或由这些粒子带来的辐射能量。

所以,用于描述辐射场性质的辐射量,不是涉及粒子数目,便是与粒子带来的能量相关。

一、粒子注量、能量注量

为标志一段时间 T 内,到达辐射场某一位置 r 的粒子数目或其能量的空间密集程度,引用了粒子注量(particle fluence)Φ 和能量注量(energy fluence)Ψ。

粒子注量 $\Phi(T,r)$、能量注量 $\Psi(T,r)$ 的定义分别是 T 时间内,进入到辐射场以 r 点为球心的单位截面积小球的累计粒子数或由这些粒子带来的辐射能量。

原来,对于单向辐射场,粒子注量或能量注量的定义分别是穿过与辐射入射方向垂直的单位面积的累计的粒子数或辐射能。

然而，对于多向场，如此定义便不敷应用。好在无论辐射从何而来，球体中总能找到，通过球心、且与入射方向垂直的圆截面。所以，无论单向场，还是多向场，采用小球定义注量总是合适的。

若用数学语言表示，则粒子注量、能量注量的定义分别为：

$$\Phi(T,r)=\mathrm{d}N(T,r)/\mathrm{d}a \tag{2.1}$$

$$\Psi(T,r)=\mathrm{d}R(T,r)/\mathrm{d}a \tag{2.2}$$

式中，$\mathrm{d}N(T,r)$、$\mathrm{d}R(T,r)$分别是 T 时间内，进入以辐射场 r 点为球心、截面积为 $\mathrm{d}a$ 的小球的累计粒子数或由它们带来的辐射能。

由式(2.1)、式(2.2)可见，粒子注量、能量注量的单位，分别为 m^{-2} 或 $\mathrm{J/m^2}$，不过，常常分别用 cm^{-2} 或 $\mathrm{MeV/cm^2}$。

二、粒子注量率、能量注量率

由于辐射源（例如，放射源）的性质可能随时会变。因此，一段时间 T 内，到达辐射场某一位置 r 的累计粒子数或辐射能，并非以恒定速率递增。为了解粒子注量、能量注量递增速率的变化趋势，需要用到特定时刻 t 的粒子注量率（particle fluence rate）$\dot{\Phi}(t,r)$和能量注量率（energy fluence rate）$\dot{\Psi}(t,r)$。

t 时刻，辐射场 r 点处的粒子注量率、能量注量率的定义，分别是：

$$\dot{\Phi}(t,r)=\mathrm{d}\Phi(t,r)/\mathrm{d}t \tag{2.3}$$

$$\dot{\Psi}(t,r)=\mathrm{d}\Psi(t,r)/\mathrm{d}t \tag{2.4}$$

式中，$\mathrm{d}\Phi(t,r)$、$\mathrm{d}\Psi(t,r)$分别是：t 时刻，$\mathrm{d}t$ 时间内，辐射场 r 点处粒子注量、能量注量的增量。

简言之，粒子注量率、能量注量率，就是粒子注量、能量注量，在单位时间内的增量。

粒子注量率、能量注量率的单位分别是 $\mathrm{m^{-2}\cdot s^{-1}}$ 或 $\mathrm{W/m^2}$。也可分别用 $\mathrm{cm^{-2}\cdot s^{-1}}$ 或 $\mathrm{MeV/(cm^2\cdot s)}$，或者其他的分数、倍数单位。

值得提醒的是粒子注量、能量注量，是与一段时间 T 相关的；而粒子注量率、能量注量率，则是与一个时间点（时刻）相关。

如果已经了解 0 至 T 时间内，粒子注量率、能量注量率，随时刻变迁的变化趋势（连续函数），那么，0 至 T 时间内，累计的粒子注量、能量注量，即可按下列方式计算：

$$\Phi(T,r)=\int_0^T\dot{\Phi}(t,r)\cdot\mathrm{d}t \tag{2.5}$$

$$\Psi(T,r)=\int_0^T\dot{\Psi}(t,r)\cdot\mathrm{d}t \tag{2.6}$$

式(2.5)、式(2.6)中，对连续函数的积分运算，其实就相当于对离散数值的累加。

三、粒子辐射度、能量辐射度

无论是粒子注量、能量注量，或者粒子注量率、能量注量率，涉及的粒子数、辐射能都是与从四面八方入射的粒子总数关联。

实际上，从各个方向到达辐射场任一点的粒子数目，未必都会相同。因此，无论粒子注量率、能量注量率，抑或粒子注量、能量注量，都存在按粒子入射方向的分布(见图 2.1)。

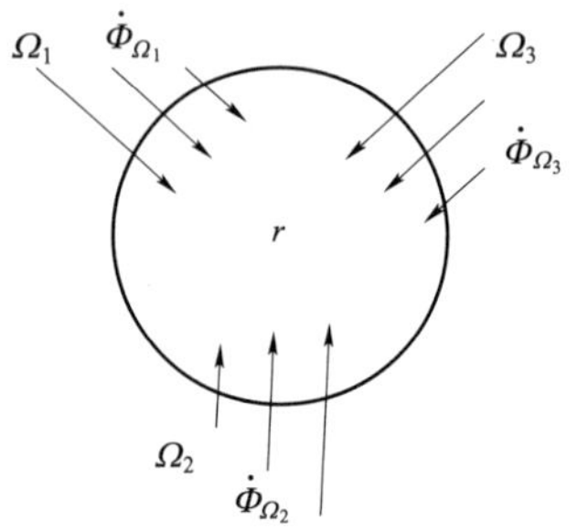

对于给定时刻 t，辐射场 r 点处的注量率 $\dot{\Phi}$ 就是沿各个 Ω 方向(如，Ω_1、Ω_2、Ω_3、…)入射的粒子注量率(即，粒子辐射度)的总和：

$$\dot{\Phi}=\dot{\Phi}_{\Omega 1}+\dot{\Phi}_{\Omega 2}+\dot{\Phi}_{\Omega 3}+\cdots$$

$\dot{\Phi}_{\Omega}$是 t 时刻，沿 Ω 方向(例如，Ω_1、Ω_2、Ω_3等)单位立体角入射到辐射场 r 点处的粒子注量率。

图 2.1 粒子辐射度(粒子注量率的角分布)的概念示意图

粒子辐射度(particle radiance)$\dot{\Phi}_{\Omega}(t,r)$、能量辐射度(energy radiance)$\dot{\Psi}_{\Omega}(t,r)$，其实是粒子注量率 $\dot{\Phi}(t,r)$、能量注量率 $\dot{\Psi}(t,r)$ 的方向分布，简称角分布(directional distribution)，它们的含意分别是 t 时刻单位时间内，沿 Ω 方向的单位立体角，进入到辐射场以 r 点为球心的单位截面积小球的粒子数或由它们带来的辐射能。

简言之，粒子辐射度 $\dot{\Phi}_{\Omega}(t,r)$、能量辐射度 $\dot{\Psi}_{\Omega}(t,r)$，就是沿 Ω 方向入射的那部分粒子构成的粒子注量率或能量注量率。

以数学语言表达，它们的定义分别是：

$$\dot{\Phi}_{\Omega}(t,r)=\mathrm{d}\dot{\Phi}(t,r)/\mathrm{d}\Omega \tag{2.7}$$

$$\dot{\Psi}_{\Omega}(t,r)=\mathrm{d}\dot{\Psi}(t,r)/\mathrm{d}\Omega \tag{2.8}$$

式中，$\mathrm{d}\dot{\Phi}(t,r)$、$\mathrm{d}\dot{\Psi}(t,r)$分别是：在与 Ω 方向关联的立体角 $\mathrm{d}\Omega$ 范围内入射的那部分粒子注量率、能量注量率。

粒子辐射度 $\dot{\Phi}_{\Omega}(t,r)$、能量辐射度 $\dot{\Psi}_{\Omega}(t,r)$ 的单位，分别是 $\mathrm{m^{-2}\cdot s^{-1}\cdot sr^{-1}}$ 或 $\mathrm{W\cdot m^{-2}\cdot sr^{-1}}$，也可分别用 $\mathrm{cm^{-2}\cdot s^{-1}\cdot sr^{-1}}$ 或 $\mathrm{MeV\cdot cm^{-2}\cdot s^{-1}\cdot sr^{-1}}$。

知道了粒子辐射度 $\dot{\Phi}_{\Omega}(t,r)$、能量辐射度 $\dot{\Psi}_{\Omega}(t,r)$随辐射入射方向的变化规律，那么，对所有方向(4π 立体角)上的粒子辐射度 $\dot{\Phi}_{\Omega}(t,r)$、能量辐射度 $\dot{\Psi}_{\Omega}(t,r)$求和，其结果就是 t 时刻，辐射场同一点处的粒子注量率 $\dot{\Phi}(t,r)$或能量注量率 $\dot{\Psi}(t,r)$：

$$\dot{\Phi}(t,r)=\int_0^{4\pi}\dot{\Phi}_{\Omega}(t,r)\cdot \mathrm{d}\Omega \tag{2.9}$$

$$\dot{\Psi}(t,r)=\int_0^{4\pi}\dot{\Psi}_{\Omega}(t,r)\cdot \mathrm{d}\Omega \tag{2.10}$$

四、谱分布

实际上，到达辐射场任一点的粒子，未必都有相同的能量。因而，上述的粒子注量 Φ、粒子注量率 $\dot{\Phi}$、能量注量 Ψ、能量注量率 $\dot{\Psi}$、粒子辐射度 $\dot{\Phi}_{\Omega}$、能量辐射度 $\dot{\Psi}_{\Omega}$ 都存在按粒子能量的分布，简称谱分布(spectrum distribution)。

谱分布有两种表述方式：① 微分分布(differential distribution)；② 积分分布(integral distribution)。

以粒子注量、能量注量的谱分布为例：

对于特定辐射类型，辐射场特定位置上，特定时间内粒子注量、能量注量按粒子能量的微分分布 Φ_E、Ψ_E，意指单位能量间隔内，能量为 E 的那些粒子构成的粒子注量或能量注量：

$$\Phi_E=\mathrm{d}\Phi(E)/\mathrm{d}E \tag{2.11}$$

$$\Psi_E=\mathrm{d}\Psi(E)/\mathrm{d}E \tag{2.12}$$

式中，$\mathrm{d}\Phi(E)=\Phi_E\cdot \mathrm{d}E$、$\mathrm{d}\Psi(E)=\Psi_E\cdot \mathrm{d}E$，分别是能量在 E 至 $E+\mathrm{d}E$ 之间的粒子构成的粒子注量或能量注量。

粒子注量、能量注量按粒子能量的积分分布 $\Phi(E)$、$\Psi(E)$，意指由能量从最小直到特定能量 E（即，累加终点）为止的那些粒子累计构成的部分粒子注量或部分能量注量：

$$\Phi(E)=\int_0^{E}\mathrm{d}\Phi(E)=\int_0^{E}\Phi_E\cdot \mathrm{d}E \tag{2.13}$$

$$\Psi(E)=\int_0^{E}\mathrm{d}\Psi(E)=\int_0^{E}\Psi_E\cdot \mathrm{d}E \tag{2.14}$$

显然，如果式(2.13)、式(2.14)中的累加终点扩大到 ∞，即可得到相关位置上，由各种能量的粒子构成的全部粒子注量或全部能量注量：

$$\Phi=\int_0^{\infty}\mathrm{d}\Phi(E)=\int_0^{\infty}\Phi_E\cdot \mathrm{d}E \tag{2.15}$$

$$\Psi=\int_0^{\infty}\mathrm{d}\Psi(E)=\int_0^{\infty}\Psi_E\cdot \mathrm{d}E \tag{2.16}$$

再以粒子辐射度、能量辐射度的谱分布为例：对于特定辐射类型，辐射场特定位置 r，特定时刻 t、特定入射方向 Ω 上的，粒子辐射度、能量辐射度按粒子能量的微分分布 $\dot{\Phi}_{\Omega,E}(t,r)$、$\dot{\Psi}_{\Omega,E}(t,r)$ 就是 t 时刻，沿 Ω 方向单位立体角入射的，单位能量间隔内，能量为 E 的那些粒子构成的粒子注量率或能量注量率：

$$\dot{\Phi}_{\Omega,E}(t,r)=\mathrm{d}\dot{\Phi}_{\Omega}(t,r,E)/\mathrm{d}E \tag{2.17}$$

$$\dot{\Psi}_{\Omega,E}(t,r)=\mathrm{d}\dot{\Psi}_{\Omega}(t,r,E)/\mathrm{d}E \tag{2.18}$$

式中,$\mathrm{d}\dot{\Phi}_{\Omega}(t,r,E)=\dot{\Phi}_{\Omega,E}(t,r)\cdot\mathrm{d}E$、$\mathrm{d}\dot{\Psi}_{\Omega}(t,r,E)=\dot{\Psi}_{\Omega,E}(t,r)\cdot\mathrm{d}E$ 分别是 t 时刻,沿 Ω 方向单位立体角,入射到辐射场 r 点处的,能量在 E 至 $E+\mathrm{d}E$ 之间的粒子构成的粒子注量率或能量注量率。

因为粒子辐射度按粒子能量的微分分布 $\dot{\Phi}_{\Omega,E}(t,r)$涉及的粒子能量都是 E,所以,它与能量辐射度按粒子能量的微分分布 $\dot{\Psi}_{\Omega,E}(t,r)$应有下列关系:

$$\dot{\Psi}_{\Omega,E}(t,r)=E\cdot\dot{\Phi}_{\Omega,E}(t,r) \tag{2.19}$$

粒子辐射度、能量辐射度按粒子能量的积分分布 $\dot{\Phi}_{\Omega}(t,r,E)$、$\dot{\Psi}_{\Omega}(t,r,E)$则是由能量从最小直到特定能量 E 为止的那些粒子累计构成的部分粒子辐射度或部分能量辐射度:

$$\dot{\Phi}_{\Omega}(t,r,E)=\int_0^E\mathrm{d}\dot{\Phi}_{\Omega}(t,r,E)=\int_0^E\dot{\Phi}_{\Omega,E}(t,r)\cdot\mathrm{d}E \tag{2.20}$$

$$\dot{\Psi}_{\Omega}(t,r,E)=\int_0^E\mathrm{d}\dot{\Psi}_{\Omega}(t,r,E)=\int_0^E\dot{\Psi}_{\Omega,E}(t,r)\cdot\mathrm{d}E \tag{2.21}$$

同样,如果式(2.20)、式(2.21)中的累加终点扩大到 ∞,即可得到同一时刻、相关位置上,由各种能量的粒子构成的全部粒子辐射度或全部能量辐射度:

$$\dot{\Phi}_{\Omega}(t,r)=\int_0^\infty\mathrm{d}\dot{\Phi}_{\Omega}(t,r,E)=\int_0^\infty\dot{\Phi}_{\Omega,E}(t,r)\cdot\mathrm{d}E \tag{2.22}$$

$$\dot{\Psi}_{\Omega}(t,r)=\int_0^\infty\mathrm{d}\dot{\Psi}_{\Omega}(t,r,E)=\int_0^\infty\dot{\Psi}_{\Omega,E}(t,r)\cdot\mathrm{d}E \tag{2.23}$$

能量辐射度的积分分布 $\dot{\Psi}_{\Omega}(t,r,E)$与粒子辐射度微分分布 $\dot{\Phi}_{\Omega,E}(t,r)$存在下列关系:

$$\dot{\Psi}_{\Omega}(t,r,E)=\int_0^E E\cdot\dot{\Phi}_{\Omega,E}(t,r)\mathrm{d}E \tag{2.24}$$

显然,总的能量辐射度 $\dot{\Psi}_{\Omega}(t,r)$与粒子辐射度的微分分布 $\dot{\Phi}_{\Omega,E}(t,r)$应有如下关系:

$$\dot{\Psi}_{\Omega}(t,r,E)=\int_0^\infty E\cdot\dot{\Phi}_{\Omega,E}(t,r)\mathrm{d}E \tag{2.25}$$

关于粒子注量率或能量注量率按粒子能量的谱分布,读者不妨依照上述方法,试着自己表述一番。

需指出的是,就特定的辐射类型言,粒子辐射度的微分分布 $\dot{\Phi}_{\Omega,E}(t,r)$,是最基本的辐射场量。因为,除了辐射类型外,它囊括了完整描述辐射场五要素中的全部指标:关注的时刻 t 和辐射场位置 r、入射粒子的能量 E 和方向 Ω。

对于特定辐射类型,根据上述的粒子辐射度谱分布与全部粒子辐射度、粒子辐射度与粒子注量率、粒子注量率与粒子注量的数学关系,可以如图 2.2 所示,由粒子辐射度的微分分布 $\dot{\Phi}_{\Omega,E}(t,r)$ 获得辐射场同一位置 r 处,与粒子数目关联的全部辐射场信息。

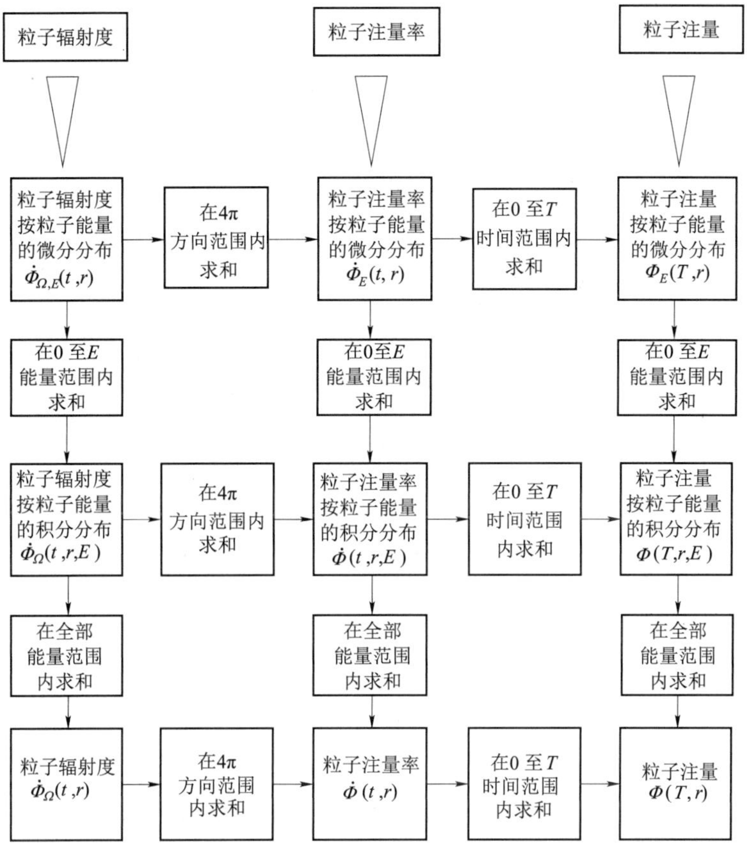

图 2.2 对于特定辐射类型、特定辐射场位置 r，粒子辐射度按粒子能量的微分分布 $\dot{\Phi}_{\Omega,E}(t,r)$ 是最基本的辐射场量，由它可以逐级导出与粒子数目关联的各种辐射场量

不仅如此，就特定辐射类型言，通过能量辐射度微分分布与粒子辐射度微分分布间的数学关系式(2.19)，还可以由粒子辐射度的微分分布 $\dot{\Phi}_{\Omega,E}(t,r)$ 获悉辐射场同一位置上，与粒子能量关联的全部辐射场信息(见图 2.3)。

五、平均值

诚如上述，Φ_E 代表单位能量间隔内，进入单位截面积小球的能量为 E 的粒子数，由这些粒子带来的能量为 $E\cdot\Phi_E$，于是，到达相关位置上粒子的平均能量$(\overline{E})_\Phi$便为：

$$(\overline{E})_\Phi=\int_0^\infty E\cdot\Phi_E\cdot \mathrm{d}E\Big/\int_0^\infty\Phi_E\cdot\mathrm{d}E \tag{2.26}$$

式(2.26)中，分子代表由各种能量的粒子带到相关位置上的总能量；由式(2.15)可知，分母就是到达相关位置总的粒子数。

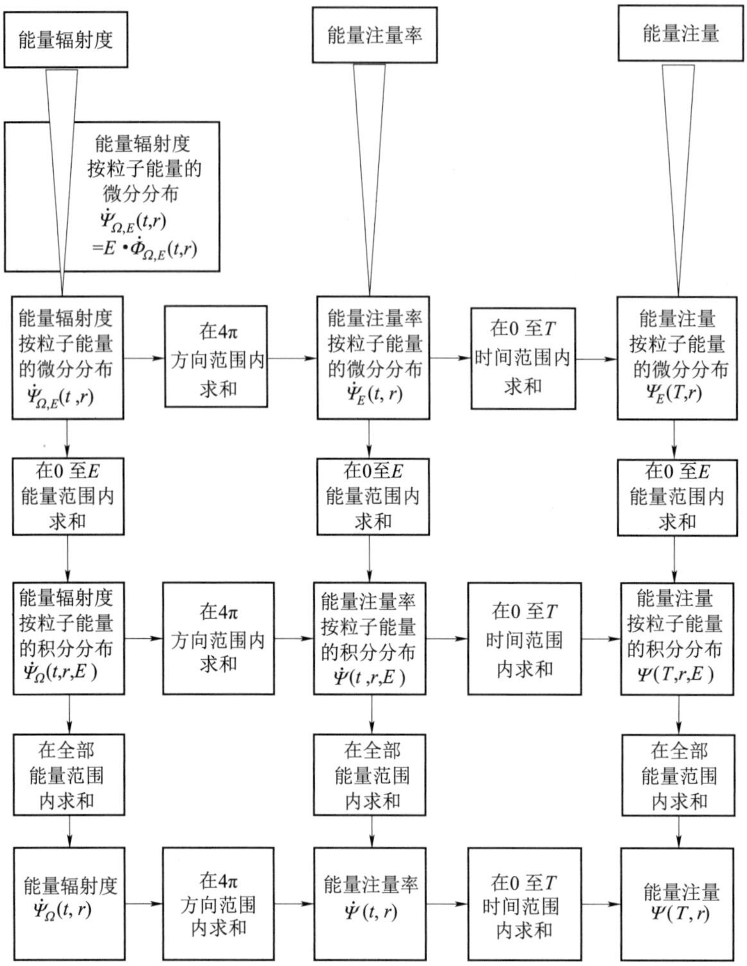

图 2.3 对于特定辐射类型、特定辐射场位置 r,同样可由粒子辐射度按粒子能量的微分分布 $\dot{\Phi}_{\Omega,E}(t,r)$ 这个最基本的辐射场量,逐级导出与粒子能量关联的各种辐射场量

式中,平均值 $(\overline{E})_\Phi$ 中的下标 Φ,旨在强调该平均值计算中,用到的权重是粒子注量的谱分布。

以后会了解,光子的能量吸收系数 $\mu_{en}(E)$ 表示能量为 E 的光子能量被物质吸收的份额,显然,该份额大小,与光子能量有关。

如果关注的是光子,则由式(2.12)可知:Ψ_E 代表单位能量间隔内,由能量为 E 的光子带到相关位置上的辐射能量,这些能量中被物质吸收的有:$\mu_{en}(E)\cdot\Psi_E$。就整体而言,相关位置上,光子能量被物质吸收的平均份额 $(\overline{\mu}_{en})_\Psi$ 应该是:

$$(\overline{\mu}_{en})_\Psi=\int_0^\infty\mu_{en}(E)\cdot\Psi_E\cdot dE\Big/\int_0^\infty\Psi_E\cdot dE \tag{2.27}$$

式(2.27)中,分子代表相关位置上被物质吸收的光子能量的总和;分母则是到达该位置的光子全部能量。

同样,这里平均值 $(\overline{\mu}_{en})_\Psi$ 中的下标 Ψ,旨在强调:该平均值计算中,用到的权重是能量注量的谱分布。

思考题

1. 完整描述电离辐射场性质,需把握哪些要素?为什么?

2. 解释下列辐射场量,指出它们的单位:

粒子注量 $\Phi(T,r)$;粒子注量率 $\dot{\Phi}(t,r)$;粒子辐射度 $\dot{\Phi}_{\Omega}(t,r)$;

能量注量 $\Psi(T,r)$;能量注量率 $\dot{\Psi}(t,r)$;能量辐射度 $\dot{\Psi}_{\Omega}(t,r)$。

3. 列出对于特定的辐射类型,如何根据 t 时刻的粒子辐射度 $\dot{\Phi}_{\Omega}(t)$,导出辐射场同一点处的粒子注量率 $\dot{\Phi}(t)$和 0 至 T 时间内的粒子注量 $\Phi(T)$,列出数学表达式。

4. 列出对于特定的辐射类型,如何根据 t 时刻的能量辐射度 $\dot{\Psi}_{\Omega}(t)$,导出辐射场同一点处的能量注量率 $\dot{\Psi}(t)$和 0 至 T 时间内的能量注量 $\Psi(T)$,列出数学表达式。

5. 简述下列辐射场量的含义:① 粒子注量率按粒子能量的微分分布 $\dot{\Phi}_{E}$;② 粒子辐射度按粒子能量的积分分布 $\dot{\Phi}_{\Omega}(E)$。

6. 对于特定的辐射类型,辐射场同一点处,能量辐射度的谱分布 $\dot{\Psi}_{\Omega,E}$与粒子辐射度的谱分布 $\dot{\Phi}_{\Omega,E}$两者有何关系?列出数学表达式。

7. 列出对于特定的辐射类型,如何根据粒子辐射度谱分布 $\dot{\Phi}_{\Omega,\mathrm{E}}(t)$,导出辐射场同一点处粒子注量的谱分布 $\Phi(T,E)$,列出数学表达式。

8. 带电粒子的碰撞阻止本领 $S_{\mathrm{col}}(E)$ 表示:能量为 E 的带电粒子在物质中穿行单位路程时,因电离、激发过程所损失的能量。试以辐射场 r 点处带电粒子注量的谱分布 $\Phi_{E}(r)$计权,列出计算同一点处物质对带电粒子的碰撞阻止本领平均值$[\overline{S}_{\mathrm{col}}]_{\Phi}$的数学表达式。

第三章　电离辐射能量在物质中的转移过程

电离辐射能量在物质中的转移，是通过辐射与物质原子、原子核、电子的相互作用实现的。

所谓相互作用(interaction)，其实是在物质中，电离辐射类型、能量、运动方向发生变化的随机过程。

相互作用的结果，会产生一个或多个次级粒子，导致能量载体(energy carrier)的转变，例如：不带电粒子的能量，可变成带电粒子的能量；带电粒子能量又可能变成电子(δ 粒子)或光子(轫致辐射)的能量，等等。

在物质中，相关粒子损失动能的位置，称为能量转移点(energy transfer point)。

如上所述，对于单向辐射，粒子注量 Φ 表示：穿过与辐射入射方向垂直的单位面积($1\ cm^2$)的粒子数，因此，当 $1\ cm^2$ 内，这 Φ 个粒子在物质中穿行一段 dl cm 路程，它们涉及的物质体积 dV，将为：

$$dV = 1\ cm^2 \times dl\ cm = dl\ cm^3 \tag{3.1}$$

若物质的密度为 ρ(g/cm^3，下同)，则入射辐射在物质中穿行 dl cm 路程时，它在单位面积($1\ cm^2$)内，涉及的物质质量 dm，将为：

$$dm = (1\ cm^2 \times dl\ cm) \cdot \rho\ g/cm^3 = \rho dl\ g \tag{3.2}$$

下面，称 ρdl 为入射辐射在物质中穿行的质量厚度(mass thickness)，其含义是：

入射辐射在物质中穿行 dl 路程时，在单位面积内涉及的物质质量。质量厚度的单位，通常取 g/cm^2。

若上述物质的原子序数为 Z，摩尔质量为 M，N_A 为阿伏伽德罗常数，则其单位质量中含有的原子数 ${}_aN$、电子数 ${}_eN$ 便分别为：

$${}_aN = N_A/M \tag{3.3}$$

$${}_eN = Z \cdot N_A/M \tag{3.4}$$

足以可见，给定质量的物质中，原子(核)数、电子数与物质的密度(即物理状态)无关。这就是讨论辐射在物质中的能量转移时，乐于用质量厚度的原因所在。

同时，也可看到，单位质量中的电子数 ${}_eN$ 与因子(Z/M) 相关；对于诸如水、软组织之类的低 Z 物质，相应的(Z/M) 几乎都是 0.5(例如，对于碳水化合物的主要成分：氢、碳、氮、氧，此外，不妨还对铝和铅，请读者自证，以获真知，或许有额外发现)。所以，在物质中，凡主要与电子相互作用的辐射(例如光子束或电子束)，它们向单位质量低 Z 物质转移的能量，几乎无明显差别。

为标志辐射在物质中穿行单位路程，辐射能量的转移程度，依关注的焦点不同，带电粒子采用碰撞阻止本领、辐射阻止本领和总的阻止本领，不带电粒子则用能量转移系数、能量吸收系数。

依辐射在物质中穿行的路程，是以单位长度表示的，还是以单位质量厚度表示的，这些指标的名称，将分别冠以前缀“线”或“质量”。因此，例如带电粒子的碰撞阻止本领，便有所谓的“线碰撞阻止本领”和“质量碰撞阻止本领”。

因为相互作用程度，与辐射的类型、能量，物质的性质有关，所以，切记上列指标的数值，都是与特定辐射类型、特定辐射能量和特定物质关联的。

一、带电粒子能量在物质中的转移

一般，带电粒子贯穿物质时，主要受到物质中原子核和核外电子的电磁作用。这种作用会使运动着的带电粒子改变方向、损失能量；这一过程前、后，若无能量形式改变，则称过程是弹性的(elastic)，否则，损失的能量，主要表现为物质的电离、激发，或者变成了轫致辐射(bremsstrahlen)。此外，甚高能量的带电粒子，还能引起核反应。

在物质中，电子与质量比它重的带电粒子(如质子、α 粒子)，行为稍有差异，因此，常把静止质量大于电子的带电粒子归为一类，统称重带电粒子(heavy charged particle)。

带电粒子，与物质的相互作用方式、损失能量多寡，取决于带电粒子的电荷、质量和能量，同时，也与物质的原子序数有关。

除非引起核反应，整个带电粒子会被相遇的原子核吸收。一般情形下，由于与物质持续的相互作用，带电粒子将不断地发生能量转移。

(1) 与物质原子、分子的弹性碰撞

弹性碰撞导致相碰粒子间动能交换，增加了物质分子不规则运动的动能，使物质变热、温度升高。带电粒子部分能量，直接变成了热能。

(2) 与束缚电子的非弹性碰撞，使物质原子电离、激发

为使物质原子释出一个电子，带电粒子应有起码的能量 E_{cut}，对于生物组织，这个能量约为 10 eV。

电离过程释出的电子，如果动能超过 100 eV，会明显偏离原来粒子运动方向、且穿越一段路程、进一步引起其他原子的电离和激发，此类电子称为 δ 粒子(或 δ 射线)。

被电离、激发的原子，退激时还会释出俄歇(Auger)电子、特征 X 射线(characteristic X-rays)的光子。

注意：电离过程中，带电粒子损失的能量，并非会在发生电离的那个部位(site)被物质局部吸收，而有相当部分被 δ 粒子带到了其他位置。

(3) 与原子核、束缚电子电场发生轫致辐射过程

这一过程中，带电粒子部分能量又变成了辐射(光子)的能量；轫致辐射的光子则会到比 δ 粒子射程更远的位置，继续消耗其得到的能量。

不过，发生轫致辐射、因而损失能量的可能性，与带电粒子本身静止质量的平方成反比。例如，在同一种物质内，如若质子、电子原来的能量相同，那么，质子在轫致辐射中损失的能量，大约是电子的三百万分之一。所以，常可忽略重带电粒子在轫致辐射过程中损失的能量。

若以发生的过程名称标志，总括起来，在物质中，带电粒子能量 E，最后将变成三种类型的能量损失：

$$E = E_{弹性碰撞} + E_{电离、激发} + E_{韧致辐射} \tag{3.5}$$

对于通常遇到的带电粒子,因弹性碰撞过程损失的能量,常可忽略,尤其是重带电粒子,即使对于一般常见的,初始能量介于 $10^4 \sim 10^6$ eV 间的电子,弹性碰撞中损失的能量,充其量也不过其初始动能的 0.15%。随着电子初始能量的增高,这一份额会变得更小。

所以,造成带电粒子能量损失的,主要是电离、激发和韧致辐射。

(一) 阻止本领

带电粒子在电离、激发或韧致辐射过程中损失的能量,分别称为:带电粒子能量的碰撞损失(collision energy loss)或辐射损失(radiative energy loss),可分别用碰撞阻止本领(collision stopping power)或辐射阻止本领(radiative stopping power)给以定量。

带电粒子在物质中的线碰撞阻止本领 S_{col} 或质量碰撞阻止本领 S_{col}/ρ 表示:带电粒子在物质中穿行单位路程时,因电离、激发过程所损失的能量。

显然,上述单位路程,若是单位长度,指的就是线碰撞阻止本领,若是单位质量厚度,则便是质量碰撞阻止本领。以后,遇到类似情况,均可照此理解,不再一一赘述。

若用数学语言表述,则有:

$$S_{col} = dE_{col}/dl \tag{3.6}$$

$$S_{col}/\rho = dE_{col}/(\rho dl) \tag{3.7}$$

式中,dE_{col}就是带电粒子在物质中穿行 dl 路程时,因电离、激发所损失的能量。

可见,S_{col}、S_{col}/ρ 的单位分别是:J/m 或 $J \cdot m^2/kg$,不过,也可用诸如 MeV/cm 或 $MeV \cdot cm^2/g$ 之类的分数、倍数单位给以表示。

同样,带电粒子在物质中的“线辐射阻止本领 S_{rad}”或“质量辐射阻止本领 S_{rad}/ρ”表示:带电粒子在物质中穿行单位路程时,因韧致辐射过程所损失的能量。

或者:

$$S_{rad} = dE_{rad}/dl \tag{3.8}$$

$$S_{rad}/\rho = dE_{rad}/(\rho\ dl) \tag{3.9}$$

式中,dE_{rad}就是带电粒子在物质中穿行 dl 路程时,因韧致辐射所损失的能量。

可见。S_{rad}、S_{rad}/ρ 的单位也分别是:J/m 或 $J \cdot m^2/kg$,自然,也可用诸如 MeV/cm 或 $MeV \cdot cm^2/g$ 之类的分数、倍数单位给以表示。

实际上,受照射物质中,任一个位置上出现的带电粒子,总同时存在其能量的碰撞损失和辐射损失。所以,为定量标志在物质中穿行单位路程时,带电粒子总的能量损失,就会用到总的阻止本领(total stopping power)。以总的质量阻止本领 S/ρ 为例,它应等于:

$$S/\rho = S_{col}/\rho + S_{rad}/\rho \tag{3.10}$$

至于,这两部分能量损失,各自的份额,则随带电粒子类型、能量以及物质的种类而异。下面,分别对电子和重带电粒子作进一步讨论。

1. 重带电粒子

重带电粒子能量的辐射损失,几可忽略。因此,重带电粒子总的阻止本领,即为:

$$(S/\rho)_{重带电粒子} \approx S_{col}/\rho \tag{3.11}$$

就是说,除非发生核反应,重带电粒子的能量,几乎全部是在电离、激发过程中损失的。

表 3.1 列出了质子在肌肉、骨骼,以及它们的替代物中的质量阻止本领$(S/\rho)_{质子}$值[更

多物质的$(S/\rho)_{质子}$值可见附录 1]。

对于动能为 E，电荷为 z，静止质量能为 Mc^2 的其他重粒子，它们的质量阻止本领$(S/\rho)_{重粒子}$，可按如下方法估计：

1) 计算与其能量对应的质子等效能量 $E_p = E \cdot (Mc^2)_{重粒子}/(Mc^2)_{质子}$，据此能量，从表 3.1 查找相应物质对质子的阻止本领：$[S(E_p)/\rho]_{质子}$；

2) 上述重粒子的质量阻止本领，估计为：$(S/\rho)_{重粒子} = z^2 \cdot [S(E_p)/\rho]_{质子}$。

表 3.1　质子在肌肉、骨骼，以及它们的替代物中的质量阻止本领值

质子能量/MeV	质子的质量阻止本领$(S/\rho)_{质子}$/[$(\mathrm{MeV \cdot m^2})/\mathrm{kg}$]								
	肌　肉	肌肉替代物					骨　骼	骨骼替代物	
		水	大 米 粉	A150	WT1	MixD		铝	B100
1.00E+00	25.800	26.000	24.500	26.900	25.700	28.200	21.300	17.200	23.900
1.50E+00	19.400	19.500	18.500	20.100	19.300	21.100	16.100	13.300	18.000
2.00E+00	15.700	15.800	15.000	16.300	15.700	17.100	13.200	10.900	14.600
3.00E+00	11.600	11.700	11.100	12.000	11.600	12.500	9.830	8.250	10.800
4.00E+00	9.330	9.390	8.920	9.630	9.280	10.000	7.940	6.700	8.700
5.00E+00	7.850	7.900	7.500	8.080	7.800	8.420	6.710	5.690	7.330
6.00E+00	6.800	6.850	6.510	7.000	6.760	7.280	5.830	4.970	6.360
8.00E+00	5.410	5.450	5.180	5.560	5.380	5.780	4.670	4.000	5.070
1.00E+01	4.530	4.560	4.340	4.640	4.490	4.830	3.920	3.380	4.240
1.50E+01	3.260	3.290	3.130	3.340	3.240	3.470	2.840	2.470	3.060
2.00E+01	2.580	2.600	2.480	2.640	2.560	2.740	2.260	1.970	2.430
3.00E+01	1.860	1.870	1.780	1.900	1.840	1.970	1.630	1.430	1.750
4.00E+01	1.480	1.400	1.410	1.500	1.460	1.560	1.300	1.140	1.300
5.00E+01	1.230	1.240	1.180	1.260	1.220	1.300	1.090	0.959	1.160
6.00E+01	1.070	1.080	1.030	1.090	1.060	1.130	0.944	0.833	1.010
8.00E+01	0.855	0.862	0.820	0.870	0.845	0.902	0.757	0.670	0.807
1.00E+02	0.723	0.728	0.693	0.735	0.714	0.762	0.641	0.568	0.682
1.50E+02	0.540	0.544	0.518	0.548	0.533	0.568	0.480	0.426	0.510
2.00E+02	0.445	0.449	0.427	0.452	0.440	0.469	0.397	0.353	0.421
3.00E+02	0.349	0.352	0.335	0.354	0.345	0.367	0.312	0.278	0.330
4.00E+02	0.301	0.303	0.289	0.305	0.297	0.316	0.269	0.240	0.284
5.00E+02	0.272	0.274	0.261	0.276	0.269	0.286	0.243	0.218	0.257

注：肌肉成分(%)：H-10.2，C-14.3，N-3.4，O-71.0，其他。

骨骼成分(%)：H-3.4，C-15.5，N-4.2，O-43.5，其他。

A150：导电塑料，带有充填物碳、氟化钙的聚乙烯、尼龙混合物。

B100：导电塑料，带有充填物碳、氟化钙的聚乙烯、尼龙混合物，配比与 A150 不同。

MixD：带有充填物氧化镁、二氧化钛的石蜡、聚乙烯混合物。

WT1(固体水)：带有充填物聚乙烯、酚醛微球和碳酸钙的环氧树脂。

以下，类似表格中的物质成分，同此。

2. 电子

一般，必须同时计入 S_{col}/ρ 和 S_{rad}/ρ，即：

$$(S/\rho)_{电子}=S_{col}/\rho+S_{rad}/\rho \tag{3.12}$$

表 3.2 和表 3.3 分别列出了一些物质对电子的质量辐射阻止本领 S_{rad}/ρ 和质量碰撞阻止本领 S_{col}/ρ 的数值[更多物质的 S_{col}/ρ 值可见附录 1]。

表 3.2 电子在空气、水、铝、铅中的辐射阻止本领值

电子动能 E/MeV	S_{rad}/ρ/[(MeV·cm^2)/g]			
	空 气	水	铝	铅
0.01	0.003 9	0.003 9	0.006 56	0.020 5
0.02	0.003 95	0.003 96	0.006 93	0.026 9
0.05	0.004 03	0.004 03	0.007 19	0.036 1
0.1	0.004 22	0.004 23	0.007 48	0.046 5
0.2	0.004 79	0.004 8	0.008 34	0.055 6
0.5	0.007 22	0.007 26	0.012 3	0.082 3
1	0.012 7	0.012 8	0.021 2	0.129
2	0.026 6	0.026 8	0.043 5	0.232
5	0.078 4	0.079 2	0.126	0.577
10	0.18	0.181	0.286	1.21
20	0.404	0.409	0.636	2.65
50	1.13	1.15	1.76	6.87
100	2.41	2.43	3.71	14.4
200	5.02	5.08	7.71	29.7
500	13	13.2	19.9	76.1
1 000	26.5	26.8	40.4	154

表 3.3 电子在肌肉、骨骼、空气，以及它们的替代物中的质量碰撞阻止本领值

电子能量/MeV	电子的质量碰撞阻止本领 S_{col}/ρ/[(MeV·m^2)/kg]										
	肌 肉	肌肉替代物				骨 骼	骨骼替代物			空气近海平面	石 墨
		水	大米粉	A150	WT1	Mix D		铝	镁	B100		
0.010	2.240	2.260	2.140	2.300	2.220	2.390	2.210	1.650	1.720	2.090	1.980	2.010
0.015	1.630	1.650	1.560	1.670	1.620	1.740	1.610	1.220	1.270	1.530	1.440	1.470
0.020	1.310	1.320	1.250	1.340	1.300	1.390	1.290	0.984	1.020	1.230	1.160	1.180
0.030	0.957	0.965	0.917	0.978	0.948	1.020	0.945	0.729	0.756	0.900	0.849	0.863
0.040	0.771	0.777	0.739	0.787	0.764	0.818	0.761	0.591	0.612	0.725	0.648	0.696
0.050	0.655	0.660	0.628	0.668	0.648	0.694	0.646	0.504	0.522	0.616	0.582	0.591
0.060	0.575	0.579	0.551	0.586	0.569	0.608	0.568	0.444	0.460	0.541	0.511	0.519
0.080	0.472	0.476	0.452	0.481	0.467	0.499	0.466	0.366	0.379	0.445	0.420	0.426
0.100	0.408	0.411	0.391	0.416	0.404	0.431	0.403	0.318	0.329	0.385	0.363	0.368

续表

电子能量/MeV	电子的质量碰撞阻止本领 S_{col}/ρ/[(MeV·m²)/kg]											
	肌 肉	肌肉替代物					骨 骼	骨骼替代物			空气近海平面	石 墨
		水	大米粉	A150	WT1	Mix D		铝	镁	B100		
0.150	0.321	0.324	0.308	0.327	0.317	0.339	0.317	0.251	0.260	0.303	0.286	0.290
0.200	0.277	0.279	0.266	0.282	0.274	0.292	0.274	0.217	0.225	0.262	0.247	0.250
0.300	0.234	0.235	0.224	0.237	0.231	0.246	0.231	0.184	0.190	0.221	0.208	0.211
0.400	0.213	0.215	0.204	0.216	0.210	0.224	0.211	0.168	0.174	0.201	0.190	0.192
0.500	0.202	0.203	0.194	0.203	0.199	0.211	0.199	0.159	0.165	0.190	0.180	0.182
0.600	0.194	0.196	0.187	0.196	0.192	0.203	0.192	0.154	0.160	0.183	0.174	0.175
0.800	0.187	0.189	0.180	0.188	0.184	0.194	0.185	0.149	0.154	0.175	0.168	0.168
1.000	0.183	0.185	0.177	0.184	0.180	0.190	0.181	0.147	0.152	0.172	0.166	0.164
1.500	0.180	0.182	0.174	0.180	0.177	0.187	0.178	0.146	0.152	0.169	0.166	0.162
2.000	0.180	0.182	0.175	0.181	0.177	0.187	0.179	0.148	0.153	0.170	0.168	0.162
3.000	0.183	0.185	0.177	0.183	0.180	0.189	0.181	0.151	0.157	0.172	0.174	0.164
4.000	0.185	0.187	0.180	0.185	0.182	0.192	0.183	0.154	0.160	0.175	0.179	0.166
5.000	0.187	0.189	0.182	0.188	0.184	0.194	0.186	0.156	0.163	0.177	0.183	0.168
6.000	0.189	0.191	0.184	0.189	0.186	0.196	0.188	0.158	0.165	0.179	0.187	0.170
8.000	0.192	0.194	0.187	0.193	0.190	0.199	0.191	0.161	0.168	0.182	0.193	0.172
10.000	0.195	0.197	0.190	0.195	0.192	0.202	0.193	0.164	0.170	0.185	0.198	0.174
15.000	0.199	0.201	0.194	0.200	0.194	0.206	0.198	0.168	0.174	0.189	0.207	0.178
20.000	0.203	0.205	0.197	0.202	0.200	0.209	0.201	0.170	0.177	0.192	0.213	0.180
30.000	0.207	0.209	0.201	0.206	0.204	0.213	0.205	0.174	0.181	0.196	0.223	0.184
40.000	0.210	0.212	0.204	0.209	0.206	0.216	0.208	0.177	0.184	0.199	0.228	0.186
50.000	0.212	0.214	0.206	0.211	0.208	0.218	0.210	0.179	0.186	0.201	0.232	0.188
60.000	0.213	0.216	0.208	0.213	0.210	0.220	0.212	0.181	0.188	0.202	0.235	0.189
80.000	0.216	0.218	0.210	0.215	0.212	0.222	0.214	0.183	0.190	0.205	0.239	0.191
100.000	0.218	0.220	0.212	0.217	0.214	0.224	0.216	0.185	0.192	0.207	0.242	0.193

图 3.1 则示出空气、石墨、水、铅中，S_{col}/ρ 和 S_{rad}/ρ 随电子能量的变化趋势。

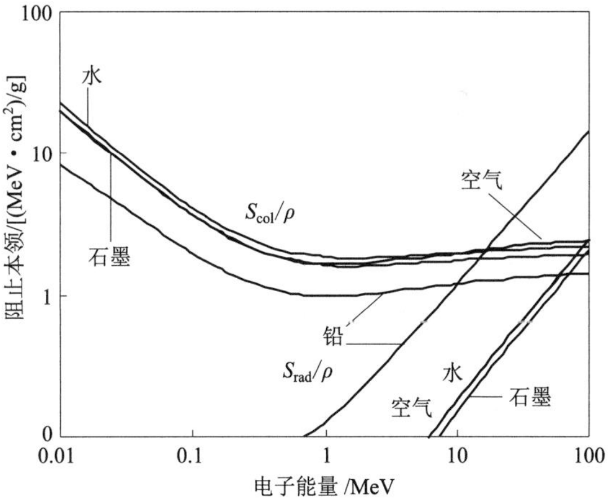

图 3.1 空气、石墨、水、铅中，S_{col}/ρ 和 S_{rad}/ρ 随电子能量的变化趋势

不过,对于特定能量 E(MeV)和特定物质(原子序数为 Z),这两类能量损失,有着下列分配关系:

$$(S_{rad}/\rho)/(S_{col}/\rho)\approx EZ/800 \tag{3.13}$$

因此,存在一个“临界能量”$E_{临界}$:

$$E_{临界} \overset{(S_{rad}/\rho)/(S_{col}/\rho)=1}{\approx} 800/Z \tag{3.14}$$

亦即,在原子序数为 Z 的物质中,如果出现的电子能量正好等于 $E_{临界}$,则其损失于电离、激发和韧致辐射的能量几乎相同。对于水和铅:

$$E_{临界}\approx 800/Z\approx\begin{cases}10\ \text{MeV} & \text{铅(典型的重物质)}\\ 100\ \text{MeV} & \text{水(低 Z 物质代表)}\end{cases} \tag{3.15}$$

因此,在物质中出现的电子能量 E (见图 3.1):

如果 $E\ll E_{临界}$,主要是碰撞损失;如果 $E\gg E_{临界}$,主要是辐射损失。

(二) 传能线密度

事实上,在物质中,带电粒子总的能量中,往往有很大部分,通过电离过程传给了能量超过 100 eV 的 δ 粒子。因为已具相当能量,δ 粒子可以按其独自路径,在物质中穿行一段距离,沿途继续产生电离和激发。

在水或软组织中,δ 粒子,动能 Δ 若为 100 eV,约能穿越 2 nm,相当于 DNA 分子双螺旋结构的直径,又若动能 Δ 有 6 000 eV,则能穿越 1 μm,约与一个小细胞直径相当。也即是,在组织中,能量为 100 eV 或 6 000 eV 的 δ 粒子,如果正好全程穿越 DNA 分子的双链或一个细胞,则它们的能量将分别会在与 DNA 双螺旋结构或小细胞相当的空间范围内被吸收;即便不是全程穿越分子或细胞,100 eV 或 6 000 eV 的 δ 粒子,也只能在 2 nm 或 1 μm 这样局部的范围转移它们的能量。

故,带电粒子在物质中穿行 $\mathrm{d}l$ 路程时,其所损失的能量 $\mathrm{d}E$ 可分为三部分(见图 3.2):

$$\mathrm{d}E=\mathrm{d}E_{结合能}+\mathrm{d}E_{\delta\leqslant\Delta}+\mathrm{d}E_{\delta>\Delta} \tag{3.16}$$

式中,$\mathrm{d}E_{结合能}$是电离、激发时,为克服电子结合能所消耗的能量之和,这部分能量确是在发生电离、激发的那个部位被吸收的;

$\mathrm{d}E_{\delta\leqslant\Delta}$是动能不大于 Δ 的那些 δ 粒子动能的总和,这部分能量是能在与 Δ 相应的局部空间范围内传递的;

$\mathrm{d}E_{\delta>\Delta}$则是动能大于 Δ 的那些 δ 粒子动能的总和,这部分能量就不认为是在与 Δ 相应的局部空间范围内传递的。

足以可见,电离过程中,带电粒子损失的能量,并非全部会在发生电离的那个部位被吸收,而有相当部分被释出的 δ 粒子带离那个部位。

为定量估计:特定的局部范围内,物质吸收能量的密集程度,曾经引用传能线密度(linear energy transfer)。传能线密度,亦称受限制的线碰撞阻止本领(restricted linear collision stopping power),旧称线能量转移,且以 LET 记之。

给定物质对特定能量带电粒子的传能线密度 L_Δ[①],定义为:

---

① 过去,传能线密度 L_Δ定义为:特定能量的粒子在指定物质中穿行单位长度路程时,由能量转移等于或小于特定 Δ 值的历次碰撞所致的能量损失。与现在定义的区别,在于这里损失的能量中,没包括为克服电子结合能所消耗的能量。

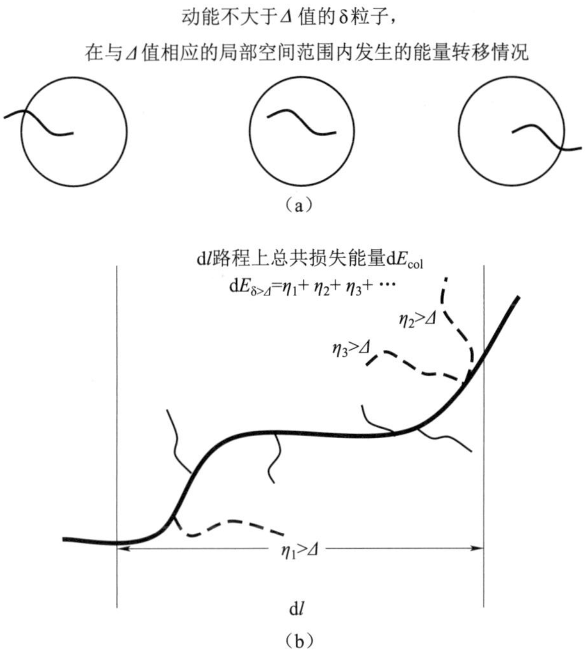

图 3.2　传能线密度概念的示意图

$$L_{\Delta}=\mathrm{d}E_{\Delta}/\mathrm{d}l \qquad (3.17)$$

式中，$\mathrm{d}E_{\Delta}$=[带电粒子穿过 dl 路程时，在电离、激发过程中总共损失的（包括电离、激发时为克服结合能所消耗的）能量，$\mathrm{d}E_{col}$]－[电离过程中释出的动能超过特定Δ(eV)值的所有δ粒子动能的总和，$\mathrm{d}E_{\delta>\Delta}$]。

因此，传能线密度 L_{Δ}还可如下表示：

$$L_{\Delta}=S_{col}-\mathrm{d}E_{\delta>\Delta}/\mathrm{d}l \qquad (3.18)$$

式中，S_{col}是线碰撞阻止本领，带电粒子穿过单位长度路程时，因电离、激发过程中损失的总能量。

$\mathrm{d}E_{\delta>\Delta}/\mathrm{d}l$，则是带电粒子穿过单位长度路程时，电离过程中释出的所有动能超过Δ的δ粒子动能的总和。

传能线密度 L_{Δ}的单位是：J/m，不过，常用 keV/μm。

所以，在组织中，若带电粒子的传能线密度为$(L_{100})_{组织}$=1.5 keV/μm，那么，它就表示：带电粒子在组织中穿行 1 μm 路程时，由于电离、激发，在与 100 eV 对应的 2 nm（DNA 双螺旋结构）局部空间范围内，能被吸收或进一步转移的能量总共是 1.5 keV。显然，$(L_{100})_{组织}$的数值越大，意味着 DNA 分子受到的辐射影响会越明显。当然，若关心的是辐射引起的细胞变化，则Δ值宜取 6 000 eV，或与辐射敏感部位更为贴切的其他数值。

若有传能线密度 L_0，则按定义 $L_0=S_{col}-\mathrm{d}E_{\delta>0}/\mathrm{d}l$，它表示指定物质内，特定能量的带电粒子穿行单位长度路程时，电离、激发过程中，扣除所有δ粒子动能后，实际在发生电离、激发的那些部位，被物质吸收的能量总和。

最后，若有传能线密度 L_{∞}，则按 $L_{\infty}=S_{col}-\mathrm{d}E_{\delta>\infty}/\mathrm{d}l$，它就是在指定物质中，特定能量

的带电粒子穿行单位长度路程时,电离、激发过程中,包括所有 δ 粒子的动能在内,损失的能量总和。

此种情况下,传能线密度 L_∞ 就是线碰撞阻止本领 S_{col},即:$L_\infty = S_{col}$。

辐射研究领域,常依辐射的传能线密度大小,把电离辐射分为高 LET 辐射和低 LET 辐射。

所谓高 LET 辐射,就是辐射效应的诱发效能,高于 ^{60}Co γ 射线或 250 kV X 射线的一类辐射。例如,质子、中子、α 粒子、重原子核裂变碎片或其他重带电粒子,均属此类。

而低 LET 辐射,就是辐射效应的诱发效能,与 ^{60}Co γ 射线或 250 kV X 射线相仿一类辐射。属于此类辐射的,则有光子、电子和 β 粒子等。

需要指出的是,虽然,受 Δ 值约束的传能线密度 L_Δ,能反映在与 Δ 值对应的范围内,带电粒子能量被局部吸收、转移的情况,然而,这一个局部范围,未必就是分子、细胞或对辐射敏感的其他对象所在的位置;即便所述的局部范围,就是辐射敏感部位的所在位置,动能低于 Δ 的 δ 粒子也未必都是全程穿越敏感部位的[图 3.2(a)]。所以,为表示辐射敏感部位能量吸收的密集程度,传能线密度还只是一个十分粗略的指标。

(三) 电子在干燥空气中每产生一个离子对所需消耗的平均能量 W_a

电离辐射剂量的测量,应用最早,至今依然是最经典、最准确的方法,当属辐射剂量测量的电离方法,并且测量电离辐射在空气中形成的正、负离子的电荷量尤为方便,因为无论哪个地方,地球表面总有空气。另一方面,无论是电子束、还是 X、γ 射线,最终导致空气电离的,都是电子,因此,电子在干燥空气中每产生一个离子对所需消耗的平均能量 W_a 便成为剂量测量中一个重要参数。

经过多年测量和论证,目前一致认为:电子在干燥空气中每产生一个离子对所需消耗的平均能量 W_a 是:33.97 eV。或者,为在空气中产生电荷量为 1 C(库仑)的正离子或负离子,电子所需消耗的能量为:33.97 J(焦耳)。并且,还认为,W_a 值与产生电离的电子动能基本无关。

二、X、γ 射线的光子能量在物质中的转移

在物质中,X、γ 射线的光子,主要发生光电效应(photoelectric effect)、康普顿散射(Compton scattering)、电子对产生(electron pair production)三种过程;通过这些过程,光子的部分能量变成次级电子的动能,实现能量载体的更迭,且通过次级电子的电离、激发过程,最终为物质吸收。

单位注量的入射光子与物质的一个原子发生一次特定相互作用过程的概率(即可能性),称为:光子与物质发生特定相互作用的原子截面(atom cross section)。以下,光电效应、康普顿散射、电子对产生的原子截面分别记为:${}_a\tau$、${}_a\sigma$、${}_a\kappa$。原子截面的单位,常用 cm^2。

在物质中,光子究竟发生何种过程、能量转移多少,依赖光子的能量 $h\nu$ 和物质的原子序数 Z。

表 3.4 列出了光子相互作用过程,原子截面对于光子能量、物质原子序数的依赖关系、

作用过程后出现的次级粒子，以及光子能量向次级电子转移的份额。

表 3.4　光子相互作用过程的原子截面与光子的能量 $h\nu$ 和物质原子序数 Z 的依赖关系、相互作用后出现的次级粒子，以及光子能量向次级电子转移的份额

作用过程	原子截面 与光子的能量、物质的原子序数 的依赖关系	相互作用后的 次级粒子	光子能量 向次级电子转移的份额
光电效应	$_{a}\tau \propto Z^4/h\nu^3$	光电子、俄歇电子 特征 X 射线光子	$1-f\phi/h\nu$ ϕ：光电子的结合能 f：结合能变成特征 X 线光子能量的份额
康普顿散射	$_{a}\sigma \propto Z$ $h\nu \leqslant 0.1$ MeV 时，随 $h\nu$ 升高而增大 $h\nu > 1$ MeV 时，随 $h\nu$ 升高而减小	反冲电子 散射光子	$1-h\nu'/h\nu$ $h\nu'$：散射光子能量
电子对产生	$_{a}\kappa \propto Z^2(h\nu-1.02)$	正、负电子 质湮辐射光子	$1\sim1.02/h\nu$ 1.02：质湮辐射光子能量

图 3.3 则显示不同能量的光子在碳和铅中，相互作用过程的相对概率。

由表 3.4、图 3.3 可见，光子与物质相互作用的一般规律是：

1）低能光子：主要经历光电效应，在高 Z 物质，尤为明显。

2）高能光子：主要经历电子对产生，随物质原子序数（Z）增高，电子对产生越加突出。

3）在物质中，主要经历康普顿散射的光子能量：在高 Z 物质（例如铅），1 MeV 左右，且范围较窄[图 3.3(b)]；在碳、水、软组织之类的低 Z 物质（例如碳），范围很宽，介于 25 keV 至 25 MeV 之间，几乎覆盖医学、生物学领域用到的所有 X、γ 射线。

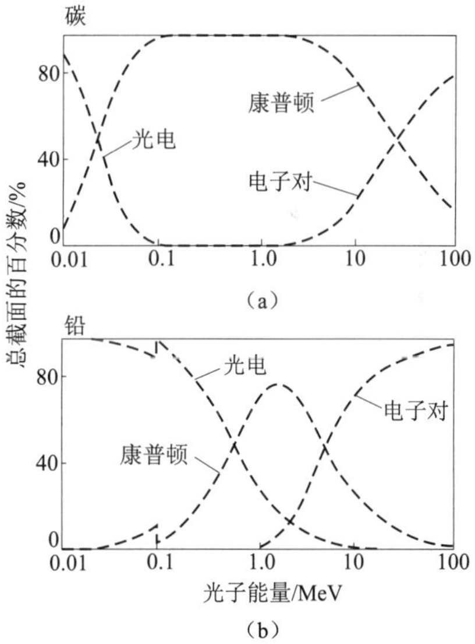

图 3.3　不同能量的光子在碳和铅中相互作用过程的相对概率

(一) 衰减系数

X、γ 射线进入物质后，有些光子可能不经任何作用过程而穿透出去[图 3.4(b)]，有些光子会在光电效应、电子对产生过程中被吸收；有的，则因康普顿散射，入射光子变成散射光子，且会多次改变方向。所以，若 X、γ 射线原来的光子注量是 $\Phi(0)$[图 3.4(a)]，穿过厚度为 d 的物质层后，X、γ 射线的光子注量，将减少到 $\Phi(d)$[图 3.4(b)]。

若入射 X、γ 射线在物质中的衰减，忽略散射光子（下图中虚线箭头所示）的影响，则称该 X、γ 射线是窄束的；亦即，凡遭遇相互作用的光子，就都认为已经离开了射线束，不管它

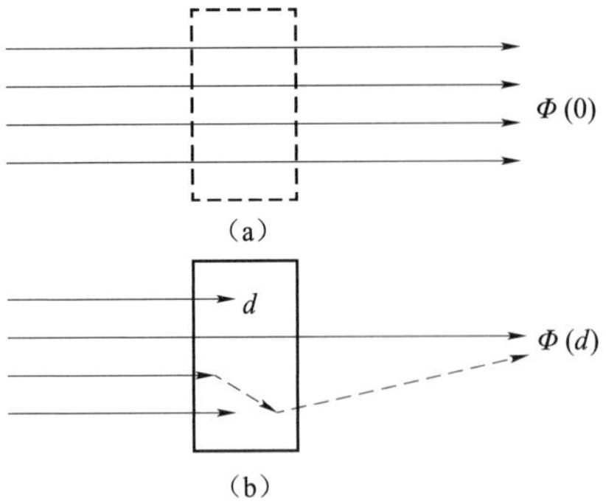

$\Phi(d)=\Phi(0)\cdot e^{-\mu\cdot d}$

(窄束射线衰减,忽略了散射光子的影响)

图 3.4 窄束射线的衰减规律

是被吸收的,还是被散射的;穿过物质层的,只是那些在物质层中未经任何作用的入射光子。

若忽略空气对射线的散射和吸收,则穿过厚度为 d 的物质层后,窄束 X、γ 射线的衰减,符合简单的指数衰减规律(见图 3.4):

$$\Phi(d)=\Phi(0)\cdot e^{-\mu\cdot d} \tag{3.19}$$

式中,μ 是入射 X、γ 射线光子的线衰减系数(linear attenuation coefficient):

$$\mu=(\mathrm{d}\Phi/\Phi)/\mathrm{d}l \tag{3.20}$$

它表示 X、γ 射线在物质中穿行单位长度路程时,其光子注量减少的份额。式(3.20)中,$(\mathrm{d}\Phi/\Phi)$是 X、γ 射线在物质中穿行 $\mathrm{d}l$ 路程时,其光子注量减少的份额。

线衰减系数与光子的原子截面有以下关系:

$$\mu=({}_{a}\tau+{}_{a}\sigma+{}_{a}\kappa)\cdot\rho\cdot N_A/M \tag{3.21}$$

式中,$\rho\cdot N_A/M$ 就是单位体积中物质的原子数;上式每一符号的含意,均与前同。

与线衰减系数对应,还有质量衰减系数(mass attenuation coefficient),μ/ρ:

$$\mu/\rho=(\mathrm{d}\Phi/\Phi)/(\rho\cdot\mathrm{d}l) \tag{3.22}$$

它表示:

X、γ 射线在物质中贯穿单位质量厚度物质时,其光子注量减少的份额。

线衰减系数 μ 和质量衰减系数 μ/ρ 的 SI 单位分别是:m^{-1}和 m^2/kg。不过,实际工作,分别常用 cm^{-1}和 cm^2/g。

某些物质对光子的质量衰减系数值已在表 3.5 中列出(更多的可从附录 1 查到)。

表 3.5 光子在肌肉、骨骼、空气,以及它们的替代物中的质量衰减系数值

电子能量/MeV	光子的质量能量吸收系数$(\mu/\rho)/(cm^2/g)$											
	肌 肉	肌肉替代物					骨 骼	骨骼替代物			空气近海平面	石 墨
		水	大米粉	A150	WT1	MixD		铝	镁	B100		
0.010	5.360 0	5.330 0	4.020 0	4.150 0	5.110 0	4.480 0	28.500	26.200	21.100	19.500	5.130 0	2.300 0
0.015	1.690 0	1.670 0	1.290 0	1.380 0	1.670 0	1.490 0	9.030 0	7.950 0	6.360 0	6.230 0	1.620 0	0.787 0
0.020	0.821 0	0.810 0	0.647 0	0.702 0	0.822 0	0.753 0	4.000 0	3.440 0	2.760 0	2.800 0	0.779 0	0.434 0
0.030	0.378 0	0.376 0	0.323 0	0.347 0	0.380 0	0.366 0	1.330 0	1.130 0	0.930 0	0.976 0	0.354 0	0.254 0
0.040	0.269 0	0.268 0	0.241 0	0.256 0	0.268 0	0.267 0	0.666 0	0.568 0	0.488 0	0.518 0	0.249 0	0.207 0
0.050	0.226 0	0.227 0	0.209 0	0.219 0	0.224 0	0.228 0	0.424 0	0.368 0	0.329 0	0.351 0	0.208 0	0.187 0
0.060	0.205 0	0.206 0	0.192 0	0.201 0	0.202 0	0.208 0	0.315 0	0.278 0	0.257 0	0.274 0	0.188 0	0.175 0
0.080	0.182 0	0.184 0	0.174 0	0.180 0	0.179 0	0.186 0	0.223 0	0.202 0	0.195 0	0.208 0	0.166 0	0.161 0
0.100	0.169 0	0.171 0	0.162 0	0.168 0	0.166 0	0.173 0	0.186 0	0.170 0	0.169 0	0.179 0	0.154 0	0.151 0
0.150	0.149 0	0.151 0	0.143 0	0.148 0	0.146 0	0.153 0	0.148 0	0.138 0	0.139 0	0.148 0	0.136 0	0.135 0
0.200	0.136 0	0.137 0	0.131 0	0.135 0	0.133 0	0.139 0	0.131 0	0.122 0	0.124 0	0.133 0	0.123 0	0.123 0
0.300	0.118 0	0.119 0	0.113 0	0.117 0	0.115 0	0.121 0	0.111 0	0.104 0	0.106 0	0.114 0	0.107 0	0.107 0

续表

电子能量/MeV	光子的质量能量吸收系数$(\mu/\rho)/(cm^2/g)$											
	肌 肉	肌肉替代物					骨 骼	骨骼替代物			空气近海平面	石 墨
		水	大米粉	A150	WT1	MixD		铝	镁	B100		
0.400	0.105 0	0.106 0	0.101 0	0.105 0	0.103 0	0.108 0	0.099 1	0.092 8	0.094 9	0.101 0	0.095 5	0.095 5
0.500	0.096 0	0.096 9	0.092 5	0.095 8	0.094 2	0.098 5	0.090 2	0.084 4	0.086 5	0.092 3	0.087 1	0.087 1
0.600	0.088 7	0.089 6	0.085 6	0.088 6	0.087 0	0.091 1	0.083 3	0.078 0	0.079 9	0.085 3	0.080 6	0.080 6
0.800	0.077 9	0.078 7	0.075 1	0.077 8	0.076 4	0.080 0	0.073 1	0.068 4	0.070 1	0.074 8	0.070 7	0.070 8
1.000	0.070 1	0.070 7	0.067 6	0.069 9	0.068 7	0.071 9	0.065 7	0.061 5	0.063 0	0.067 3	0.063 6	0.060 6
1.500	0.057 0	0.057 5	0.055 0	0.056 9	0.055 9	0.058 5	0.053 5	0.050 1	0.051 3	0.054 8	0.051 7	0.051 8
2.000	0.049 0	0.049 4	0.047 2	0.048 8	0.048 0	0.050 2	0.046 1	0.043 2	0.044 3	0.047 1	0.044 5	0.044 4
3.000	0.039 3	0.039 7	0.037 9	0.039 1	0.038 5	0.040 2	0.037 4	0.035 4	0.036 1	0.038 0	0.035 8	0.035 6
4.000	0.033 7	0.034 0	0.032 4	0.033 3	0.032 9	0.034 3	0.032 6	0.031 1	0.031 6	0.032 8	0.030 8	0.030 5
5.000	0.030 0	0.030 3	0.028 9	0.029 6	0.029 2	0.030 3	0.029 5	0.028 4	0.028 7	0.029 4	0.027 5	0.027 1
6.000	0.027 4	0.027 7	0.026 4	0.026 9	0.026 6	0.027 6	0.027 3	0.026 6	0.026 8	0.027 0	0.025 2	0.024 7
8.000	0.024 0	0.024 3	0.023 1	0.023 4	0.023 2	0.023 9	0.024 7	0.024 4	0.024 5	0.024 0	0.022 3	0.021 5
10.000	0.021 9	0.022 2	0.021 0	0.021 2	0.021 1	0.021 6	0.023 1	0.023 2	0.023 1	0.022 2	0.020 4	0.019 6
15.000	0.019 1	0.019 4	0.018 3	0.018 2	0.018 3	0.018 5	0.021 3	0.021 9	0.021 7	0.019 9	0.018 1	0.017 0
20.000	0.017 9	0.018 1	0.017 1	0.016 7	0.016 9	0.017 0	0.020 7	0.021 7	0.021 3	0.018 9	0.017 1	0.015 8
30.000	0.016 8	0.017 1	0.016 0	0.015 5	0.015 8	0.015 6	0.020 5	0.022 0	0.021 4	0.018 2	0.016 3	
40.000	0.016 5	0.016 8	0.015 7	0.015 0	0.015 4	0.015 1	0.020 7	0.022 5	0.021 8	0.018 2	0.016 1	
50.000	0.016 4	0.016 7	0.015 6	0.014 8	0.015 3	0.014 9	0.021 1	0.023 1	0.022 3	0.018 3	0.016 1	
60.000	0.016 5	0.016 8	0.015 7	0.014 8	0.015 3	0.014 9	0.021 4	0.023 6	0.022 7	0.018 4	0.016 3	
80.000	0.016 7	0.017 0	0.015 8	0.014 9	0.015 4	0.014 9	0.022 0	0.024 5	0.023 6	0.018 8	0.016 5	
100.000	0.016 9	0.017 3	0.016 1	0.015 0	0.015 6	0.015 0	0.022 6	0.025 2	0.024 2	0.019 2	0.016 8	

(二) 能量转移系数

诚如上述，相互作用过程，导致能量载体更迭，入射光子能量部分变成了次级电子的动能。为定量表述入射光子能量向次级电子转移的份额，引用了 X、γ 射线在物质中的线能量转移系数(linear energy transfer coefficient)μ_{tr}或质量能量转移系数(mass energy transfer coefficient)μ_{tr}/ρ，它们分别为：

$$\mu_{tr}=(dE/E)/dl \tag{3.23}$$

或

$$\mu_{tr}/\rho=(dE/E)/(\rho dl) \tag{3.24}$$

表示：

X、γ 射线在物质中穿行单位路程时，光子能量向次级电子转移的份额。

上式，$(dE/E)/dl$ 是，光子在物质中穿行 dl 路程时，其能量向次级电子转移的份额。

由表 3.4 和式(3.21)可见，线能量转移系数 μ_{tr}，与光子的原子截面应有如下关系：

$$\mu_{tr}/\rho=[{}_a\tau\ (1-f\phi/h\nu)+{}_a\sigma\ (1-h\nu'/h\nu)+{}_a\kappa(1-1.02/h\nu)]\cdot\rho\cdot N_A/M \quad (3.25)$$

式中,符号含意,均与前同。

与衰减系数类似,线能量吸收系数 μ_{en}、质量能量吸收系数 μ_{en}/ρ 的单位也分别是:m^{-1} 和 m^2/kg。实际工作,常分别用 cm^{-1} 和 cm^2/g。

(三) 能量吸收系数

从光子那里取得能量的次级电子,还会进一步与物质相互作用,导致其能量的碰撞损失和辐射损失,就能量转移点处物质局部吸收的辐射能量而言,辐射剂量学更关注次级电子能量的碰撞损失。为此,便进一步提出另一类相互作用系数:X、γ 射线在物质中的线能量吸收系数 μ_{en}(linear energy absorption coefficient)、或质量能量吸收系数 μ_{en}/ρ(mass energy absorption coefficient),它们与能量转移系数存在下列关系:

$$\mu_{en}=\mu_{tr}\cdot(1-g) \quad (3.26)$$

或

$$\mu_{en}/\rho=(\mu_{tr}/\rho)\cdot(1-g) \quad (3.27)$$

式中,g 为次级电子慢化过程中,其能量辐射损失的份额。对于空气、水、铝、铅,g 的数值如表 3.6 所列。

表 3.6 空气、水、铝、铅中次级电子能量的辐射损失份额

次级电子动能 E/MeV	次级电子能量的辐射损失份额 g/%			
	空 气	水	铝	铅
0.01	0.010 8	0.009 4	0.021 3	0.119
0.02	0.019 0	0.016 6	0.038 4	0.243
0.05	0.039 0	0.034 4	0.080 2	0.605
0.1	0.066 2	0.058 4	0.135	1.16
0.2	0.111	0.098 3	0.223	2.11
0.5	0.223	0.198	0.433	4.23
1	0.400	0.358	0.761	6.79
2	0.775	0.706	1.45	10.8
5	2.00	1.89	3.71	20.1
10	4.11	4.02	7.51	31.2
20	8.17	8.27	14.4	45.1
50	18.3	19.2	29.6	64.0
100	30.2	31.9	44.5	75.9
200	44.8	47.0	59.6	84.7
500	64.0	66.1	76.1	92.1
1 000	75.9	77.6	84.8	95.4

由表 3.6 可见,在空气、水甚至软组织中,次级电子能量即使高达 2 MeV,其能量的辐射损失份额依然不足 1%,以至可认为:$g\approx0$。

线能量吸收系数 μ_{en}、质量能量吸收系数 μ_{en}/ρ 的剂量学含义是：

X、γ 射线在物质中穿行单位路程时，光子能量向次级电子转移，且通过次级电子的电离、激发过程被物质吸收的份额。

线能量转移系数 μ_{tr}，质量能量转移系数 μ_{tr}/ρ 的单位也分别是：m^{-1} 和 m^2/kg。实际工作，分别常用 cm^{-1} 和 cm^2/g。

表 3.7 列出了光子在肌肉、骨骼、空气，以及它们的替代物中的质量能量吸收系数值(更多的可见附录 1)。

表 3.7 光子在肌肉、骨骼、空气，以及它们的替代物中的质量能量吸收系数值

光子能量/MeV	光子的质量能量吸收系数(μ_{en}/ρ)/(cm^2/g)											
	肌肉	肌肉替代物					骨骼	骨骼替代物			空气近海平面	石墨
		水	大米粉	A150	WT1	MixD		铝	镁	B100		
0.010	4.860 0	4.840 0	3.580 0	3.640 0	4.550 0	3.910 0	26.400	25.000	20.000	17.900	4.640 0	2.000 0
0.015	1.360 0	1.340 0	0.987 0	1.070 0	1.340 0	1.160 0	8.280 0	7.380 0	5.820 0	5.630 0	1.300 0	0.543 0
0.020	0.550 0	0.537 0	0.394 0	0.445 0	0.560 0	0.488 0	3.550 0	3.060 0	2.390 0	2.420 0	0.526 0	0.216 0
0.030	0.157 0	0.152 0	0.113 0	0.134 0	0.166 0	0.147 0	1.060 0	0.865 0	0.676 0	0.727 0	0.050 0	0.064 1
0.040	0.705	0.068 0	0.052 3	0.062 4	0.075 6	0.068 4	0.446 0	0.356 0	0.278 0	0.309 0	0.066 9	0.032 7
0.050	0.428	0.041 5	0.033 6	0.039 3	0.045 7	0.042 6	0.231 0	0.182 0	0.143 0	0.163 0	0.040 3	0.023 6
0.060	0.032 2	0.031 5	0.026 8	0.030 5	0.033 9	0.032 6	0.138 0	0.109 0	0.087 2	0.100 0	0.030 0	0.020 8
0.080	0.026 0	0.025 8	0.023 4	0.025 4	0.026 6	0.026 7	0.068 4	0.054 6	0.046 3	0.053 4	0.023 9	0.020 3
0.100	0.025 4	0.025 4	0.023 6	0.025 1	0.025 5	0.026 1	0.045 6	0.037 7	0.033 9	0.038 5	0.023 2	0.021 4
0.150	0.027 4	0.027 6	0.026 2	0.027 3	0.027 1	0.028 2	0.031 8	0.028 2	0.027 6	0.030 3	0.024 9	0.024 5
0.200	0.029 4	0.029 7	0.028 3	0.029 3	0.028 9	0.030 2	0.030 0	0.027 5	0.027 6	0.029 9	0.026 7	0.026 6
0.300	0.031 6	0.031 9	0.030 5	0.031 5	0.031 1	0.032 5	0.030 3	0.028 2	0.028 7	0.030 9	0.028 7	0.028 7
0.400	0.032 5	0.032 8	0.031 3	0.032 4	0.031 9	0.033 4	0.030 7	0.028 6	0.029 3	0.031 4	0.029 5	0.029 5
0.500	0.032 7	0.033 0	0.031 5	0.032 6	0.032 1	0.033 6	0.030 7	0.028 7	0.029 4	0.031 5	0.029 7	0.029 7
0.600	0.032 5	0.032 8	0.031 4	0.032 4	0.031 9	0.033 4	0.030 5	0.028 5	0.029 4	0.031 3	0.029 5	0.029 6
0.800	0.031 8	0.032 1	0.030 6	0.031 7	0.031 2	0.032 6	0.029 7	0.027 8	0.029 2	0.030 5	0.028 8	0.028 9
1.000	0.030 7	0.031 0	0.029 6	0.030 7	0.030 2	0.031 6	0.028 7	0.026 8	0.028 5	0.029 5	0.027 9	0.027 9
1.500	0.028 0	0.028 3	0.027 0	0.028 0	0.027 5	0.028 8	0.026 2	0.024 5	0.027 5	0.026 9	0.025 5	0.025 5
2.000	0.025 8	0.026 0	0.024 9	0.025 7	0.025 3	0.026 5	0.024 2	0.022 6	0.025 1	0.024 8	0.023 4	0.023 4
3.000	0.022 6	0.022 8	0.021 7	0.022 4	0.022 1	0.023 1	0.021 4	0.020 2	0.023 2	0.021 8	0.020 5	0.020 5
4.000	0.020 4	0.020 6	0.019 7	0.020 2	0.019 9	0.020 8	0.019 7	0.018 8	0.020 6	0.019 9	0.018 7	0.018 5
5.000	0.018 9	0.019 1	0.018 2	0.018 6	0.018 4	0.019 1	0.018 6	0.017 9	0.019 1	0.018 6	0.017 3	0.017 1
6.000	0.017 8	0.018 0	0.017 2	0.017 5	0.017 3	0.017 9	0.017 8	0.017 4	0.018 1	0.017 6	0.016 4	0.016 1
8.000	0.016 4	0.016 6	0.015 7	0.015 9	0.015 8	0.016 2	0.016 9	0.016 7	0.017 5	0.016 4	0.015 2	0.014 7
10.000	0.015 5	0.015 7	0.014 8	0.014 8	0.014 9	0.015 2	0.016 4	0.016 5	0.016 8	0.015 7	0.014 5	0.013 8
15.000	0.014 2	0.014 4	0.013 6	0.013 4	0.013 5	0.013 7	0.015 8	0.016 3	0.016 4	0.014 7	0.013 5	0.012 6
20.000	0.013 6	0.013 9	0.013 0	0.012 7	0.012 9	0.012 9	0.015 6	0.016 4	0.016 1	0.014 3	0.013 1	0.012 0

续表

光子能量/MeV	光子的质量能量吸收系数(μ_{en}/ρ)/(cm^2/g)											
	肌　肉	肌肉替代物					骨　骼	骨骼替代物			空气近海平面	石　墨
		水	大米粉	A150	WT1	MixD		铝	镁	B100		
30.000	0.013 0	0.013 2	0.012 5	0.012 1	0.012 3	0.012 2	0.015 3	0.016 5	0.016 1	0.013 8		
40.000	0.012 8	0.013 0	0.012 3	0.011 8	0.012 0	0.011 8	0.015 3	0.016 5	0.016 1	0.013 7		
50.000	0.012 6	0.012 8	0.012 1	0.011 5	0.011 8	0.011 6	0.015 1	0.016 3	0.016 0	0.013 4		
60.000	0.012 4	0.012 6	0.011 8	0.011 3	0.011 6	0.011 3	0.014 9	0.016 1	0.015 8	0.013 2		
80.000	0.012 1	0.012 3	0.011 7	0.011 1	0.011 4	0.011 1	0.014 6	0.015 8	0.015 5	0.012 9		
100.000	0.011 9	0.012 1	0.011 5	0.011 0	0.011 2	0.011 0	0.014 3	0.015 6	0.015 0	0.012 7		

小结：

以上分别讨论了 X、γ 射线光子的衰减系数、能量转移系数和能量吸收系数。

就数值而言，对于特定的光子能量和物质：

$$\mu > \mu_{tr} \geqslant \mu_{en} \tag{3.28}$$

就本质而言，衰减系数 μ 反映的是，因遭遇相互作用、光子数减少的程度；能量转移系数 μ_{tr} 反映的是，光子能量向次级电子转移的份额；能量吸收系数 μ_{en} 反映的则是，光子能量可能被物质吸收的比例。

三、中子能量在物质中的转移

中子不带电，只与原子核相互作用，与物质的相互作用过程，种类繁多。

在物质中，中子经历何种过程、能量损失多寡，与中子能量、物质种类，关系密切，变化剧烈。通常，按能量高低，中子分成 5 类：热中子、慢中子、中能中子、快中子和高能中子。

热中子(0.025～0.5 eV)，通过俘获过程(capture)，会被任何物质的原子核吸收；吸收热中子后，原子核可能发射 γ 光子或带电粒子。特别，把发射 γ 光子的俘获过程，称为辐射俘获(radiative capture)，例如：$^{1}H(n,\gamma)^{2}H$；吸收热中子后，只有轻核才可能有出射带电粒子的俘获过程，例如，人体中常有：$^{14}N(n;p)^{14}C$ 反应。

慢中子(0.5～1 000 eV)，遇轻核，主要发生弹性散射(elastic collision)(n;n′)；遇重核，呈现辐射俘获(n;γ)。

中能中子(1～10 keV)、快中子(0.01～10 MeV)，主要经历弹性散射；中子能量超过 0.1 MeV，便能引发非弹性散射(inelastic collision)(n;n′、γ)。

高能中子(>10 MeV)，与原子核碰撞后，会有多个中子出现，称为去弹性散射(nonelastic collision)，例如$^{14}N(n;2n')^{13}N$ 等等。

此外，吸收了能量甚高的中子后，原子核会变得四分五裂，此过程称为散裂(spallation)，例如，人体中会有$^{14}N(n;2\alpha)^{7}Li$、$^{12}C(n;n',\alpha)^{8}Be$、$^{12}C(n;n',3\alpha)$ 等。

以上，圆括号内，分号前的 n，代表入射中子。分号后的 n′、p、γ、α，分别代表相互作用后出射的中子、质子、γ 光子和 α 粒子；字母前的数字，代表作用过程后出现的相关粒子数。

进入人体后，通过上列过程，中子的能量 E_n，大部分变成了重带电粒子（例如弹性散射后氢、碳、氮、氧 反冲核以及其他过程中的质子和 α 粒子）的动能。

由于人体中，氢核（H）最多，中子与 H 核发生弹性散射的截面（可能性）最大，交出的能量也最多，因此，在人体中，中子能量有 85%～95% 是向氢核转移的。

经由上述重带电粒子后续的电离、激发过程，中子的部分能量最终为能量转移点附近的物质所吸收。

与光子情况类似，中子在物质中穿行单位质量厚度时，其能量向次级带电粒子转移的份额，称为中子的质量能量转移系数 μ_{tr}/ρ，可按下列方式获得：

$$\mu_{tr}/\rho = \sum_L N_L \cdot \sum_J \varepsilon_{L,J}(E_n) \cdot \sigma_{L,J}(E_n)/E_n \tag{3.29}$$

式中，$\sigma_{L,J}(E_n)$ 是能量为 E_n 的中子，与第 L 种原子核发生第 J 种过程的原子截面；$\varepsilon_{L,J}(E_n)$ 是相应过程中，中子向次级重带电粒子转移的动能；N_L 则是单位质量物质中第 L 种物质的原子（核）数。

由于重带电粒子能量，几乎都是在电离、激发过程中损失的，其能量的辐射损失份额可以忽略：$g \approx 0$。所以，中子的能量吸收系数，数值上等于相应的能量转移系数。

需要注意的是，在辐射俘获、非弹性散射中，中子的部分能量会向光子转移；由于光子具有相当的贯穿能力，这部分能量不会在中子能量的转移点被物质就近吸收。所以，受到中子照射的物质中，任何一点处，物质吸收的能量均来自两个方面：重带电粒子就近提供的和光子从远处带来的；对于低能中子或受照物质深部，此种情形尤显突出。

思考题

1. 解释下列名词：

(1) 电子截面 ${}_e\sigma$

(2) 原子截面 ${}_a\sigma$

(3) 线衰减系数 μ

(4) 质量衰减系数 μ/ρ

(5) 线能量转移系数 μ_{tr}

(6) 质量能量转移系数 μ_{tr}/ρ

(7) 线能量吸收系数 μ_{en}

(8) 质量能量吸收系数 μ_{en}/ρ

(9) 线碰撞阻止本领 S_{col}

(10) 质量碰撞阻止本领 S_{col}/ρ

(11) 传能线密度 L_Δ

(12) 传能线密度 L_0

(13) 线辐射阻止本领 S_{rad}

(14) 质量辐射阻止本领 S_{rad}/ρ

(15) 带电粒子能量的辐射损失份额 g

2. 光子相互作用的“电子截面 ${}_e\sigma$”、“原子截面 ${}_a\sigma$” 两者有何关系？

3.“线衰减系数 μ”与“原子截面$_a\sigma$ ”有何关系?

4. 何谓“质量厚度”? 讨论入射辐射在物质中的相互作用程度时,为什么乐于用“质量厚度”?

5. 物质对带电粒子的“阻止本领”采用什么单位? 物质对不带电粒子的“衰减系数”采用什么单位? 两者有何差别? 为什么?

6. 为什么光子、电子在低原子序数物质(例如:水或软组织)中,以“质量厚度”衡量的相互作用系数值,在很宽能量范围内总是十分相近?

7. 综述在物质中,带电粒子的相互作用过程与其能量及物质原子序数的依赖关系。

8. 综述在物质中,光子的相互作用过程与其能量及物质原子序数的依赖关系。

9. 综述在物质中,中子的相互作用过程与其能量及物质原子序数的依赖关系。

10. 在特定物质中,电子的传能线密度 L_{Δ}与线碰撞阻止本领 S_{col}有何区别? 其间的数值差别代表了什么?

11. 为什么相互作用系数值,都是与特定辐射类型、特定辐射能量和特定物质关联的?

第四章　基本的剂量学量

基本的剂量学量，涉及一段时间(T)内电离辐射向单位质量物质转移或授予的辐射能量，因此，它们的单位都是 J/kg。作为剂量学量单位“J/kg”，电离辐射领域赋于其一专门名称——戈瑞(gray)，国际代号：Gy。

一段时间内，剂量学量的数值，并非以恒定速率递增，因为电离辐射源，性能未必恒定。因此，需了解与相关剂量学量相应的速率量：任一时刻 t，单位时间内相关剂量学量值的增幅。例如，吸收剂量是最重要的剂量学量，其国际符号是：$D(T)$，与其相应的速率量，即称吸收剂量率，其符号，就在吸收剂量符号的上面加一点：$\dot{D}(t)$，其单位则是 Gy/s，或者是它恰当的倍数或分数。对于其他剂量学量，情况亦然，以下不再赘述。

一、物质中电离辐射能量的递减过程

辐射场同一位置，从粒子注量到向物质授予能量，其间存在多个能量递减过程(energy degradation)。

例如，图 4.1 示出了特定时间内，受照射物质中同一点处，原始中子能量逐级递减过程的示意图。其中，粗线方框中的中子、光子、重带电粒子、δ 粒子，代表能量递减过程中，能量载体的更迭；带尖角的方框，代表单位质量物质中，从一个载体(如中子 n)向另一个载体(如重带电粒子 c)转移的能量，如 $\eta_{n,c}$(余同)；符号 $\eta_{n,D}$、$\eta_{c,D}$、$\eta_{e,D}$甚或 $\eta_{\delta,D}$表示相关粒子释出次级粒子时，为克服结合能所消耗的能量；浅色粗框中的圆角黑方框，代表与该浅色粗框中发生的能量转移关联的剂量学量，例如：与 $\eta_{n,c}$关联的是比释动能 K，与 $\eta_{c,D}+\eta_{c,\delta}$关联的是比转换能 C，等等(详见下述)；细线方框是对能量递减后续过程的文字简述。

若略去与中子直接关联的部分，图 4.1 又代表原始重带电粒子能量在物质中的递减过程。

图 4.2 代表光子、电子能量在物质中的递减过程。图中各种符号含义(同图 4.1)。

图 4.1 与图 4.2，明显区别是高能光子的次级电子能量，有明显的辐射损失 $\eta_{e,\gamma}$，由于这部分能量会远离原地，因此，光子吸收剂量，与其次级电子能量的碰撞损失关系密切。为此，特别引入与电子能量碰撞损失 $\eta_{e,\delta}$关联的剂量学量“碰撞比释动能 K_c”(详见后文)。

此外，无论是光子的次级电子、原始电子，抑或 δ 粒子(见图 4.2)，与它们在电离过程中释出的后代 δ 粒子，除起源不同，本质无异。为此，电子在单位质量物质中引发电离、激发时，其能量损失分成三个部分：

1）为克服电子结合能，因而被“就地”吸收的 $\eta_{\delta,D}$；

2）释出的动能不大于特定 Δ(eV)值的 δ 粒子动能的总和：$\eta_{\delta,\delta}\leqslant\Delta$，这部分能量仅能在与 Δ 值相应的电子射程范围内局部转移；

3）释出的动能大于特定 Δ 值的 δ 粒子动能的总和：$\eta_{\delta,\delta}>\Delta$，这部分 δ 粒子视同其原来的电子一样，可能再次参与类似的能量递减。

与能量损失 $\eta_{\delta,D}+\eta_{\delta,\delta\leqslant\Delta}$ 关联的剂量学量，称为受约束的比转换能 C_Δ。

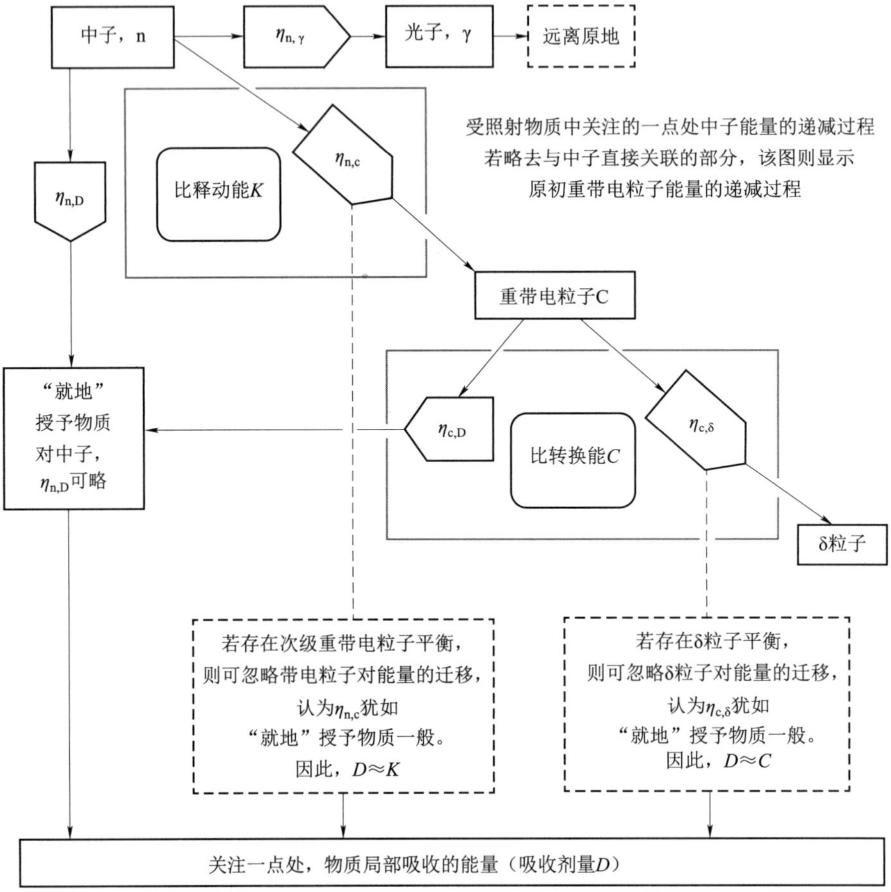

图 4.1　原始重带电粒子能量在物质中的递减过程

▭ 能量载体，如中子、重带电粒子、光子、次级电子、或 δ 粒子等等；

⬠ 单位质量物质中，从一个载体(如，中子 n)向另一个载体(如，重带电粒子 c)转移的能量，如：如 $\eta_{n,c}$，余同；

▢ 与能量转移关联的剂量学量，例如，与 $\eta_{n,c}$ 关联的剂量学量是：中子的比释动能 K，与 $\eta_{c,e}$ 关联的剂量学量是：中子或重带电粒子的比转换能 C；

┆ 对能量递减后续过程的简述。

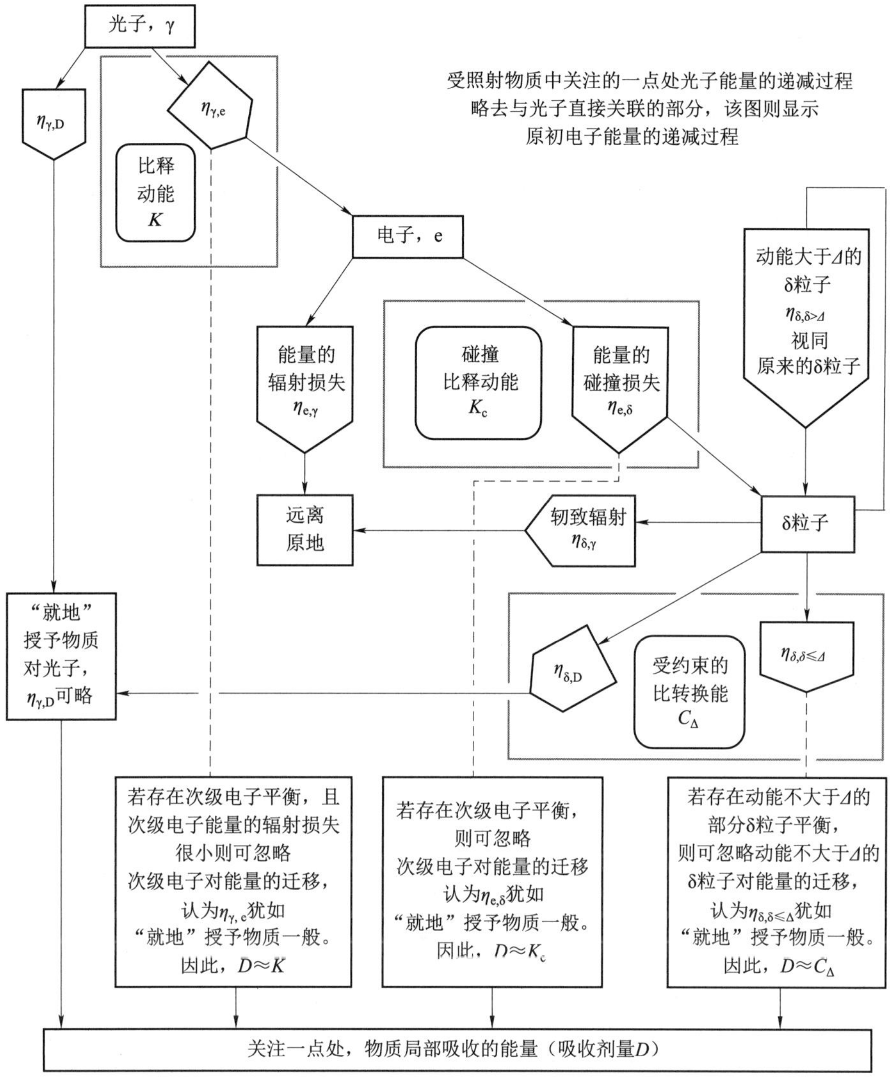

图 4.2　光子、电子能量在物质中的递减过程(图注同图 4.1)

二、与能量转移关联的剂量学量

(一) 比释动能 K

比释动能关注的是:在单位质量物质中,不带电粒子(中子、光子)在相互作用过程中,向次级带电粒子转移的能量。

1. 比释动能的定义

1.1 比释动能

比释动能(kerma)[①]$K(T,r)$，定义为：

$$K(T,r)=\mathrm{d}E_{\mathrm{tr}}(T,r)/\mathrm{d}m \tag{4.1}$$

式中，$\mathrm{d}E_{\mathrm{tr}}(T,r)$是 T 时间内，辐射场 r 点处，不带电粒子在质量为 $\mathrm{d}m$ 的物质中，因相互作用过程释出的所有带电粒子初始动能的总和。

简言之，比释动能就是不带电粒子在单位质量物质中，向次级带电粒子转移的能量。

按图 4.1 和图 4.2，比释动能 K 为：

$$K(T,r)=\eta_{\mathrm{u,c}}(T,r) \tag{4.2}$$

式中，$\eta_{\mathrm{u,c}}(T,r)$ 是：T 时间内相关位置上，单位质量物质中，因相互作用，由不带电粒子(u，中子或光子)释出的所有次级带电粒子 c(中子情况下，为重带电粒子，光子情况下，为电子)的初始动能的总和。

比释动能 K，并不计及不带电粒子释出次级带电粒子时，为克服结合能所消耗的(因而“就地”授予物质的)能量：$\eta_{\mathrm{u,D}}$；因为，与相互作用前不带电粒子的动能比，$\eta_{\mathrm{u,D}}$所占的份额甚微，可略不计。

1.2 碰撞比释动能

已经了解，带电粒子的能量损失，同时存在两种可能：碰撞损失和辐射损失。

对于中子，其次级带电粒子(重带电粒子)能量的辐射损失，几乎可略。然而，对于光子，宜同时考虑其次级电子能量的碰撞损失和辐射损失，特别，光子能量很高时，其次级电子能量的辐射损失会十分明显。

因为受光子照射的物质中，寄于关注的一点处，物质吸收的辐射能量，直接依赖次级电子能量的碰撞损失。因此，出于实际需要，依次级电子的能量归宿，光子的比释动能 $K(T,r)$分为两个组分：碰撞比释动能(collision kerma)$K_{\mathrm{c}}(T,r)$ 和辐射比释动能(radiative kerma)$K_{\mathrm{r}}(T,r)$：

$$K(T,r)=K_{\mathrm{c}}(T,r)+K_{\mathrm{r}}(T,r) \tag{4.3}$$

若次级电子能量辐射损失的平均份额为 $\bar{g}$(如表 3.6 所列)，则：

$$K_{\mathrm{r}}(T,r)=K(T,r)\cdot\bar{g} \tag{4.4}$$

$$K_{\mathrm{c}}(T,r)=K(T,r)\cdot(1-\bar{g}) \tag{4.5}$$

若以文字表述，光子的碰撞比释动能 $K_{\mathrm{c}}(T,r)$ 是：单位质量物质中，光子释出的所有次级电子的初始动能，而后以电离、激发方式损失的能量总和。

须强调：按定义，比释动能、碰撞比释动能，乃至辐射比释动能，只用于不带电的电离辐射(中子和光子)。

2. 比释动能 K 与能量注量 Ψ 的关系

如果特定时间内，受照射物质 V 中的 r 点处，不带电粒子的能量注量为 Ψ(V 中 r 点)，则同一点处，物质 V 的比释动能$[K(\text{V 中 } r \text{ 点})]_{\mathrm{V}}$为：

$$[K(\text{V 中 } r \text{ 点})]_{\mathrm{V}}=\Psi(\text{V 中 } r \text{ 点})\cdot[\bar{\mu}_{\mathrm{tr}}/\rho]_{\mathrm{V}} \tag{4.6}$$

---

① kerma，系由 kinetic energy released per unit mass 的词首组成。

物质 V 的碰撞比释动能$[K_c(\text{V 中 } r \text{ 点})]_V$为：

$$[K_c(\text{V 中 } r \text{ 点})]_V = \Psi(\text{V 中 } r \text{ 点}) \cdot [\overline{\mu}_{en}/\rho]_V \tag{4.7}$$

以上，$[\overline{\mu}_{tr}/\rho]_V$和$[\overline{\mu}_{en}/\rho]_V$，分别是以物质 V 中 r 点处能量注量谱分布计权的、物质 V 的质量能量转移系数、质量能量吸收系数的平均值，计算方法如式(2.27)所示。

注意：因为比释动能关注的是，单位质量物质中，不带电粒子向次级带电粒子转移(亦即“交出”)的能量，因此，在辐射场特定位置，只要光子、中子的能量注量保持不变，物质的比释动能值，只赖于物质自身性质，与其周边物质，毫无关系。

3. 不带电粒子的比释动能系数值 f_K

若特定时间内，辐射场 r 点，能量为 E 的不带电粒子的注量为 $\Phi(r)$，则同一点处，它们的比释动能 $K(r)$ 为：

$$K(r) = E \cdot \Phi(r) \cdot [\mu_{tr}(E)/\rho] \tag{4.8}$$

于是，有：

$$f_K(E) = K(r)/\Phi(r) = E \cdot [\mu_{tr}(E)/\rho] \tag{4.9}$$

式中，称 $f_K(E)$为单能不带电粒子的比释动能系数(kerma coefficient)[①]。

比释动能系数 $f_K(E)$，常作为不带电粒子相互作用系数的另一种表述方式，其实就是：与单位注量对应的比释动能值，单位是 $Gy \cdot m^2$。

表 4.1 是与放射医学相关的某些物质单能中子的比释动能系数值(更多的可见附录 1)。表 4.2 则是单能光子的空气比释动能系数值。

表 4.1　中子的比释动能系数 f_K/(fGy·m²)

中子能量/MeV	肺	血　液	皮质骨	皮　肤	脂肪组织	肌　肉	水	固体水 WT1	A150
2.53E−08	2.50E−02	2.65E−02	3.34E−02	3.36E−02	6.04E−03	2.72E−02	4.70E−04	1.93E−02	2.79E−02
3.60E−08	2.12E−02	2.25E−02	2.86E−02	2.85E−02	5.12E−03	2.31E−02	3.98E−04	1.64E−02	2.37E−02
6.30E−08	1.60E−02	1.70E−02	2.16E−02	2.15E−02	3.87E−03	1.74E−02	3.01E−04	1.23E−02	1.79E−02
1.10E−07	1.21E−02	1.29E−02	1.63E−02	1.63E−02	2.93E−03	1.32E−02	2.29E−04	9.34E−03	1.35E−02
2.00E−07	8.98E−03	9.54E−03	1.22E−02	1.21E−02	2.17E−03	9.78E−03	1.71E−04	6.95E−03	1.01E−02
3.60E−07	6.69E−03	7.11E−03	9.12E−03	8.99E−03	1.62E−03	7.29E−03	1.30E−04	5.18E−03	7.49E−03
6.30E−07	5.07E−03	5.38E−03	6.98E−03	6.81E−03	1.23E−03	5.52E−03	1.02E−04	3.93E−03	5.68E−03
1.10E−06	3.83E−03	4.07E−03	5.32E−03	5.15E−03	9.37E−04	4.17E−03	8.41E−05	2.98E−03	4.30E−03
2.00E−06	2.87E−03	3.04E−03	4.03E−03	3.85E−03	7.12E−04	3.12E−03	7.57E−05	2.23E−03	3.22E−03
3.60E−06	2.15E−03	2.28E−03	3.07E−03	2.88E−03	5.53E−04	2.34E−03	8.00E−05	1.68E−03	2.42E−03
6.30E−06	1.66E−03	1.76E−03	2.38E−03	2.21E−03	4.59E−04	1.81E−03	1.01E−04	1.31E−03	1.87E−03
1.10E−05	1.32E−03	1.40E−03	1.88E−03	1.74E−03	4.20E−04	1.43E−03	1.46E−04	1.05E−03	1.48E−03
2.00E−05	1.11E−03	1.16E−03	1.51E−03	1.41E−03	4.49E−04	1.19E−03	2.41E−04	8.84E−04	1.23E−03

① f_K旧称“比释动能因子(kerma factor)”，因为“因子”一词，应该不具量纲，f_K有单位“$Gy \cdot cm^2$”，故称“系数”为妥。

续表

中子能量/MeV	肺	血液	皮质骨	皮肤	脂肪组织	肌肉	水	固体水WT1	A150
3.60E−05	1.04E−03	1.08E−03	1.26E−03	1.27E−03	5.79E−04	1.10E−03	4.16E−04	8.42E−04	1.14E−03
6.30E−05	1.16E−03	1.18E−03	1.14E−03	1.31E−03	8.51E−04	1.20E−03	7.14E−04	9.39E−04	1.23E−03
1.10E−04	1.52E−03	1.53E−03	1.14E−03	1.62E−03	1.36E−03	1.55E−03	1.23E−03	1.24E−03	1.58E−03
2.00E−04	2.36E−03	2.35E−03	1.33E−03	2.40E−03	2.38E−03	2.36E−03	2.24E−03	1.91E−03	2.41E−03
3.60E−04	3.99E−03	3.97E−03	1.80E−03	3.97E−03	4.22E−03	3.94E−03	4.02E−03	3.21E−03	3.98E−03
6.30E−04	6.68E−03	6.63E−03	2.69E−03	6.57E−03	7.30E−03	6.62E−03	7.02E−03	5.40E−03	6.69E−03
1.10E−03	1.14E−02	1.13E−02	4.31E−03	1.12E−02	1.27E−02	1.14E−02	1.22E−02	9.26E−03	1.15E−02
2.00E−03	2.05E−02	2.03E−02	7.40E−03	2.00E−02	2.28E−02	2.04E−02	2.21E−02	1.66E−02	2.05E−02
3.60E−03	3.66E−02	3.63E−02	1.29E−02	3.57E−02	4.08E−02	3.63E−02	3.94E−02	2.96E−02	3.66E−02
6.30E−03	6.29E−02	6.22E−02	2.20E−02	6.13E−02	7.01E−02	6.23E−02	6.78E−02	5.08E−02	6.29E−02
1.10E−02	1.06E−01	1.05E−01	3.69E−02	1.03E−01	1.18E−01	1.05E−01	1.14E−01	8.58E−02	1.06E−01
2.00E−02	1.85E−01	1.83E−01	6.41E−02	1.80E−01	2.06E−01	1.83E−01	1.99E−01	1.49E−01	1.85E−01
3.60E−02	3.05E−01	3.02E−01	1.06E−01	2.98E−01	3.41E−01	3.03E−01	3.30E−01	2.48E−01	3.06E−01
6.30E−02	4.74E−01	4.69E−01	1.65E−01	4.62E−01	5.30E−01	4.70E−01	5.11E−01	3.85E−01	4.76E−01
8.20E−02	5.72E−01	5.67E−01	2.00E−01	5.58E−01	6.41E−01	5.68E−01	6.18E−01	4.66E−01	5.75E−01
8.60E−02	5.92E−01	5.86E−01	2.08E−01	5.78E−01	6.63E−01	5.87E−01	6.39E−01	4.82E−01	5.95E−01
9.00E−02	6.10E−01	6.05E−01	2.14E−01	5.96E−01	6.84E−01	6.06E−01	6.59E−01	4.09E−01	6.14E−01
9.40E−02	6.29E−01	6.23E−01	2.20E−01	6.14E−01	7.04E−01	6.24E−01	6.79E−01	5.13E−01	6.33E−01
9.80E−02	6.46E−01	6.40E−01	2.26E−01	6.31E−01	7.24E−01	6.41E−01	6.98E−01	5.27E−01	6.52E−01
1.05E−01	6.77E−01	6.71E−01	2.37E−01	6.61E−01	7.58E−01	6.72E−01	7.31E−01	5.53E−01	6.82E−01
1.15E−01	7.19E−01	7.12E−01	2.52E−01	7.02E−01	8.05E−01	7.13E−01	7.76E−01	5.87E−01	7.24E−01
1.25E−01	7.58E−01	7.51E−01	2.66E−01	7.40E−01	8.50E−01	7.52E−01	8.18E−01	6.20E−01	7.63E−01
1.35E−01	7.96E−01	7.89E−01	2.82E−01	7.77E−01	8.92E−01	7.90E−01	8.59E−01	6.51E−01	8.02E−01
1.45E−01	8.32E−01	8.25E−01	2.94E−01	8.13E−01	9.38E−01	8.26E−01	8.98E−01	6.81E−01	8.38E−01
1.55E−01	8.67E−01	8.59E−01	3.07E−01	8.47E−01	9.71E−01	8.60E−01	9.35E−01	7.10E−01	8.73E−01
1.65E−01	8.99E−01	8.91E−01	3.18E−01	8.78E−01	1.01E+00	8.92E−01	9.70E−01	7.37E−01	9.06E−01
1.75E−01	9.32E−01	9.24E−01	3.29E−01	9.10E−01	1.04E+00	9.25E−01	1.01E+00	7.63E−01	9.39E−01
1.85E−01	9.61E−01	9.53E−01	3.41E−01	9.39E−01	1.08E+00	9.54E−01	1.04E+00	7.88E−01	9.68E−01
1.95E−01	9.91E−01	9.82E−01	3.51E−01	9.68E−01	1.11E+00	9.83E−01	1.07E+00	8.12E−01	9.98E−01
2.10E−01	1.03E+00	1.02E+00	3.69E−01	1.01E+00	1.16E+00	1.03E+00	1.12E+00	8.48E−01	1.04E+00
2.30E−01	1.09E+00	1.08E+00	3.88E−01	1.06E+00	1.22E+00	1.08E+00	1.17E+00	8.93E−01	1.10E+00
2.50E−01	1.14E+00	1.13E+00	4.10E−01	1.11E+00	1.27E+00	1.13E+00	1.23E+00	9.33E−01	1.14E+00
2.70E−01	1.19E+00	1.18E+00	4.29E−01	1.17E+00	1.33E+00	1.19E+00	1.29E+00	9.79E−01	1.20E+00
2.90E−01	1.24E+00	1.23E+00	4.47E−01	1.21E+00	1.39E+00	1.23E+00	1.34E+00	1.02E+00	1.25E+00
3.10E−01	1.29E+00	1.28E+00	4.64E−01	1.26E+00	1.44E+00	1.28E+00	1.39E+00	1.06E+00	1.29E+00

续表

中子能量/MeV	肺	血液	皮质骨	皮肤	脂肪组织	肌肉	水	固体水WT1	A150
3.30E−01	1.33E+00	1.32E+00	4.83E−01	1.30E+00	1.48E+00	1.32E+00	1.44E+00	1.09E+00	1.33E+00
3.50E−01	1.38E+00	1.37E+00	5.04E−01	1.35E+00	1.53E+00	1.37E+00	1.49E+00	1.13E+00	1.38E+00
3.70E−01	1.43E+00	1.42E+00	5.25E−01	1.39E+00	1.58E+00	1.42E+00	1.55E+00	1.16E+00	1.41E+00
3.90E−01	1.50E+00	1.49E+00	5.53E−01	1.46E+00	1.64E+00	1.49E+00	1.62E+00	1.20E+00	1.46E+00
4.20E−01	1.64E+00	1.62E+00	6.23E−01	1.58E+00	1.72E+00	1.62E+00	1.78E+00	1.27E+00	1.51E+00
4.60E−01	1.65E+00	1.64E+00	6.21E−01	1.60E+00	1.78E+00	1.64E+00	1.79E+00	1.31E+00	1.58E+00
5.00E−01	1.61E+00	1.60E+00	5.83E−01	1.58E+00	1.82E+00	1.60E+00	1.73E+00	1.34E+00	1.64E+00
5.40E−01	1.67E+00	1.65E+00	5.98E−01	1.63E+00	1.89E+00	1.66E+00	1.79E+00	1.39E+00	1.71E+00
5.80E−01	1.71E+00	1.71E+00	6.22E−01	1.69E+00	1.95E+00	1.71E+00	1.86E+00	1.44E+00	1.77E+00
6.20E−01	1.79E+00	1.77E+00	6.49E−01	1.75E+00	2.02E+00	1.77E+00	1.92E+00	1.49E+00	1.83E+00
6.60E−01	1.85E+00	1.83E+00	6.73E−01	1.81E+00	2.08E+00	1.84E+00	1.98E+00	1.54E+00	1.89E+00
7.00E−01	1.90E+00	1.89E+00	6.90E−01	1.86E+00	2.15E+00	1.89E+00	2.05E+00	1.58E+00	1.94E+00
7.40E−01	1.95E+00	1.93E+00	7.07E−01	1.91E+00	2.20E+00	1.94E+00	2.10E+00	1.62E+00	1.99E+00
7.80E−01	2.01E+00	1.99E+00	7.30E−01	1.97E+00	2.26E+00	2.00E+00	2.16E+00	1.67E+00	2.04E+00
8.20E−01	2.06E+00	2.04E+00	7.49E−01	2.02E+00	2.31E+00	2.05E+00	2.22E+00	1.71E+00	2.09E+00
8.60E−01	2.11E+00	2.10E+00	7.73E−01	2.07E+00	2.37E+00	2.10E+00	2.28E+00	1.75E+00	2.13E+00
9.00E−01	2.18E+00	2.16E+00	8.04E−01	2.13E+00	2.43E+00	2.16E+00	2.35E+00	1.79E+00	2.18E+00
9.40E−01	2.29E+00	2.27E+00	8.55E−01	2.22E+00	2.50E+00	2.27E+00	2.47E+00	1.84E+00	2.23E+00
9.80E−01	2.47E+00	2.45E+00	9.52E−01	2.39E+00	2.60E+00	2.44E+00	2.69E+00	1.92E+00	2.29E+00
1.05E+00	2.51E+00	2.48E+00	9.56E−01	2.43E+00	2.67E+00	2.48E+00	2.72E+00	1.97E+00	2.36E+00
1.15E+00	2.48E+00	2.46E+00	9.19E−01	2.42E+00	2.74E+00	2.46E+00	2.67E+00	2.02E+00	2.45E+00
1.25E+00	2.58E+00	2.56E+00	9.58E−01	2.52E+00	2.85E+00	2.56E+00	2.78E+00	2.10E+00	2.55E+00
1.35E+00	2.67E+00	2.65E+00	9.94E−01	2.61E+00	2.95E+00	2.65E+00	2.87E+00	2.18E+00	2.65E+00
1.45E+00	2.71E+00	2.69E+00	1.00E+00	2.65E+00	3.03E+00	2.69E+00	2.91E+00	2.24E+00	2.74E+00
1.55E+00	2.78E+00	2.76E+00	1.03E+00	2.72E+00	3.11E+00	2.76E+00	2.99E+00	2.30E+00	2.81E+00
1.65E+00	2.89E+00	2.87E+00	1.07E+00	2.83E+00	3.21E+00	2.87E+00	3.12E+00	2.37E+00	2.89E+00
1.75E+00	2.93E+00	2.91E+00	1.08E+00	2.87E+00	3.28E+00	2.91E+00	3.15E+00	2.43E+00	2.97E+00
1.85E+00	3.05E+00	3.03E+00	1.14E+00	2.98E+00	3.39E+00	3.03E+00	3.29E+00	2.50E+00	3.05E+00
1.95E+00	3.07E+00	3.04E+00	1.13E+00	3.00E+00	3.44E+00	3.05E+00	3.30E+00	2.55E+00	3.11E+00
2.10E+00	3.16E+00	3.13E+00	1.18E+00	3.10E+00	3.59E+00	3.14E+00	3.38E+00	2.68E+00	3.27E+00
2.30E+00	3.20E+00	3.18E+00	1.18E+00	3.15E+00	3.67E+00	3.19E+00	3.43E+00	2.72E+00	3.35E+00
2.50E+00	3.33E+00	3.30E+00	1.24E+00	3.28E+00	3.82E+00	3.31E+00	3.56E+00	2.85E+00	3.50E+00
2.70E+00	3.48E+00	3.45E+00	1.33E+00	3.43E+00	4.01E+00	3.47E+00	3.71E+00	3.01E+00	3.69E+00
2.90E+00	3.61E+00	3.58E+00	1.42E+00	3.58E+00	4.25E+00	3.60E+00	3.82E+00	3.24E+00	3.96E+00
3.10E+00	3.76E+00	3.73E+00	1.49E+00	3.69E+00	4.25E+00	3.74E+00	4.00E+00	3.19E+00	3.90E+00

续表

中子能量/MeV	肺	血 液	皮质骨	皮 肤	脂肪组织	肌 肉	水	固体水WT1	A150
3.30E+00	4.09E+00	4.06E+00	1.71E+00	4.03E+00	4.62E+00	4.07E+00	4.34E+00	3.54E+00	4.25E+00
3.50E+00	4.17E+00	4.14E+00	1.77E+00	4.12E+00	4.78E+00	4.15E+00	4.40E+00	3.69E+00	4.44E+00
3.70E+00	4.27E+00	4.24E+00	1.82E+00	4.21E+00	4.85E+00	4.25E+00	4.52E+00	3.73E+00	4.48E+00
3.90E+00	4.20E+00	4.17E+00	1.78E+00	4.16E+00	4.82E+00	4.19E+00	4.44E+00	3.69E+00	4.47E+00
4.20E+00	4.34E+00	4.30E+00	1.85E+00	4.27E+00	4.84E+00	4.31E+00	4.60E+00	3.67E+00	4.45E+00
4.60E+00	4.34E+00	4.31E+00	1.81E+00	4.26E+00	4.82E+00	4.31E+00	4.64E+00	3.61E+00	4.40E+00
5.00E+00	4.59E+00	4.55E+00	1.93E+00	4.47E+00	4.97E+00	4.55E+00	4.93E+00	3.70E+00	4.48E+00
5.40E+00	4.47E+00	4.43E+00	1.85E+00	4.38E+00	5.00E+00	4.44E+00	4.78E+00	3.72E+00	4.55E+00
5.80E+00	4.68E+00	4.64E+00	1.97E+00	4.57E+00	5.15E+00	4.65E+00	5.02E+00	3.84E+00	4.66E+00
6.20E+00	4.79E+00	4.75E+00	2.05E+00	4.70E+00	5.37E+00	4.76E+00	5.11E+00	4.05E+00	4.91E+00
6.60E+00	4.93E+00	4.89E+00	2.09E+00	4.79E+00	5.29E+00	4.88E+00	5.32E+00	3.91E+00	4.73E+00
7.00E+00	5.14E+00	5.10E+00	2.21E+00	4.98E+00	5.40E+00	5.08E+00	5.56E+00	3.99E+00	4.78E+00
7.40E+00	5.41E+00	5.37E+00	2.41E+00	5.26E+00	5.73E+00	5.36E+00	5.83E+00	4.31E+00	5.13E+00
7.80E+00	5.32E+00	5.28E+00	2.40E+00	5.25E+00	6.03E+00	5.30E+00	5.65E+00	4.66E+00	5.57E+00
8.20E+00	5.29E+00	5.25E+00	2.35E+00	5.17E+00	5.82E+00	5.25E+00	5.66E+00	4.41E+00	5.29E+00
8.60E+00	5.46E+00	5.42E+00	2.44E+00	5.31E+00	5.81E+00	5.41E+00	5.88E+00	4.36E+00	5.21E+00
9.00E+00	5.55E+00	5.51E+00	2.53E+00	5.44E+00	6.11E+00	5.51E+00	5.92E+00	4.69E+00	5.58E+00
9.40E+00	5.58E+00	5.54E+00	2.59E+00	5.51E+00	6.33E+00	5.56E+00	5.92E+00	4.93E+00	5.87E+00
9.80E+00	5.72E+00	5.68E+00	2.65E+00	5.60E+00	6.25E+00	5.68E+00	6.11E+00	4.81E+00	5.71E+00
1.05E+01	5.86E+00	5.82E+00	2.74E+00	5.73E+00	6.32E+00	5.82E+00	6.27E+00	4.85E+00	5.74E+00
1.15E+01	6.28E+00	6.24E+00	3.04E+00	6.12E+00	6.63E+00	6.23E+00	6.72E+00	5.14E+00	6.00E+00
1.25E+01	6.25E+00	6.21E+00	3.08E+00	6.15E+00	6.86E+00	6.22E+00	6.62E+00	5.40E+00	6.34E+00
1.35E+01	6.49E+00	6.45E+00	3.25E+00	6.38E+00	7.07E+00	6.46E+00	6.87E+00	5.61E+00	6.54E+00
1.45E+01	6.74E+00	6.70E+00	3.44E+00	6.64E+00	7.39E+00	6.71E+00	7.10E+00	5.93E+00	6.87E+00
1.55E+01	6.89E+00	6.85E+00	3.59E+00	6.84E+00	7.76E+00	6.88E+00	7.21E+00	6.33E+00	7.31E+00
1.65E+01	6.98E+00	6.94E+00	3.65E+00	6.95E+00	7.98E+00	6.97E+00	7.27E+00	6.57E+00	7.59E+00
1.75E+01	7.06E+00	7.03E+00	3.70E+00	7.04E+00	8.06E+00	7.06E+00	7.35E+00	6.65E+00	7.67E+00
1.85E+01	7.17E+00	7.13E+00	3.77E+00	7.15E+00	8.19E+00	7.17E+00	7.45E+00	6.79E+00	7.81E+00
1.95E+01	7.29E+00	7.26E+00	3.87E+00	7.28E+00	8.30E+00	7.29E+00	7.58E+00	6.90E+00	7.90E+00
2.10E+01	7.43E+00	7.40E+00	4.03E+00	7.44E+00	8.53E+00	7.44E+00	7.69E+00	7.16E+00	8.18E+00
2.30E+01	7.40E+00	7.37E+00	4.13E+00	7.44E+00	8.63E+00	7.42E+00	7.63E+00	7.30E+00	8.33E+00
2.50E+01	7.35E+00	7.32E+00	4.23E+00	7.41E+00	8.71E+00	7.38E+00	7.53E+00	7.43E+00	8.48E+00
2.70E+01	7.37E+00	7.34E+00	4.36E+00	7.45E+00	8.76E+00	7.41E+00	7.54E+00	7.51E+00	8.56E+00
2.90E+01	7.23E+00	7.21E+00	4.41E+00	7.35E+00	8.79E+00	7.28E+00	7.35E+00	7.60E+00	8.69E+00

表 4.2　光子的空气比释动能系数 K_a/Φ(pGy·cm²)值

$h\nu$/MeV	K_a/Φ	$h\nu$/MeV	K_a/Φ	$h\nu$/MeV	K_a/Φ	$h\nu$/MeV	K_a/Φ	$h\nu$/MeV	K_a/Φ
0.010	7.43	0.050	0.323	0.200	0.856	0.800	3.69	4.000	12.1
0.015	3.12	0.060	0.289	0.300	1.38	1.000	4.47	5.000	14.1
0.020	1.68	0.080	0.307	0.400	1.89	1.500	6.14	6.000	16.1
0.030	0.721	0.100	0.371	0.500	2.38	2.000	7.55	8.000	20.1
0.040	0.429	0.150	0.599	0.600	2.84	3.000	9.96	10.00	24.0

4. 辐射场同一点处不同物质的比释动能关系

由式(4.6)、式(4.7)可见，物质 V 中 r 点处，比释动能$[K(\text{V 中 } r \text{ 点})]_V$、碰撞比释动能$[K_c(\text{V 中 } r \text{ 点})]_V$，分别与物质(V)的质量能量转移系数、质量能量吸收系数的平均值成正比。且特定位置上，只要能量注量保持不变，物质的比释动能值，只赖于物质自身性质，与其周边物质毫不相干。

因此，假若上述辐射场同一点处，受到照射的是 W 物质(见图 4.3)，那么，物质 V 中的 r 点处，W 物质的比释动能$[K(\text{V 中 } r \text{ 点})]_W$、碰撞比释动能$[K_c(\text{V 中 } r \text{ 点})]_W$将分别等于：

$$[K(\text{V 中 } r \text{ 点})]_W=[K(\text{V 中 } r \text{ 点})]_V\cdot[\overline{\mu}_{tr}/\rho]_W/[\overline{\mu}_{tr}/\rho]_V \tag{4.10}$$

和

$$[K_c(\text{V 中 } r \text{ 点})]_W=[K_c(\text{V 中 } r \text{ 点})]_V\cdot[\overline{\mu}_{en}/\rho]_W/[\overline{\mu}_{en}/\rho]_V \tag{4.11}$$

式(4.10)、式(4.11)中的$[\overline{\mu}_{tr}/\rho]_W$和$[\overline{\mu}_{en}/\rho]_W$分别是，以物质 V 中 r 点处能量注量谱分布计权的、物质 W 的质量能量转移系数、质量能量吸收系数的平均值。

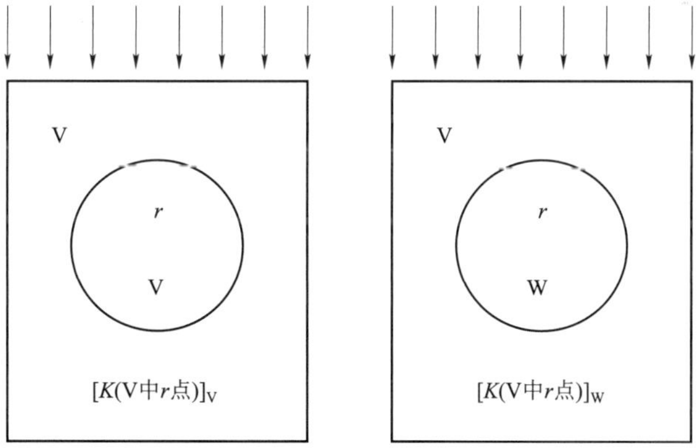

$[K(\text{V 中 } r \text{ 点})]_W=[K(\text{V 中 } r \text{ 点})]_V\cdot[\overline{\mu}_{tr}/\rho]_W/[\overline{\mu}_{tr}/\rho]_V$

$[K_c(\text{V 中 } r \text{ 点})]_W=[K_c(\text{V 中 } r \text{ 点})]_V\cdot[\overline{\mu}_{en}/\rho]_W/[\overline{\mu}_{en}/\rho]_V$

图 4.3　辐射场同一点受照的两种物质的比释动能

需要指出的是，物质种类不同，对辐射的吸收、散射特性也不同。因此，在物质 V 中 r 点，受到照射的 W 物质，体积应该很小，以致它的出现，不致改变物质 V 中 r 点处，不带电粒子及其次级粒子辐射场的能量、方向分布(简称“谱、角分布”)。

所以，由式(4.10)、式(4.11)得到的 W 物质的比释动能$[K(\text{V 中 } r \text{ 点})]_W$、碰撞比释动能$[K_c(\text{V 中 } r \text{ 点})]_W$，只是物质 V 中 小块 W 物质的比释动能或碰撞比释动能，其实是通过量值关系推演或者仪器测得的 W 物质的比释动能或碰撞比释动能；唯 W 物质体积应该很小，它的出现不致改变 V 物质中原来辐射场的谱、角分布。

如果 V＝水体模，W＝空气，那么$[K(水体模中\ r\ 点)]_{空气}$，就是："水体模中 r 点处（小块）空气的比释动能"。又如 V＝空气，W＝软组织，那么$[K_c(空气中\ r\ 点)]_{软组织}$，便是："空气中 r 点处（小块）软组织的碰撞比释动能"。

在肿瘤放射治疗、辐射防护评价中，常会用到上述概念。

表 4.3 列出了对于单能光子，肌肉（水）、骨骼、脂肪与空气的质量能量吸收系数比值，可见，在 10 keV～10 MeV 宽广能量范围内，水和肌肉与空气的质量能量吸收系数值十分相近，最大偏差不过 12%。因此，通常认为：在光子辐射场同一点，受到照射的空气、肌肉、水，具有相近的碰撞比释动能值；如果光子能量不低于 0.3 MeV，则就空气、骨骼、脂肪而言，同样也有类似的数值相近关系。

表 4.3　对于单能光子，肌肉（水）、骨骼、脂肪与空气的质量能量吸收系数比值$(\mu_{en}/\rho)_m/(\mu_{en}/\rho)_{空气}$

光子能量/MeV	物质 m			光子能量/MeV	物质 m		
	肌　肉[1)]	骨　骼	脂　肪		肌　肉[1)]	骨　骼	脂　肪
0.010	1.04	4.17	0.61	0.20	1.11	1.12	1.11
0.015	1.01	4.59	0.59	0.30	1.11	1.08	1.12
0.020	1.00	4.81	0.58	0.50	1.11	1.07	1.12
0.030	1.01	4.86	0.59	^{137}Cs	1.11	1.06	1.12
0.040	1.01	4.55	0.64	1.0	1.11	1.06	1.12
0.050	1.03	3.97	0.74	^{60}Co	1.11	1.06	1.12
0.060	1.05	3.27	0.84	2.0	1.12	1.06	1.12
0.080	1.08	2.21	0.98	3.0	1.11	1.07	1.11
0.100	1.09	1.65	1.07	5.0	1.10	1.08	1.09
0.150	1.11	1.22	1.10	10.0	1.08	1.10	1.04

注：1) 数值上，$(\mu_{en}/\rho)_{水}/(\mu_{en}/\rho)_{空气}$与$(\mu_{en}/\rho)_{肌肉}/(\mu_{en}/\rho)_{空气}$几乎无异。

5. X、γ 射线的照射量

X、γ 射线的照射量（exposure）X，是指 X、γ 射线的光子在单位质量空气中释出的所有次级电子，当它们完全被阻止在空气中时，在空气中产生的同一种符号的离子的总电荷量。

假若，在空气中某点，X、γ 射线的光子在质量为 dm 的空气中释出的所有次级电子完全被阻止在空气中，在空气中产生的同一种符号的离子的总电荷量为 dQ，则所关注的位置上，由 X、γ 射线造成的照射量，便为：

$$X = \mathrm{d}Q/\mathrm{d}m \tag{4.12}$$

由此可见，照射量 X 的 SI 单位，应该是：C/kg（库仑每千克）。

照射量，是辐射剂量学历史上，提出的第一个辐射量（1928 年），当时称之为"剂量"，专用单位是"伦琴（R）"，后来更名为"照射量"。

照射量的专用单位 R，与其 SI 单位 C/kg 的数值关系是：

$$1\ \mathrm{R} = 2.58 \times 10^{-4}\ \mathrm{C/kg} \tag{4.13}$$

其实，对于X、γ射线，照射量 X 与空气比释动能 K_a，是同一个事物的不同表达方式。依上所述，空气比释动能 K_a 是：X、γ射线在单位质量空气中释出的所有次级电子初始动能总和；而照射量 X，则是：这部分次级电子的动能，通过对空气的电离、激发，在空气中产生的（正或负）离子电荷量的总和。在X、γ辐射场同一点 r，照射量 X 与空气比释动能 K_a，有着下列数值关系：

$$\begin{aligned} K_a(r)\ \mathrm{Gy} &= X(r)\ \mathrm{C/kg} \times (W_a/\mathrm{e})\ \mathrm{J/C} \\ &= X(r)\ \mathrm{R} \times 2.58 \times 10^{-4}\,(\mathrm{C/kg})/\mathrm{R} \times 33.97\ \mathrm{J/C} \\ &= 8.76 \times 10^{-3}\ \mathrm{Gy/R} \times X(r)\ \mathrm{R} \end{aligned} \tag{4.14}$$

或者

$$K_a(r)\ \mathrm{cGy} = 0.876\ \mathrm{cGy/R} \times X(r)\ \mathrm{R} \tag{4.15}$$

尽管，辐射剂量学历史上，以R为单位的照射量，曾起到重要的作用，由于采用了SI单位后，数值上，以Gy为单位的空气比释动能，要比以C/kg表示的照射量，更接近于后面将要讨论的人体软组织的吸收剂量，因此，照射量的应用已日渐淡化，取而代之的是空气比释动能。

（二）比转换能 C

比转换能关注的是：在单位质量物质中，重带电粒子或中子的次级重带电粒子在电离、激发过程中，被“就地”吸收的，以及向δ粒子转移的能量。

1. 比转换能(cema)[①]的定义

比转换能 $C(T,r)$ 定义为：

$$C(T,r) = \mathrm{d}E_c(T,r)/\mathrm{d}m \tag{4.16}$$

式中，$\mathrm{d}E_c(T,r)$ 是 T 时间内，辐射场 r 点，在质量为 $\mathrm{d}m$ 的物质中，因电离、激发过程，重带电粒子(c)自身（不包括其释出的δ粒子）损失的能量。

按图4.1和图4.2，比转换能 $C(T,r)$ 为：

$$C(T,r) = \eta_{c,D}(T,r) + \eta_{c,\delta}(T,r) \tag{4.17}$$

式中，$\eta_{c,\delta}(T,r)$ 是 T 时间内相关位置上，因电离过程，单位质量物质中，由重带电粒子(c)释出的所有δ粒子的初始动能的总和；与比释动能概念不同，比转换能，还包括上述时间相关位置上，单位质量物质中，带电粒子产生电离、激发时，为克服结合能，从而被“就地”吸收的那部分能量：$\eta_{c,D}(T,r)$。

比转换能 C 可用于重带电粒子或间接用于产生重带电粒子的中子。

2. 比转换能 C 与重带电粒子注量 Φ 的关系

如果特定时间内，受照射物质V中的 r 点处，重带电粒子注量的谱分布为 Φ_E（V中 r 点），则同一点处，物质V的比转换能 $[C(\text{V中}\,r\,\text{点})]_V$ 为：

$$[C(\text{V中}\,r\,\text{点})]_V = \Phi(\text{V中}\,r\,\text{点}) \cdot [\overline{S}_{col}/\rho]_V \tag{4.18}$$

式中，$[\overline{S}_{col}/\rho]_V$ 是以 r 点处重带电粒子注量谱分布计权的，物质V对重带电粒子的质量碰撞阻止本领的平均值：

---

① cema是由converted energy per unit mass的词首组成。

$$[\overline{S}_{col}/\rho]_V=\int_0^\infty[S_{col}(E)/\rho]_V\cdot\Phi_E(\text{V 中 }r\text{ 点})\cdot dE\Big/\int_0^\infty\Phi_E(\text{V 中 }r\text{ 点})\cdot dE \quad (4.19)$$

式中,$[S_{col}(E)/\rho]_V$是,物质 V 对动能为 E 的重带电粒子的碰撞阻止本领;分母的积分运算结果便是,物质 V 中 r 点处,重带电粒子总的注量 Φ(V 中 r 点)。

3. 辐射场同一点处不同物质的比转换能关系

由式(4.18)可见,在辐射场所关注的一点处,物质的比转换能数值$[C\text{(V 中 }r\text{ 点)}]_V$,与该物质对带电粒子的质量碰撞阻止本领的平均值$[\overline{S}_{col}/\rho]_V$成正比。同样,因为比转换能关心的是,单位质量物质中,重带电粒子自身损失的能量;对于辐射场特定位置,只要重带电粒子注量的谱、角分布保持不变,物质的比转换能,只与物质本身性质有关,与其周边物质种类毫无干系。

因此,假若上述辐射场受到照射的是 W 物质,那么,物质 V 中 r 点处,W 物质的比转换能$[C\text{(V 中 }r\text{ 点)}]_W$应为:

$$[C\text{(V 中 }r\text{ 点)}]_W=[C\text{(V 中 }r\text{ 点)}]_V\cdot[\overline{S}_{col}/\rho]_W/[\overline{S}_{col}/\rho]_V \quad (4.20)$$

式中,$[\overline{S}_{col}/\rho]_W$是以 V 物质中 r 点,带电粒子注量谱分布 Φ_E(V 中 r 点)计权的,W 物质的质量碰撞阻止本领的平均值。

同样,由于物质种类不同,它们对带电粒子的吸收、散射特性也不同,因此,所谓"物质 V 中 r 点处 W 物质的比转换能$[C\text{(V 中 }r\text{ 点)}]_W$",其实也只是:物质 V 中 r 点处,小块 W 物质的比转换能;W 物质的体积应该很小,它的出现不致改变物质 V 中 r 点处原来辐射场的谱、角分布。有鉴于此,可以有:"空气中组织比转换能"、"水体模中空气比转换能"之类的表述。

(三) 受约束的比转换能 C_Δ

受约束的比转换能关注的是:单位质量物质中,电子或光子的次级电子(见图 4.2),扣除电离过程中释出的动能大于特定 Δ 值的那部分 δ 粒子的动能后,其他能量损失的总和。

1. 受约束的比转换能的定义

业已了解,与比转换能 C 关联的是电离、激发过程中,重带电粒子"就地"授予物质的能量,以及向释出的 δ 粒子转移的动能。

然而,如果原来就是电子,或者是光子的次级电子;这些电子,与它们在电离过程中释出的 δ 粒子,除起源不同,本质无异。于是,难以区分哪个是原来的,哪个是被释出的。为此,把单位质量物质内,电子在电离、激发过程中损失的能量,分成三个部分(见图 4.2):

(1) 为克服电子结合能,因而被"就地"吸收的 $\eta_{\delta,D}$;

(2) 动能不大于特定 Δ(eV)值的 δ 粒子动能的总和 $\eta_{\delta,\delta}\leqslant\Delta$,这部分能量仅能在与 Δ 值相应的电子射程范围内局部转移;

(3) 动能大于特定 Δ 值的 δ 粒子动能的总和 $\eta_{\delta,\delta}>\Delta$,这部分 δ 粒子视同原来的电子一样,可能参与又一次的能量递减。

于是,受约束的比转换能(restricted cema)$C_\Delta(T,r)$,定义为:

$$C_\Delta(T,r)=[dE_e(T,r)-dE_{\delta>\Delta}(T,r)]/dm \quad (4.21)$$

式中,$dE_e(T,r)$是 T 时间内,辐射场 r 点处,在质量为 dm 的物质中,因电离、激发过程,电子(e)自身损失的总能量;$dE_{\delta>\Delta}(T,r)$ 是上述时间相关位置上,质量为 dm 的物质内,由电子的电离过程释出的,动能大于特定 Δ(eV)值的 δ 粒子动能的总和。

易言之,受约束的比转换能 C_Δ,就是:单位质量物质中,电子在电离、激发过程中,扣除释出的动能大于特定 Δ(eV)值的 δ 粒子动能后,其他能量损失的总和。

按图 4.2,受约束的比转换能 $C_\Delta(T,r)$ 数值上等于:

$$C_\Delta(T,r)=\eta_{\delta,D}(T,r)+\eta_{\delta,\delta\leqslant\Delta}(T,r) \tag{4.22}$$

式中,$\eta_{\delta,D}(T,r)$是 T 时间内 r 点处,单位质量物质中,电子产生电离、激发时,为克服结合能,从而被"就地"吸收的那部分能量;$\eta_{\delta,\delta\leqslant\Delta}(T,r)$ 是上述时间内相关位置上,因电离过程,单位质量物质中,由原来电子释出的动能不大于 Δ 值的、所有 δ 粒子的初始动能的总和。

显然,若有受约束的比转换能 C_0,则它表示单位质量物质中,扣除全部 δ 粒子能量后,入射辐射(电子或光子)就在发生电离、激发的那些部位,为克服结合能所损失的(亦即被"就地"吸收)的那部分能量。此种情况下,受约束的比转换能 C_0 与下述的吸收剂量 D,数值已十分相近。

受约束的比转换能 C_Δ,可用于电子或间接用于能产生电子的光子。

图 4.4 示出了 100 keV 和 1 MeV 的光子在水中释出的动能超过 E 的次级电子,对全部受约束的比转换能 C_0 贡献的份额 $C_0(E)/C_0$。可见,受照物质中,局部吸收的能量,相当一部分是由低能电子给予的;全部 C_0 值中,约有 1/4 是由能量低于 20 eV 的电子提供的。而且,无论入射光子能量高低,情况都将如此。

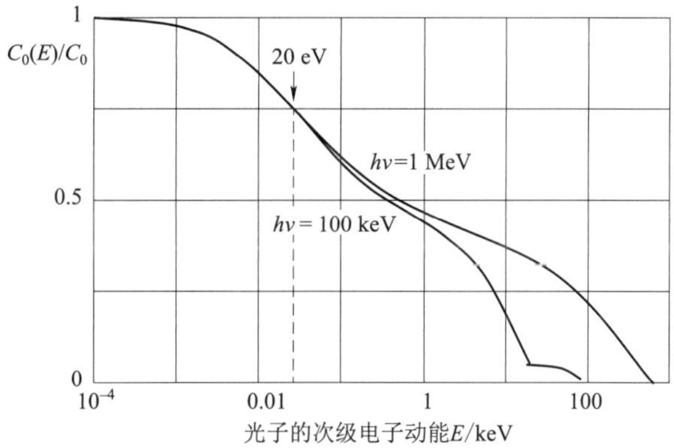

图 4.4　100 keV 和 1 MeV 光子在水中释出的动能超过 E 的次级电子对全部受约束的比转换能 C_0 贡献的份额 $C_0(E)/C_0$

2. 受约束的比转换能 C_Δ 与电子注量 Φ 的关系

如果特定时间内,受照射物质 V 中 r 点处,电子注量的谱分布为 Φ_E(V 中 r 点),则同一点处,物质 V 的受约束的比转换能$[C_\Delta(\text{V 中 } r \text{ 点})]_V$为:

$$[C_\Delta(\text{V 中 } r \text{ 点})]_V = \int_\Delta^{E_{\max}} \Phi_E(\text{V 中 } r \text{ 点})\cdot[L_\Delta(E)/\rho]_V\cdot dE+\Delta\cdot\Phi_\Delta(\text{V 中 } r \text{ 点})\cdot[S_{col}(\Delta)/\rho]_V \tag{4.23}$$

式中,第一项,称为 LET 项,这里,$[L_\Delta(E)]_V$是能量为 E 的电子,在物质 V 中,能量约束值

取 Δ 时,δ 粒子的传能线密度;因此 Δ 至 E_{max} 间的积分,正是代表能量超过 Δ 值的那些电子,在单位质量物质中,因电离、激发过程,为克服结合能和释出动能不大于 Δ 值的那些 δ 粒子,所消耗的能量总和。

第二项,称为径迹末端(track-end)项,它代表在 r 点出现的,剩余能量不足 Δ,且就地耗尽的那部分电子对比转换能的贡献;其中 Φ_{Δ}(V 中 r 点)是物质 V 中 r 点处,单位能量间隔内,能量为 Δ 的电子注量;$[S_{col}(\Delta)/\rho]_V$ 是能量为 Δ 的电子,在物质 V 中的质量碰撞阻止本领;故 Φ_{Δ}(V 中 r 点)· $[S_{col}(\Delta)/\rho]_V$ 就是:r 点处,单位质量物质中,行将耗尽 Δ 能量的电子数。

图 4.5 示出了在水中,对于不同能量的入射电子,受约束的比转换能 C_{Δ} 中,径迹末端项所占份额 f_{Δ} 随截止能量 Δ 的变化趋势。可见,只要截止能量 Δ 在 20 eV 以下,那么径迹末端项对 C_{Δ} 贡献的份额,将不因原初电子能量的差异而改变。

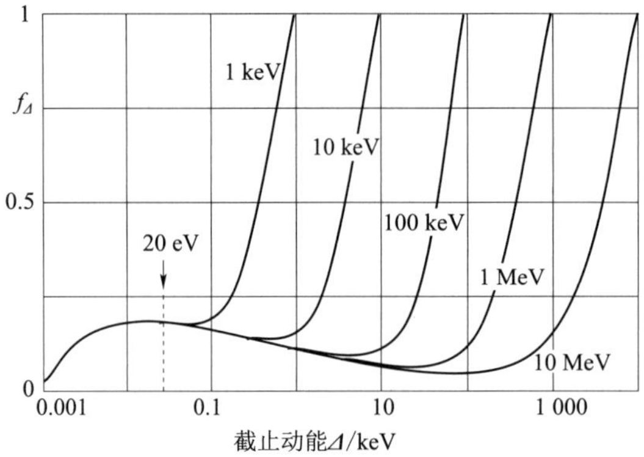

图 4.5 在水中,对于不同能量的入射电子,受约束的比转换能 C_{Δ} 中,径迹末端项所占份额 f_{Δ} 随截止能量 Δ 的变化趋势

假若,在上述辐射场 r 点处,受到照射的是 W 物质,那么,该物质受约束的比转换能 $[C_{\Delta}$(V 中 r 点)$]_W$ 也可用类似的方法算得:

$[C_{\Delta}$(V 中 r 点)$]_W=$

$$\int_{\Delta}^{E_{max}} \Phi_E(V\text{ 中 } r\text{ 点})\cdot[L_{\Delta}(E)/\rho]_W\cdot dE+\Delta\cdot\Phi_{\Delta}(\text{V 中 } r\text{ 点})\cdot[S_{col}(\Delta)/\rho]_W \tag{4.24}$$

式中,$[L_{\Delta}(E)/\rho]_W$ 是,能量约束值取 Δ 时,能量为 E 的电子在 W 物质中的传能线密度;$[S_{col}(\Delta)/\rho]_W$ 是能量为 Δ 的电子在 W 物质中的质量碰撞阻止本领。

同样需要注意:这里的$[C_{\Delta}$(V 中 r 点)$]_W$ 也只是:V 物质中 r 点处,小块 W 物质的受约束的比转换能;W 物质应该很小,它的出现不该改变物质 V 中原来辐射场的谱、角分布。

三、与能量吸收关联的剂量学量

(一) 吸收剂量

吸收剂量(absorbed dose,符号为 D),与辐射效应程度关系密切;它关注的是受照物质在特定体积内，单位质量物质吸收的辐射能量。这些能量有来自本地（相关体积内）的，也有来自外地（相关体积外）的；来自外地的，势必涉及考察吸收剂量的体积在受照物质中的位置，甚至涉及周边物质的性质。所以，吸收剂量，与受照物质的形状、大小以及关注的位置密切相关。离开了这些细节，吸收剂量值会变得毫无意义。

1. 吸收剂量定义

吸收剂量定义为：

$$D(T,\ r)=\mathrm{d}\bar{\varepsilon}(T,\ r)/\mathrm{d}m \tag{4.25}$$

式中，$\mathrm{d}\bar{\varepsilon}(T,\ r)$是 T 时间内，电离辐射授予 r 点处质量为 $\mathrm{d}m$ 的物质的平均辐射能量。

受照射物质中，每一点处都有其特定吸收剂量值。因此，在某一点处考察物质吸收剂量时，所取体积必须充分的小，以便显示因辐射场或物质不均匀所致吸收剂量值的变化。同时，该体积又要足够的大，以保证考察吸收剂量的时间内，其中有相当多的相互作用过程，使得因为作用过程的随机性，造成授予能的统计不确定性可予忽略。

一般，受照射物质中，吸收剂量越大，其中的辐射效应越甚。

2. 吸收剂量计算的一般方程

吸收剂量是由无限小体积内发生的核转变和相互作用过程共同提供的。

不过，在所关注体积内，发生的核转变数，远少于核转变中发出的电离粒子而后经历的相互作用次数。因此，常可忽略自发核转变对吸收剂量的贡献。

另一方面，电离、激发过程，无论是由不带电粒子（例如，光子通过光电效应或康普顿散射）引起的，还是由带电粒子引起的，与此类过程相应的授予能量相差无几。只是，所关注的体积内，不带电粒子引发的相互作用次数，远不及这些过程释出的带电粒子随后引发的相互作用次数，以致不带电粒子自身提供的吸收剂量常可忽略（如图 4.1、图 4.2 中的 $\eta_{\mathrm{n,D}}$ 和 $\eta_{\gamma,\mathrm{D}}$）；不带电粒子授予物质的吸收剂量，绝大部分是通过次级带电粒子造成的。

即使带电粒子，它在相互作用过程中损失的能量，也并非都是“就地”给予物质的。因为带电粒子与物质原子碰撞时会释出 δ 粒子；碰撞后，受激原子退激，又会产生特征 X 射线的光子以及俄歇电子。这些次级粒子会从其得到能量的那个体积离去，从而跑到其他的体积继续消耗它们的能量，从而形成带电粒子能量的级联传播（见图 4.6）。

此外，初始的带电粒子，一部分能量还可能变成轫致辐射。在远离带电粒子级联传播的区域，轫致辐射又将生成新的带电粒子。

综上所述，特定时间内，受照射物质中，任何一点 r 处的吸收剂量 $D(r)$，最终都是由到达该点的各类带电粒子共同造成的，它应等于：

$$D(r)=\sum_{j}\int \Phi_{E,j}(r)\cdot[S_{\mathrm{col,j}}(E)/\rho]\cdot k_{\mathrm{col,j}}(r)\cdot \mathrm{d}E \tag{4.26}$$

式中，$\Phi_{E,j}(r)$ 是在 r 点处出现的，第 j 种带电粒子注量的谱分布。这里带电粒子的种类 j，也包括由轫致辐射、特征 X 射线产生的新生带电粒子；

$S_{\mathrm{col,j}}(E)/\rho$ 是能量为 E 的第 j 种带电粒子的质量碰撞阻止本领；

$k_{\mathrm{col,j}}(E)$ 是能量为 E 的第 j 种带电粒子，在电离、激发过程中，损失的能量中能“就地”授予物质的份额。显然，其中不该包括电离过程后出现的各代 δ 粒子、俄歇电子、特征 X 射线的光子能量。

根据式(4.26)计算吸收剂量，需要详尽了解 r 点处出现的、各种带电粒子注量的谱分

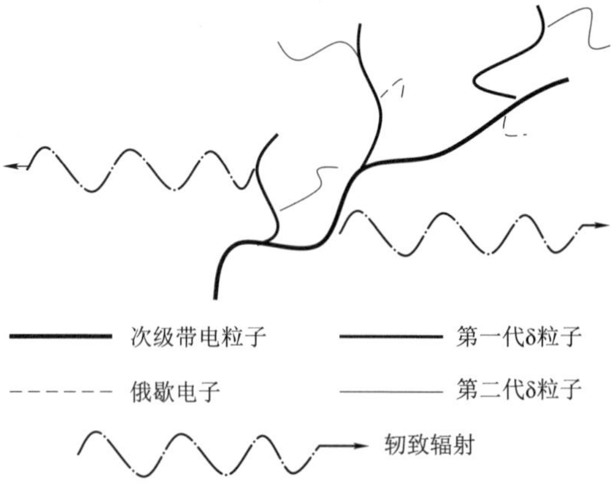

不带电粒子的次级带电粒子，除一部分能量就地授予物质，其他的被δ粒子、韧致辐射所带走。
第一代δ粒子会产生新一代δ粒子。韧致辐射会远离带电粒子级联传播区域产生新的带电粒子

图 4.6　物质中带电粒子能量级联传播的示意图

布。然而，实际上，并非都能精确了解所有带电粒子注量的谱分布。因此，按照式(4.26)计算吸收剂量，有着无法逾越的实际困难。但如果利用某些近似的“辐射平衡”条件，就不难利用上面论及的比释动能 K、比转换能 C 或者受约束的比转换能 C_{Δ}，对吸收剂量 D 做出估计。

(二) 辐射平衡

1. 辐射平衡(radiation equilibrium)概念

辐射平衡，是辐射场特定位置存在的一种状态。

若由每一种给定能量、特定类型的电离粒子从辐射场某点一个无限小体积内带走辐射能的期望值 $d\bar{\varepsilon}_{出}$，与相同能量、同类粒子带进该体积的辐射能的期望值 $d\bar{\varepsilon}_{进}$ 正好相等，则称辐射场这一点存在了辐射平衡。

简而言之，辐射平衡下，进入辐射场某点一个无限小体积的辐射能，正好补偿离开该体积的辐射能：

$$d\bar{\varepsilon}_{进} \xlongequal{辐射平衡} d\bar{\varepsilon}_{出} \tag{4.27}$$

电离辐射场，按其组成的辐射成分，可以分解为若干种辐射场。例如，辐射场可划分为：不带电粒子辐射场和带电粒子辐射场。带电粒子辐射场，又可分为：初级带电粒子辐射场和次级δ粒子辐射场。δ粒子辐射场，还可进一步细分为初始动能大于某个特定Δ值的δ粒子辐射场和初始动能不大于特定Δ值的δ粒子辐射场(见图 4.7)。

与每一种辐射成分相应，可能有不同类型的辐射平衡。例如：带电粒子平衡、δ粒子平衡以及初始动能不大于特定Δ值的部分δ粒子平衡。

2. 辐射平衡条件

2.1　完全辐射平衡的条件

所谓完全辐射平衡，就是每一种辐射成分，带进辐射场某点一个无限小体积的辐射能，能够充分补偿同类辐射成分从该体积带走的辐射能；于是，所关心的体积内，便同时存在各类辐射成分的平衡。

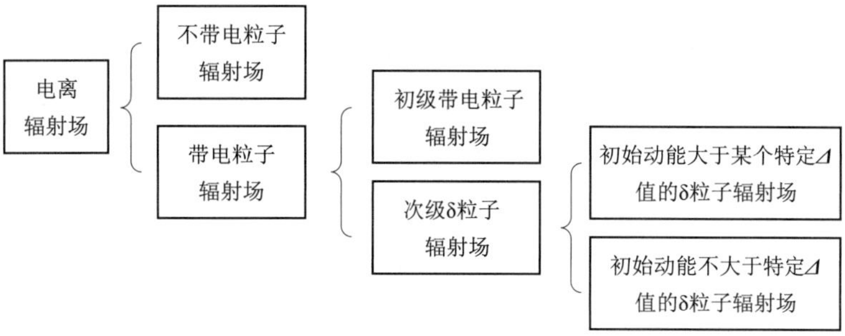

图 4.7　电离辐射场按其组成辐射成分的分解

为达到完全辐射平衡，要求无限大均匀物质内，均匀地分布了辐射源。

此时，只要离开物质边界的距离，不小于带电粒子的最大射程，那么，物质中每一点处，都将同时存在带电粒子平衡、δ 粒子平衡和部分的 δ 粒子平衡。

内照射情况下，如果器官、组织内均匀分布了 α、β 放射性核素，那么，相关器官、组织内，将会有相当好的完全辐射平衡情况；除非所关心的位置，离开器官、组织边界太近，距离小于 α、β 粒子的最大射程。

2.2　受到外照射的物质中存在某种辐射平衡的条件

通常，受到外照射的有限大小的物质中，不会有全部的辐射平衡。但是，仍可能出现一种或几种辐射平衡的情况。

例如，有限大小的均匀物质，受到光子的均匀外照射（中子亦然），如图 4.8 所示。入射光子通过相互作用，在物质中将释出次级电子。

一般，在物质中，不带电粒子在接连的两次相互作用间穿行的平均路程（称平均自由程 λ，数值上等于不带电粒子线衰减系数 μ 的倒数：$\lambda=1/\mu$ 。例如，在水中，1 MeV 的光子，线衰减系数是 0.070 7 cm^{-1}，相应的平均自由程 λ 约 14 cm），要比它所产生的次级电子的最大射程 R（约 0.4 cm）大许多（即：$\mu R \ll 1$），以致可以认为，在次级电子的最大射程范围内，入射光子几无衰减。

若把图 4.8 中受照的均匀物质，均匀地分成许多层。则在上述假定下，入射光子在每一层将会产生数目相同的次级电子。诚然，从每一层出射的次级电子，未必都朝一个方向运动，然而，上述照射条件下，次级电子出射的角分布，对每一层应该相同。为讨论方便，这里先考察沿光子入射方向出射的那些次级电子，且图中以一个箭头代表它们。

由于均匀物质受到均匀照射，且入射光子几无衰减，所以，对于每一层，沿同一方向出射的次级电子，能量应该彼此相同，因而在物质中它们具有相同的射程。图 4.8 中，假定沿光子入射方向出射的次级电子射程，相当于 4 层物质的厚度。暂且认为，次级电子能量的碰撞损失，沿其径迹是均匀分布的。于是，由图 4.8 可见，上述情形下，第一层物质只获得入射光子在其中释出的次级电子能量的 1/4（粗短线）。第二层物质，除了获得本层释出的电子能量的 1/4，同时还获得起源于第一层的电子能量的 1/4（粗点线）。以此类推，在次级电子最大射程范围内，位于深层的那些物质，将越来越多地得到起源于上游的那些电子的能量。直到深度等于或大于次级电子最大射程（例如，图中的第 4 层之后），入射光子在每一层中释出的次级电子的能量中，都有 3/4 被次级电子所带走（整条粗点箭头），但同时又有来自上游的次级电子带着数量相同的能量(三条粗点线)进入这一层,亦就是说,这些位置上(阴影部分),已经出现了(次级)带电粒子平衡(charged particle equilibrium,CPE)。

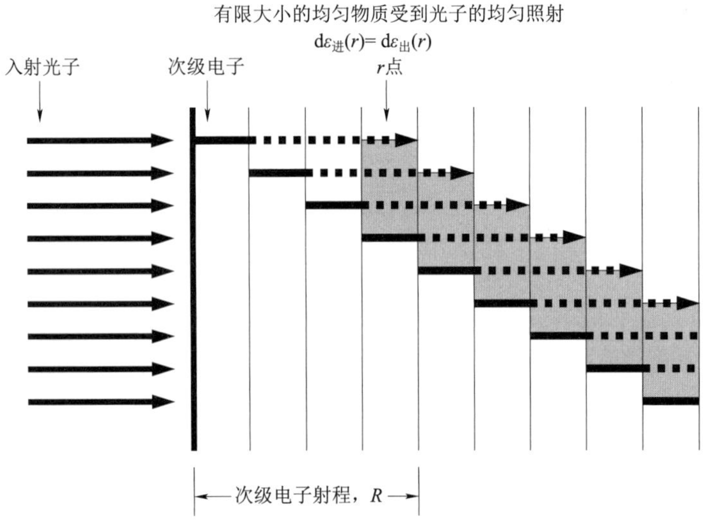

图 4.8 受光子外照的物质中次级电子平衡的示意图

受到外照的物质中,某点 r 处存在次级粒子平衡的条件:1) r 点离开物质边界的距离,不小于次级粒子在该物质中的最大射程 R;2) 离开 r 点,距离等于次级粒子最大射程 R 范围内,能均匀地释出次级粒子

虽然,为论述方便,上面集中考察了沿光子入射方向出射的次级电子的情况,其实,对于沿着其他方向出射的次级电子,情况雷同。

由上述例子可见,受到均匀外照射的有限大小的均匀物质中,给定一点 r 处,存在某种次级电离粒子平衡的条件是:

1) r 点离开物质边界的距离,不小于次级电离粒子的最大射程;

2) 离开 r 点,距离不小于次级电离粒子最大射程范围内,入射辐射应无明显衰减,以致能均匀地释出次级的电离粒子。用更严格的语言表达,即要求离开所关注的 r 点,距离不小于次级电离粒子的最大射程范围内,对于次级电离粒子出射的每一个方向 Ω,次级电离粒子的注量率 $\dot{\Phi}_{\Omega}$,应有相同的能量分布。

显然,上述的第二个条件,一般难以充分满足。因为,在物质中,入射辐射或多或少总有衰减。只是,某些情况下,入射辐射衰减甚微,因而会有相当好的近似平衡情况。

表 4.4 示出,假如水为受照物质,对于不同能量的光子和中子,为建立次级电离粒子的近似平衡,需要的水层厚度,以及在这一厚度水层中入射的光子、中子衰减的程度。

可见,如果认为小于 1% 的衰减可予忽略,那么,对于平均光子能量低于 1.5 MeV(激发 X 射线的电子能量约 3 MeV)的 X、γ 射线,在水中确实会有良好的次级电子平衡。对于中子,建立次级带电粒子平衡,似非难事。即使中子能量高达 30 MeV,在受照射物质中,依然会有相当不差的次级带电粒子平衡。

由于不同类型的电离粒子,具有不同的最大射程,因此,常有这种情况,受照射物质给定一点处,一种电离粒子达到平衡,另一种电离粒子未必会有平衡。

另一方面，如果入射辐射，在受照射物质中，能够均匀地释出射程最大的一种电离粒子，那么，也会均匀地释出射程短于它的次级电离粒子，甚至由这些次级电离粒子产生的更次级的电离粒子。所以，受照射物质中，如果射程最大的一种电离粒子出现平衡，那么，射程短于它的那些电离粒子，包括由它们产生的更次级的电离粒子，也自然跟着达到平衡。

从图 4.8 可见，在次级电子达到平衡的区域内，对于其中的任何一层物质，上游次级电子带来的能量 $d\varepsilon_{进}$，能够充分地补偿次级电子从中带走的能量 $d\varepsilon_{出}$，于是，入射光子在任何一层物质中释出的能量 $\varepsilon_{释出}$，犹如入射光子“就地”授予物质一样，两者几无差别。

若以 $\varepsilon_{释出}$、$\varepsilon_{“就地”授予}$ 分别表示：同一位置上，入射光子释出的，以及“就地”授予物质的能量，则：

$$\varepsilon_{“就地”授予} = \varepsilon_{释出} + d\varepsilon_{进} - d\varepsilon_{出} \overset{CPE}{=\!=\!=\!=} \varepsilon_{释出} \tag{4.28}$$

表 4.4 对于不同能量的 X 射线和中子辐射，为在水中建立近似的次级电离粒子平衡，需要的水层厚度，及入射辐射在其中的衰减程度 (J R Greening)

入射辐射	激发 X 射线的电子能量或中子能量/MeV	为建立次级电离粒子平衡需要的水层厚度/mm	入射辐射在平衡水层中的衰减程度/%
X 射线	0.3	0.1	0.03
	0.5	0.4	0.1
	1	0.8	0.3
	2	2.5	0.8
	4	8	2
	6	15	4
	8	20	6
	10	30	7
	15	50	9
	20	60	11
	30	80	13
中 子	0.1	0.008	0.005
	1	0.02	0.04
	10	1.5	0.5
	30	10	1.5

所以，受到外照的物质中，寄于关注的一点处，只要存在入射辐射的次级电离粒子平衡，则入射辐射的吸收剂量，就等于同一点处入射辐射向单位质量物质转移的能量。亦即，吸收剂量等于关注一点处，入射辐射的粒子注量或能量注量，与相应的相互作用系数的乘积[如式(4.6)、式(4.7)、式(4.18)或式(4.23)]；从而可以不问其次级粒子对辐射能量迁移的后续过程。

(三) 吸收剂量的比释动能近似

1. 带电粒子平衡

前面业已了解，不带电粒子的碰撞比释动能 $K_c(T,r)$ 是：T 时间内，不带电粒子在 r 点处，单位质量物质中释出的所有次级带电粒子的初始动能，而后以电离、激发方式损失的能量总和。

由于次级带电粒子的电离、激发过程，并非全在 r 点处发生，所以，次级带电粒子会从关注的体积带走部分能量 $d\varepsilon_{出}$（见图 4.9）。如果受到不带电粒子均匀照射的物质中，在次级带电粒子最大射程范围内，入射辐射并无明显衰减，且所关注的一点 r，所处位置也满足上述次级带电粒子平衡的条件，则次级带电粒子从别处带进所关注体积的能量 $d\varepsilon_{进}$，就能充分补偿同类粒子从该体积带走的能量 $d\varepsilon_{出}$。正因如此，单位质量物质中，与碰撞比释动能 K_c 相应的那部分转移给次级带电粒子的能量[$\eta_{n,c}(T,r)$ 或 $\eta_{e,\delta}(T,r)$，见图 4.1 和图 4.2]，犹如被物质“就地”吸收一般。

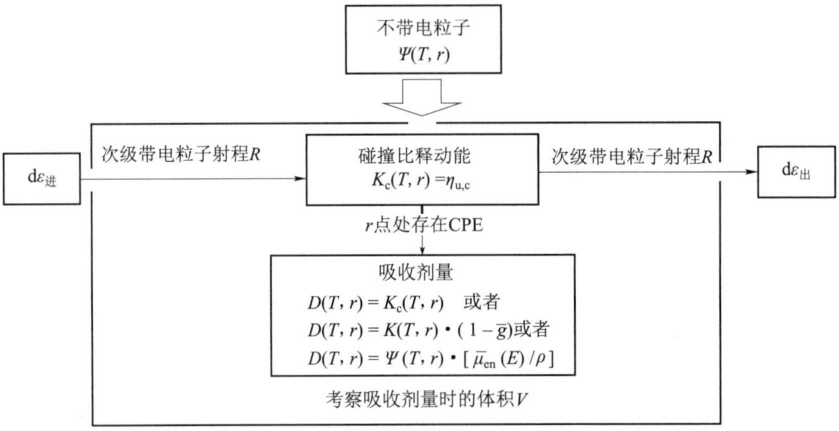

图 4.9　带电粒子平衡下，不带电粒子的吸收剂量 D 等于碰撞比释动能 K_c

于是，关注的体积内，物质吸收剂量 $D(T,r)$，与相应的碰撞比释动能 $K_c(T,r)$ 数值相等。r 点处的吸收剂量值，可按下列方式取得：

$$D(T,r) \overset{\text{CPE}}{=\!=} K_c(T,r) = K(T,r) \cdot (1-\overline{g}) \overset{\overline{g}\approx 0}{=\!=} K(T,r) \tag{4.29}$$

或者

$$D(T,r) \overset{\text{CPE}}{=\!=} \Psi(T,r) \cdot [\overline{\mu}_{en}/\rho] \tag{4.30}$$

式中，$K(T,r)$ 是总的比释动能；$\overline{g}$ 是次级带电粒子能量辐射损失的平均份额；$\Psi(T,r)$ 是入射不带电粒子的能量注量；$\overline{\mu}_{en}/\rho$ 则是物质对不带电粒子质量能量吸收系数的平均值。

2. 带电粒子准平衡

如上所述，受照射物质中，入射辐射总有衰减。

因此，例如物质受到光子均匀照射，暂且忽略散射光子影响，则随所关注的物质深度 d 的增加，特定时间内，其中比释动能 $K(d)$、碰撞比释动能 $K_c(d)$、吸收剂量 $D(d)$ 大致呈下列的变化趋势（见图 4.10，对于中子，情况类似）。

$$K(d) = K(0) \cdot e^{-\mu d} \tag{4.31}$$

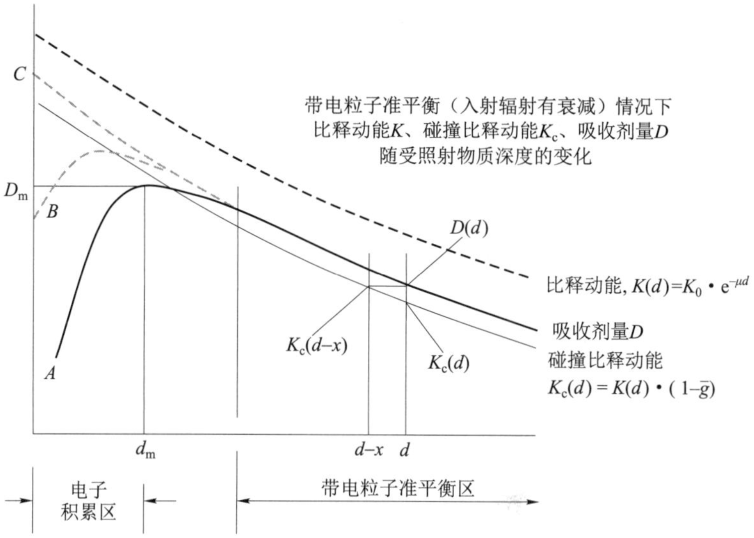

图 4.10　比释动能 K、碰撞比释动能 K_c、吸收剂量 D 值随物质深度的变化

$$K_c(d)=K(0)\cdot e^{-\mu d}\cdot(1-\overline{g})=K_c(d)\cdot(1-\overline{g}) \tag{4.32}$$

$$D(d)=K_c(d)\cdot[\mu'/(\mu'-\mu)]\cdot\{1-\exp[-(\mu'-\mu)\cdot d]\} \tag{4.33}$$

式中，$K(0)$、$K_c(0)$ 分别是受照物质表面处，入射不带电粒子的比释动能、碰撞比释动能。

$\overline{g}$ 含义同上。μ 是物质中，入射的不带电粒子的线衰减系数；μ 的倒数，就是不带电粒子的"平均自由程 λ"。μ'是物质中，次级带电粒子的"线能量衰减系数"，它表示次级带电粒子在物质中穿行单位长度路程时，其能量损失份额的平均值；μ'的倒数，就是次级带电粒子的"平均射程 $\overline{R}$"。因为在物质中，次级带电粒子（对于光子、中子，分别就是电子或重带电粒子）的衰减，远甚于释出它的原初粒子（即：光子或中子）；所以，μ' 值会远大于 μ（即：$\mu'\gg\mu$）。

如果只有光子入射（图 4.10 中的曲线 A），受照物质的浅层，吸收剂量的初始值会很低。因为，光子在浅层释出的电子，其大部分能量被这些电子带到了其他位置；实际上，浅层物质的吸收剂量，相当一部分还是从深层反射来的电子产生的。

随物质深度增加，来自前方的电子越来越多，因而，吸收剂量逐渐增大。直到深度等于 d_m 左右时（见图 4.10），由于物质层增厚造成的电子注量的增加，正好因入射光子衰减导致电子注量的减少所抵消。于是，吸收剂量达到最大值。

由于次级电子射程有限，物质深度超过次级电子最大射程后，来自前方的电子注量，不再因物质深度加深而增加，而入射光子则继续随深度增加而衰减，所以，物质深度超过 d_m 之后，比释动能 $K(d)$、碰撞比释动能 $K_c(d)$、吸收剂量 $D(d)$，都将随物质深度增加而同步减小。

值得注意的是，如果入射辐射中，除了原初粒子，还混杂了其他粒子（例如，光子进入受照物质前，在空气中产生的散射光子、次级电子），则受照物质浅层，吸收剂量将会有较大的初始值，例如，图中的曲线 B。

又若光子是从高比释动能物质进入低比释动能物质的（例如，低能 X 射线，从骨骼进入软组织），那么，在低比释动能物质的浅层（例如近骨骼-肌肉交界处肌肉一侧），吸收剂量会从较高的初始值开始，之后随物质深度增加而下降，如图中的曲线 C。

从上述受到外照的物质中吸收剂量的变化趋势，可引申出实际工作(尤其肿瘤放射治疗)经常遇到的几个概念(见图 4.10)：

1) 峰值(吸收)剂量(peak dose)D_m——受照物质中最大的吸收剂量值。

2) 参考深度(reference depth)d_m——受照物质中峰值剂量所在深度。

3) 电子积累或剂量建成(build-up of electron or dose)——吸收剂量值随受照物质深度增加而提升的一种趋势；与之对应的物质层厚度，称为电子积累区或剂量建成区。

4) 带电粒子的准平衡(quasi-equilibrium)——随受照物质深度增加，吸收剂量值，按比释动能、碰撞比释动能变化规律，同步改变的一种趋势。如果受照物质深度 d，大于次级带电粒子的最大射程 R(约为其平均射程 $\overline{R}$ 的 5 倍)，以致$(\mu'-\mu)\cdot d\gg 1$，式(4.33)中的指数项可略，于是就出现“准平衡”情况。

3. 吸收剂量的比释动能近似

在光子、中子吸收剂量的计算中，常常采用比释动能近似(kerma approximation)，即受照物质中，若存在次级带电粒子准平衡，则把比释动能 $K(r)$或碰撞比释动能 $K_c(r)$的数值，视为同一位置上的吸收剂量 $D(r)$值。

所谓“近似”，体现在两个方面：

1) 同一位置上的吸收剂量、比释动能(或碰撞比释动能)，量值未必相等；

2) 量值相等的吸收剂量、比释动能(或碰撞比释动能)，位置稍有偏离。

3.1 吸收剂量 D 与碰撞比释动能 K_c

先考察吸收剂量 D 和碰撞比释动能 K_c存在的差异：

1) 同一深度的 D 与 K_c，量值未必相等。

由图 4.10 可见，次级带电粒子准平衡情况下，同一深度的吸收剂量 $D(d)$值，都大于碰撞比释动能 $K_c(d)$。这是因为入射辐射衰减明显时，它在 d 处释出的次级粒子[因而也是 $K_c(d)$]，不及在它上游(亦即，较浅层，例如，图 4.10 中的 $d-x$ 处)释出的多；而吸收剂量值 $D(d)$，则主要是来自上游释出的次级粒子造成的。于是便有 $D(d)>K_c(d)$。据式(4.33)可得，两者的数值差异为：

$$
\begin{aligned}
D(d)/K_c(d) &= \mu'/(\mu'-\mu) \overset{(\mu\ll\mu')}{\approx} 1+\mu/\mu' \\
&\approx 1+(\text{次级粒子平均射程 } \overline{R}_e)/(\text{入射粒子的平均自由程 } \lambda) \\
&\geqslant 1
\end{aligned}
\tag{4.34}
$$

显然，若要 $D(d)=K_c(d)$，除非 $\mu=0$，入射辐射不该有衰减。

2) 数值相等的 D 和 K_c，空间位置有偏离。

由图 4.10 可见，数值相等的 D 和 K_c，并不发生在同一位置，原因也在于吸收剂量 $D(d)$ 主要源于“上游”释出的次级电子。因此，与吸收剂量值 $D(d)$相等的碰撞比释动能 K_c，应该在 $D(d)$ 的“上游”、深度比 d 浅 x 的那个位置，亦即：

$$D(d)=K_c(d-x) \tag{4.35}$$

利用式(4.32)和式(4.33)可得，两者空间位置差距 x：

$$x \overset{(\mu\ll\mu')}{\approx} 1/\mu' = \text{次级粒子的平均射程 } \overline{R} \tag{4.36}$$

即：数值相等的 d 和 K_c，空间位置的偏离程度，相当于次级带电粒子的平均射程。

3.2　吸收剂量 D 与比释动能 K

根据式(4.31)和式(4.33)，并注意：$\mu \ll \mu'$，准平衡情况下，比释动能 K 与吸收剂量 D 的量值差别为：

$$D(d)/K(d) \approx 1-\bar{g} < 1 \tag{4.37}$$

即：准平衡情况下，同一位置上，吸收剂量值小于比释动能。

同时，根据式(4.31)、式(4.33)可得，如若 $D(d)=K(d-x)$，两者空间位置的差距 x 为：

$$x \xlongequal{\mu/\mu' \ll 1} (1/\mu) \cdot (\mu/\mu'-\bar{g}) \tag{4.38}$$

可见：

1）若次级粒子能量的辐射损失份额很小(如，中子)，$\bar{g} \approx 0$，则 $x=1/\mu'$，即数值相等的比释动能位于吸收剂量所在处的“上游”，差距相当于次级粒子的平均射程；

2）若次级粒子能量存在明显的辐射损失，以致 $\bar{g} \gg \mu/\mu'$，则：

$$x=-\bar{g}/\mu \tag{4.39}$$

如若次级粒子能量的辐射损失十分明显，极端情况下 $\bar{g} \to 1$，则与吸收剂量值相等的比释动能，出现在吸收剂量所在点的“下游”，位置偏离接近于：原始粒子的平均自由程 $1/\mu$。

综上所述，受不带电粒子外照的物质中，倘若存在次级带电粒子准平衡(quasi CPE)，则可用碰撞比释动能 K_c(甚至，比释动能 K)，作为同一位置上吸收剂量 D 的估计值，从而不必过问次级带电粒子对辐射能量迁移的后续过程。只是吸收剂量 D 与碰撞比释动能 K_c(或比释动能 K)，量值大小略异，空间位置偏移；其间相近程度，取决于入射辐射及其次级粒子的衰减程度(表现为：受照物质中，入射辐射的平均自由程 $1/\mu$、次级粒子的平均射程 $1/\mu'$)，以及次级粒子能量辐射损失的份额($\bar{g}$)。

图 4.11 示出了光子能量介于 0.2～2.0 MeV 时，受到照射的铝和空气中，同一点处，吸收剂量、碰撞比释动能的数值差异。可见，光子能量不高时，碰撞比释动能不失为吸收剂量良好的近似值。

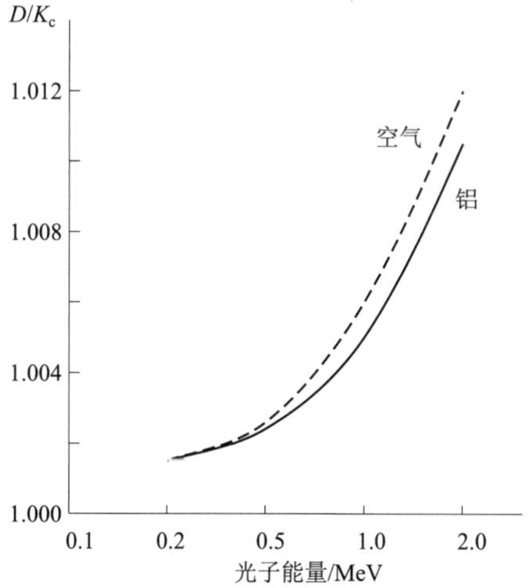

图 4.11　对于受到不同能量光子照射的空气和铝，
同一位置上吸收剂量 D 与碰撞比释动能 K_c 以比值表示的数值差异

(四) 吸收剂量的比转换能近似

1. δ 粒子平衡

重带电粒子的比转换能 $C(T,r)$ 是：T 时间内 r 点处，单位质量物质中，重带电粒子在电离、激发过程中自身(不包括其释出的 δ 粒子)损失的能量。

由于 δ 粒子后续的电离、激发过程，未必都在 r 点处发生，所以，δ 粒子会从关注的体积内带走部分能量 $d\varepsilon_{出}$(见图 4.12)。

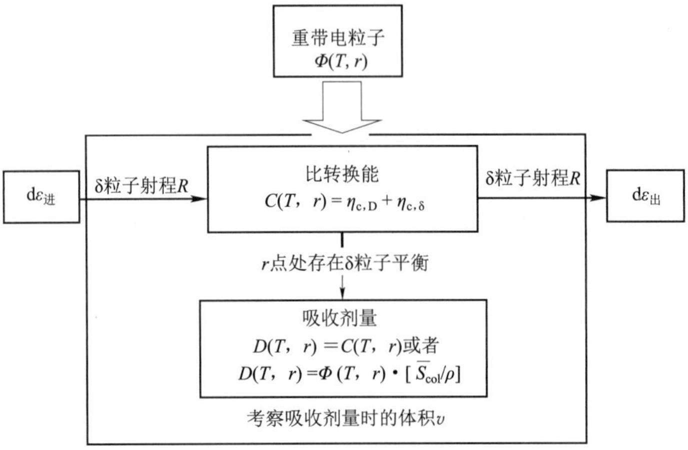

图 4.12 δ 粒子平衡下，同一位置上，重带电粒子(乃至中子)的吸收剂量 D 等于比转换能 C

如果受到均匀照射的物质中，所关注的 r 点与物质边界的距离，不小于 δ 粒子的最大射程；且在该射程范围内，又能均匀释出 δ 粒子(即原初重带电粒子无明显衰减)，则 r 点处，就有 δ 粒子平衡：δ 粒子从别处带入关注体积的能量 $d\varepsilon_{进}$，能充分补偿同类 δ 粒子从其中带走的能量 $d\varepsilon_{出}$。

δ 粒子平衡情况下，单位质量物质中，与比转换能 C 相应的能量($\eta_{c,D}+\eta_{c,\delta}$，见图 4.1)，犹如被物质"就地"吸收一般。从而，不必细究 δ 粒子对 r 点处辐射能量迁移的后续过程。

注意，紧跟重带电粒子引起的电离、激发过程，受激原子将会发射俄歇电子、特征 X 射线的光子；δ 粒子通过韧致辐射过程也会产生光子。通常，俄歇电子不会离开 r 点太远就会耗尽自己的能量。特征 X 射线、韧致辐射的光子，则会远离 r 点，去别处产生新的电子。所以，在 r 点处，还可能出现俄歇电子和特征 X 射线光子造成的新生电子。这些电子的射程，都不会超过原来 δ 粒子的射程。以致只要存在 δ 粒子平衡，上述的那些电子也自然达到平衡。

所以，存在 δ 粒子平衡时，物质的吸收剂量 $D(T,r)$，可按下列方式取得：

$$D(T,r) \xlongequal{\delta\text{粒子平衡}} C(T,r)\cdot(1-\bar{g}_{\delta}) \tag{4.40}$$

或者

$$D(T,r) \xlongequal{\delta\text{粒子平衡}} \int_{E_{\min}}^{E_{\max}} \Phi_E(T,r)\cdot[S_{col}(E)/\rho]\cdot[1-k_{col}(E)]\cdot dE \tag{4.41}$$

式中，$C(T,r)$，是相关时间内，同一位置上的比转换能；

$\bar{g}_{\delta}$是 δ 粒子能量辐射损失的平均份额；

$\Phi_E(T,r)$，是重带电粒子注量的谱分布；

$S_{col}(E)/\rho$，是能量为 E 的重带电粒子在物质中的质量碰撞阻止本领；

$k_{col}(E)$，是能量为 E 的重带电粒子，其能量的碰撞损失中，重新表现为光子（特征 X 射线、δ 粒子轫致辐射）能量的份额。

2. δ 粒子准平衡

受照射物质中，不容忽视重带电粒子能量的衰减。受到能量为 E 的重带电粒子均匀照射的物质中，随物质深度 d 的增加，其中，比转换能 $C(d)$、吸收剂量 $D(d)$ 大致呈下列的变化趋势：

$$C(d)=\Psi(0)\cdot\exp(-\mu_c d)\cdot\mu_c/\rho \tag{4.42}$$

$$D(d)=C(d)\cdot(1-\overline{g}_\delta)\cdot[\mu_\delta/(\mu_\delta-\mu_c)]\cdot\{1-\exp[-(\mu_\delta-\mu_c)d]\} \tag{4.43}$$

以上：

$\Psi(0)$ 是受照物质表面处，重带电粒子的能量注量；

μ_c是物质中，重带电粒子的“线能量衰减系数”，它表示重带电粒子在物质中穿行单位长度路程时，其能量损失的份额；数值上，$\mu_c=(\mathrm{d}E/\mathrm{d}l)_{col}/E$，其中$(\mathrm{d}E/\mathrm{d}l)_{col}$就是能量为 E 的重带电粒子的线碰撞阻止本领，μ_c的倒数，则为重带电粒子的射程 R_c；

μ_δ是物质中，δ 粒子的线能量衰减系数，它表示 δ 粒子在物质中穿行单位长度路程时，其能量损失份额的平均值；μ_δ的倒数，就是它的平均射程 $\overline{R}_\delta$。在物质中，δ 粒子的衰减，远甚于释出它的带电粒子；所以，μ_δ值会远大于 μ_c，即：$\mu_\delta\gg\mu_c$，或者 $\overline{R}_\delta\ll R_c$；

$\overline{g}_\delta$的含意同上。

如果考察吸收剂量的位置，处在受照物质的较大深度，以至式(4.43)中的指数项可予忽略，那么，随物质深度增加，吸收剂量值，将按比转换能的变化趋势而同步改变，即出现 δ 粒子准平衡状态。

3. 吸收剂量的比转换能近似

如果物质受到重带电粒子外照，或者受到中子外照，且已知其中各处次级重带电粒子注量的谱、角分布，那么受照物质中，只要存在 δ 粒子准平衡，吸收剂量计算，即可采用比转换能近似(cema approximation)，即：受照物质中，以比转换能值 $C(r)$，视为同一位置上的吸收剂量值 $D(r)$。

同样，这里的“近似”，也体现在两个方面：

1) 同一深度上的 D 与 C，量值大小略异。

δ 粒子准平衡情况下，由式(4.43)可得：

$$D(d)/C(d)\xlongequal{\mu_c/\mu_\delta\ll 1}(1-\overline{g}_\delta)\cdot(1+\mu_c/\mu_\delta) \tag{4.44}$$

同一位置上，吸收剂量 D、比转换能 C，若要数值相等，除非原初带电粒子无衰减($\mu_c\approx 0$)、δ 粒子轫致辐射应可略($\overline{g}_\delta\approx 0$)。

2) 数值相等的 D 和 C，空间位置偏离。

由式(4.42)、式(4.43)可得，如若 $D(d)=C(d-x)$，两者空间位置的差距 x 为：

$$x\xlongequal{\mu_c/\mu_\delta\ll 1}(1/\mu_c)\cdot(\mu_c/\mu_\delta-\overline{g}_\delta) \tag{4.45}$$

可见：

1) 若 δ 粒子能量的辐射损失份额很小，$\overline{g}_\delta\approx 0$，则 $x=1/\mu_\delta$，即数值相等的比转换能位

于吸收剂量所在处的“上游”,差距相当于 δ 粒子的平均射程;

2) 若 δ 粒子能量存在明显的辐射损失,以致 $\bar{g}_\delta \gg \mu_c/\mu_\delta$,则:

$$x = -\bar{g}_\delta/\mu_c \tag{4.46}$$

极端情况下,即 δ 粒子能量的辐射损失十分明显($\bar{g}_\delta \to 1$),则与吸收剂量值相等的比转换能,出现在吸收剂量所在点的“下游”,偏离程度近于:原始带电粒子的平均射程 $1/\mu_c$。

综上所述,受重带电粒子或中子外照的物质中,倘若存在 δ 粒子准平衡,可用比转换能 C,作为同一位置上吸收剂量 D 的估计值,从而不必过问 δ 粒子对辐射能量迁移的后续过程。

只是,吸收剂量 D 与比转换能 C,量值大小略异,空间位置偏移;其间相近程度,取决于重带电粒子及其 δ 粒子的衰减程度,以及 δ 粒子能量的辐射损失份额。

然而,无论就数值、位置的接近程度言,中子吸收剂量的比转换能近似,都会好于中子吸收剂量的比释动能近似。

(五) 吸收剂量的受约束的比转换能近似

1. 部分 $\delta_{E\leqslant\Delta}$ 粒子平衡

电离过程,若由电子引起,那么,由此释出的 δ 粒子,与电子本身性质相同,从而难以区分哪是“初级的”,哪是“次级的”;通常,辐射物理学认为,相互作用后,电子动能小于原来电子动能一半的,列为次级的,否则,视为原初的。若按此判断,受电子照射的物质中,就不会有全部的 δ 粒子平衡;因为在动能已近原来电子动能一半的 δ 粒子的最大射程范围内,已不容忽略原来电子的衰减。

事实上,受到电子照射的物质中,无论哪个深度,能量低于 100 keV 的低能电子,不仅注量相同,而且能量分布也相同(见图 4.13),亦即入射电子在其中,总会均匀地释出能量低于 100 keV 的低能电子,以下记作:“$\delta_{E\leqslant 100\ \mathrm{keV}}$ 粒子”,或更一般地记作:“$\delta_{E\leqslant\Delta}$ 粒子”。所以,受到电子照射的物质中,总存在部分的 $\delta_{E\leqslant\Delta}$ 粒子的平衡。

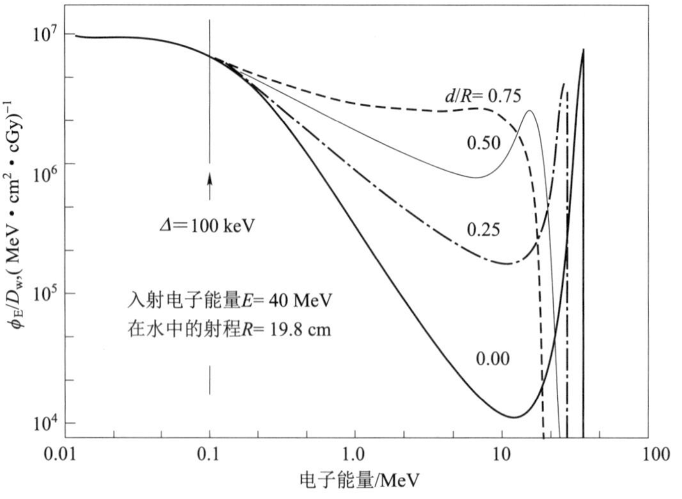

图 4.13 在水中,入射电子及其历代粒子构成的总的电子注量的谱分布

只要能量 $\Delta \leqslant 0.1$ MeV,不同深度的水层中,各种能量的 δ 粒子注量几乎相同,

亦即不同深度的水层中能均匀释放能量低于 100 keV 的 δ 粒子

受约束的比转换能 $C_\Delta(T,r)$ 是：T 时间内 r 点处，单位质量物质中，电子在电离、激发过程中，扣除释出的动能大于特定 Δ(eV)值的 $\delta_{E>\Delta}$ 粒子动能后，其他能量损失的总和；亦即，C_Δ 中包含了电离、激发过程中，原初电子为克服结合能而“就地”授予物质的能量 $\eta_{\delta,D}$，以及释出的 $\delta_{E\leqslant\Delta}$ 粒子动能的总和 $\eta_{\delta,\delta\leqslant\Delta}$（见图 4.2）：

$$C_\Delta(T,r)=\eta_{\delta,D}(T,r)+\eta_{\delta,\delta\leqslant\Delta}(T,r) \tag{4.47}$$

$\delta_{E\leqslant\Delta}$ 粒子后续的电离、激发过程，也未必全在 r 点处发生。所以，总能量 $\eta_{\delta,\delta\leqslant\Delta}(T,r)$ 中，有部分（$d\varepsilon_{出}$，见图 4.14）会被 $\delta_{E\leqslant\Delta}$ 粒子带离所关注的体积。

不过，如果 $\delta_{E\leqslant\Delta}$ 粒子的能量约束值 Δ 在 100 keV 之内，则如上述，这些 $\delta_{E\leqslant\Delta}$ 粒子已经存在平衡，所以，由 $\delta_{E\leqslant\Delta}$ 粒子从别处带入所关注体积的能量 $d\varepsilon_{进}$，足以补偿同类 δ 粒子从其中带走的能量 $d\varepsilon_{出}$。因此，单位质量物质中，与比转换能 C_Δ 相应的全部能量 $\eta_{\delta,D}+\eta_{\delta,\delta\leqslant\Delta}$，犹如被物质“就地”吸收一般（见图 4.14）。

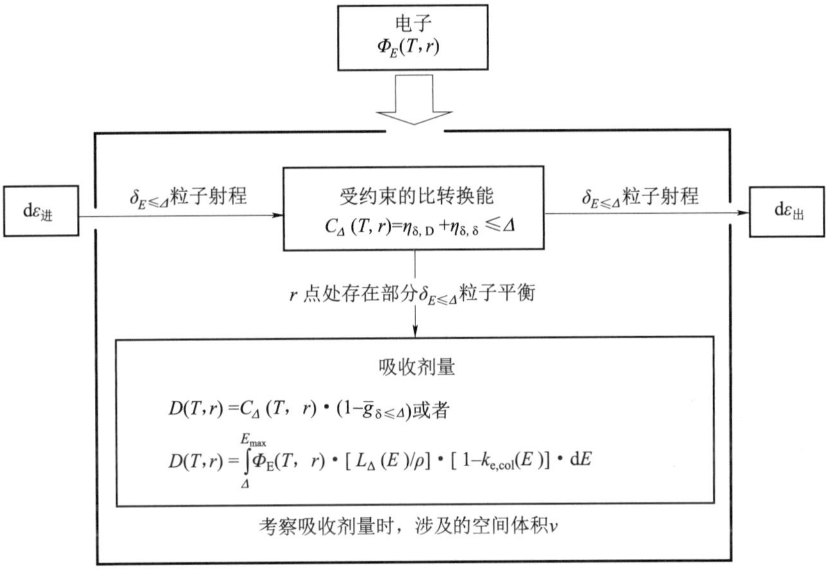

图 4.14　部分 $\delta_{E\leqslant\Delta}$ 粒子平衡下，电子（乃至光子）的吸收剂量 D 等于受约束的比转换能 C_Δ

所以，物质的吸收剂量 $D(T,r)$，可按下列方式取得：

$$D(T,r)\xlongequal{\delta_{E\leqslant\Delta}\text{粒子平衡}}C_\Delta(T,r)\cdot(1-\bar{g}_{\delta\leqslant\Delta}) \tag{4.48}$$

或者

$$D(T,r)\xlongequal{\delta_{E\leqslant\Delta}\text{粒子平衡}}\int_\Delta^{E_{max}}\Phi_E(T,r)\cdot[L_\Delta(E)/\rho]\cdot[1-k_{e,col}(E)]\cdot dE+\Delta\cdot\Phi_\Delta(T,r)\cdot[S_{col}(\Delta)/\rho] \tag{4.49}$$

式中，$C_\Delta(T,r)$，是相关时间内，同一位置上的受约束的比转换能；

$\bar{g}_{\delta<\Delta}$ 是 $\delta_{E<\Delta}$ 粒子能量辐射损失的平均份额；

$\Phi_E(T,r)$，是入射电子注量的谱分布；

$L_\Delta(E)$，是能量为 E 的原初电子，在物质中，δ 粒子能量约束值为 Δ 的传能线密度；

$k_{e,col}(E)$，是能量为 E 的原初电子，其能量的碰撞损失中，重新表现为（特征 X 射线、δ 粒子轫致辐射）光子能量的份额。

$\Delta\cdot\Phi_\Delta(T,r)\cdot[S_{col}(\Delta)/\rho]$，则是径迹末端项对吸收剂量的贡献，其中，$\Phi_\Delta(T,r)$，是

T 时间内,r 点处,单位能量间隔内能量为 Δ 的电子注量;$S_{col}(\Delta)/\rho$,是能量为 Δ 的电子在物质中的质量碰撞阻止本领。

2. 部分 $\delta_{E\leqslant\Delta}$ 粒子准平衡

受照射物质中,必须计入原初电子的衰减。

因此,受到电子均匀照射的物质中,随着关注的物质深度 d 的增加,其中,受约束的比转换能 $C_\Delta(d)$、吸收剂量 $D(d)$ 大致呈下列的变化趋势:

$$C_\Delta(d)=\Phi(0)\cdot\exp[-\mu_e\cdot \mathrm{d}]\cdot\overline{L}_\Delta(d)/\rho+\Delta\cdot\Phi_\Delta(d)\cdot[S_{col}(\Delta)/\rho] \tag{4.50}$$

$$D(d)=C_\Delta(d)\cdot(1-\overline{g}_{\delta\leqslant\Delta})\cdot[\mu_{\delta\leqslant\Delta}/(\mu_{\delta\leqslant\Delta}-\mu_e)]\cdot\{1-\exp[-(\mu_{\delta\leqslant\Delta}-\mu_e)\cdot d]\} \tag{4.51}$$

式中,$\Phi(0)$ 是受照物质表面处的电子注量;

μ_e是电子在物质中的线衰减系数,它表示:电子在物质中穿行单位长度路程时,其注量减少的份额;μ_e的倒数,就是电子的“射程 R_e”;

$\overline{L}_\Delta(d)$ 是以深度 d 处电子注量谱分布计权的,约束值为 Δ 的传能线密度的平均值;

$\Phi_\Delta(d)$ 是深度 d 处,单位能量间隔内能量为 Δ 的电子注量;

$S_{col}(\Delta)/\rho$ 是能量为 Δ 的电子的质量碰撞阻止本领;

$\mu_{\delta\leqslant\Delta}$是物质中,$\delta_{E\leqslant\Delta}$粒子的“线能量衰减系数”,它表示:$\delta_{E\leqslant\Delta}$粒子在物质中穿行单位长度路程时,其能量损失份额的平均值;$\mu_{\delta\leqslant\Delta}$的倒数,是 $\delta_{E\leqslant\Delta}$粒子的“平均射程 $\overline{R}_{\delta\leqslant\Delta}$”。显然,$\delta_{E\leqslant\Delta}$粒子的衰减,甚于释出它的电子;所以,$\mu_{\delta\leqslant\Delta}$值会远大于 μ_e,即:$\mu_{\delta\leqslant\Delta}\geqslant\mu_e$,或者 $R_e\geqslant\overline{R}_{\delta\leqslant\Delta}$。

$\overline{g}_{\delta\leqslant\Delta}$的含义同上。

3. 吸收剂量的受约束的比转换能近似

如果物质受到电子外照,或者受到光子外照,且已知光子的次级电子注量的空间、谱角分布,那么受照物质中,只要存在 $\delta_{E\leqslant\Delta}$粒子准平衡,吸收剂量计算,即可采用“受约束的比转换能近似(restricted cema approximation)”,即:受照射物质中,以“受约束的比转换能 $C_\Delta(r)$值”,视为同一位置上的“吸收剂量 $D(r)$值”。

同样,这里的“近似”,也体现在两个方面:

1) 同一深度上的 D 与 C_Δ,量值大小略异。

$\delta_{E\leqslant\Delta}$粒子准平衡情况下,由式(4.51)可得:

$$D(d)/C_\Delta(d)\xlongequal{\mu_e/\mu_{\delta\leqslant\Delta}\ll 1}(1+\mu_e/\mu_{\delta\leqslant\Delta})\cdot(1-\overline{g}_{\delta\leqslant\Delta}) \tag{4.52}$$

可见,同一位置上,吸收剂量、受约束的比转换能,如若数值果真相等,除非:原始电子无衰减($\mu_e\approx 0$)、$\delta_{E\leqslant\Delta}$粒子的韧致辐射可略($\overline{g}_{\delta\leqslant\Delta}\approx 0$)。

2) 数值相等的 D 和 C_Δ,空间位置稍偏。

由式(4.50)、式(4.51)可得,如若 $D(d)=C_\Delta(d-x)$,两者空间位置的差距 x 为:

$$x\xlongequal{\mu_e/\mu_{\delta\leqslant\Delta}\ll 1}(1/\mu_e)\cdot(\mu_e/\mu_{\delta\leqslant\Delta}-\overline{g}_{\delta\leqslant\Delta}) \tag{4.53}$$

一般,$\delta_{E\leqslant\Delta}$粒子已无明显韧致辐射,可认为:$\overline{g}_{\delta\leqslant\Delta}\approx 0$。亦即,

$$x\xlongequal{\mu_e/\mu_{\delta\leqslant\Delta}\ll 1,\ \overline{g}_{\delta\leqslant\Delta}\approx 0}1/\mu_{\delta\leqslant\Delta}=\overline{R}_{\delta\leqslant\Delta} \tag{4.54}$$

与 $D(r)$ 值相等的 $C_\Delta(r)$ 值，出现在吸收剂量所在点的"上游"，偏离程度约为：$\delta_{E\leqslant\Delta}$ 粒子的平均射程 $\overline{R}_{\delta\leqslant\Delta}$。

在水中，与不同 Δ 值对应的电子射程约为：$\Delta=100$ keV，0.14 mm；$\Delta=10$ keV，2.5 μm。足见，采用受约束的比转换能近似，无论空间位置、量值大小，C_Δ 与 D 已经十分相近。

综上所述，受电子、光子外照的物质中，倘若利用部分 $\delta_{E\leqslant\Delta}$ 粒子准平衡，那么，受约束的比转换能 C_Δ，将是同一位置上吸收剂量 D 的最佳估计；尽管由于原初电子及其 $\delta_{E\leqslant\Delta}$ 粒子的衰减，D 与 C_Δ，空间位置、量值大小依然存在差异；不过，差异程度已经很小。

四、微剂量学和微剂量学量

概括地说，吸收剂量 D 是单位质量物质吸收的平均辐射能量。这里的"平均"其实隐含了如下事实：保持所有条件不变，重复照射考察吸收剂量的体积，每次得到的吸收剂量（即辐射能量沉积）不尽相同。我们重新审视辐射照射物质，并通过相互作用把能量转移给物质，随后引发辐射效应的过程，这一过程通常可以看成辐射和物质这两个独立系统的"碰撞"。辐射的独立性表现在其中的某个粒子是否与物质发生相互作用与其他粒子没有关系。而物质的独立性则表现为组成物质的各基本单元（原子）之间在辐射照射下的相互无关性。不难看出，上述"碰撞"过程的本质就是随机性。这里的随机性有两层含义：其一，某个粒子是否与物质中某个（些）具体的靶发生相互作用是随机的；其二，即便发生相互作用，其相互作用的形式和伴随的能量损失、粒子运动方向的改变亦是随机的。那么，伴随着辐射与物质相互作用的随机性过程，辐射在物质中的能量沉积不可避免地出现统计涨落性。

这种与生俱来的统计涨落性随关心体积的减小越发明显。如放射治疗中若靶区的宏观吸收剂量为 D_T，这一数值表示的是靶区内沉积的总辐射能量与靶区总质量的商，即默认靶区内每一点上的吸收剂量都相等且均为 D_T。但实际情况往往不是这样，如果重复观察靶区中某个具体肿瘤细胞的吸收剂量，则会发现在靶区整体宏观吸收剂量不变的情况下该肿瘤细胞内的吸收剂量有着很大的波动。从另一个角度，即便在某次观察中，也很容易发现靶区内各个肿瘤细胞的实际吸收剂量数值可能千差万别。

由上可知，当我们关心的体积逐渐减小至微米甚至纳米尺度时，由于辐射能量沉积统计涨落特征越发明显，使得基于平均概念的基本剂量学量（吸收剂量、比释动能）越发不具有适用性。这种情况下，要确定微观尺度下辐射能量沉积特点及进行辐射所致物理、化学乃至生物学效应机制研究，必须使用一系列新的理论方法和指标，即微剂量学和微剂量学量。

（一）微剂量学研究对象

放射生物学研究已经揭示了细胞核和 DNA 是辐射生物效应中重要的靶，辐射能量在 DNA 分子中的沉积及造成的链断裂形式对细胞损伤及后续影响的评估非常关键。因此，辐射能量在诸如细胞、细胞核、DNA 等敏感微观体（也称为微观体）内的沉积特点对于揭示辐射生物效应的机制起着举足轻重的作用。

微剂量学的研究对象包括：① 人们关心的微观体内吸收能量的涨落；② 微观体内吸收能量的空间分布。可以说，微剂量学是适应放射生物学的需要而产生的，它使相关研究者除了常见的生物实验工具外又具备了一个新的认识工具。美国科学家罗西(Rossi)是公认的微剂量学奠基者,而凯勒尔(Keller)对理论微剂量学的发展及其在放射生物学中的应用作出了巨大贡献。

一般来说,微剂量学分为实验微剂量学和理论微剂量学。前者发展了物质内微观体中辐射能量的测量手段和方法,后者则偏重研究微观体中能量沉积的规律并试图建立这些规律与辐射生物效应之间的联系。在下述情况下必须应用微剂量学:所考察的辐射效应由微观结构的损伤而造成,并且微观结构的尺寸很小,以至于其中辐射能量沉积的涨落非常重要。微剂量学应用的常用微观线度为小于几十微米。

除了放射生物学外,微剂量学的应用范围还包括微电子学,尤其是航天器上的高集成化的电子设备或元件在执行航天任务过程中可能由于受到宇宙射线的照射导致其功能受限甚至损坏。这就需要利用微剂量学定量评价元件内部功能敏感微观体内能量的沉积特点和规律。

如今,微剂量学已成为辐射防护和放射治疗等重要辐射应用领域十分重要工具,其技术方法和手段主要是基于相互作用随机性基本认识的数理统计分析。

(二) 辐射径迹结构

要研究辐射能量的微观沉积特点,首先需要了解辐射在物质中的行为。如带电粒子在物质中穿行时,于其能量转移或沉积点附近可能会留下电子、离子以及受激的原子或分子,这些碰撞的产物就构成了带电粒子穿行的径迹(track)。而径迹的重要性则在于初级粒子的能量就沉积在径迹上。就形式而言,除非时间因素非常重要(如考察能量沉积后发生的自由基弥散),一般来说粒子在物质中穿行产生的径迹是三维的。因此,可以说辐射的径迹就是其能量沉积的径迹,而辐射径迹的特点,包括位置、分布、能量沉积大小和次级粒子产生等则称之为特定辐射在特定物质中的径迹结构(track structure)。图 4.15 示出了多个电子在空气中的二维投影径迹及单个电子的三维径迹,图 4.16 是质子和 C 离子在水中的投影径迹。

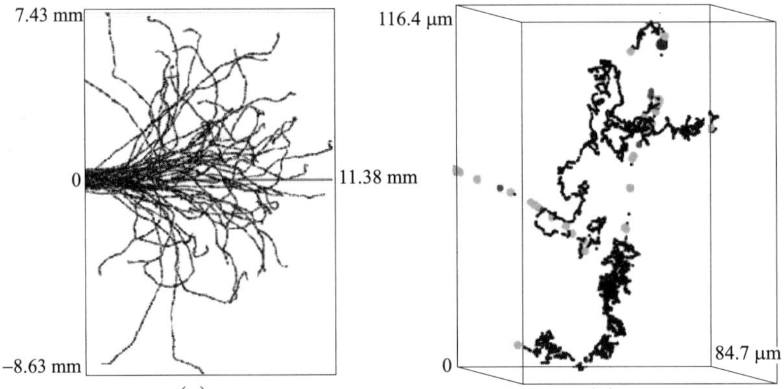

(a) (b)

图 4.15 多个电子在空气中的二维投影径迹(a)和单个电子的三维径迹(b)

由图 4.15 可知,辐射径迹结构取决于辐射的类型、能量和物质的性质(如密度、组成和状态等)。电子较轻,容易受到物质原子、分子的碰撞而改变运动方向,其径迹总是弯弯曲

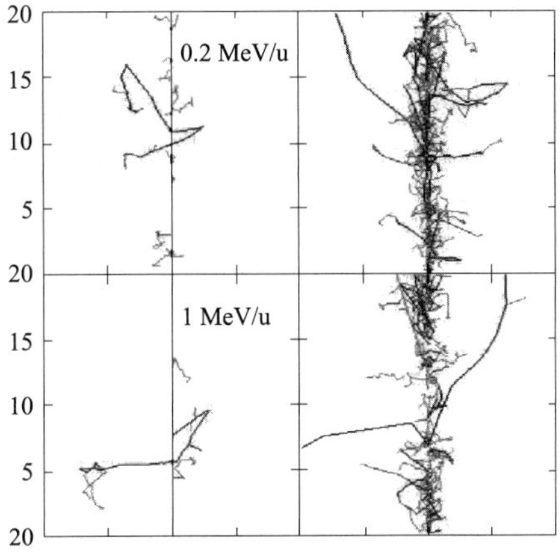

图 4.16　质子和 C 离子在水中的投影径迹
（图中的诸多分叉为 δ 电子）

曲，很难成为一条直线且单位距离上引发的电离次数（δ 电子数量）较少。但从另一方面而言，电子比质子和 C 离子更容易把能量带到更远处。质子和 C 离子的径迹相对较直，穿行单位距离引发的电离次数较多，说明沿其径迹局部能量沉积较多，引发辐射效应的概率和程度更大。

传能线密度 LET，L_{Δ}或 L_{∞}，keV/μm，表征带电粒子沿其径迹的能量沉积密集程度，往往用于定量描述辐射的局部能量损失效率。那么，高 LET 的辐射对细胞有较大的杀伤能力。一般来说，LET 是粒子类型和能量的函数，带电粒子在物质中逐渐损失能量，其 LET 值也随之变化。当带电粒子的能量不太低时，LET 随带电粒子能量的降低而增加。显然，在特定辐射场中存在 LET 按径迹长度的分布。

如果令 $f(L)$为 LET 的概率密度或微分分布，即单位 LET 间隔内，LET 为 L 的径迹长度占总径迹长度的分数，那么 $f(L)\mathrm{d}L$ 则为 LET 值处于 L 和 $L+\mathrm{d}L$ 之间的径迹长度占总径迹长度的分数，那么传能线密度 LET 按径迹长度的平均值，即 LET 的频率平均值 $\overline{L}_{\mathrm{F}}$ 可以写成：

$$\overline{L}_{\mathrm{F}}=\int_0^{\infty} Lf(L)\mathrm{d}L \tag{4.55}$$

而传能线密度的剂量平均值 $\overline{L}_{\mathrm{D}}$ 可以写成：

$$\overline{L}_{\mathrm{D}}=\int_0^{\infty} L^2 f(L)\mathrm{d}L/\overline{L}_{\mathrm{F}} \tag{4.56}$$

传能线密度 LET 虽然在某种程度上可以表示辐射微观能量沉积特点，但其由于以下问题使得其并不能成为微剂量学中的恰当指标：① LET 表达的是单位穿行距离上粒子损失的平均能量，仍然是一个宏观量的概念，并未充分考虑辐射能量沉积的随机性本质；② 虽然可以通过能量截止值 Δ 来限定局部的尺寸，但 Δ 对应的往往是一个一维的线度，并不是某个关心体积（如细胞一般是三维线度）的恰当描述，即 L_{Δ}数值并不意味着就是沉积在关心体积内的真实能量。于是，出于明确描述辐射能量微观沉积特点的实际需求，诸如线能、比能等微剂量学量应运而生。

(三) 微剂量学量

微剂量学通常关心细胞、细胞核和 DNA 等微观体积,因此,微剂量学量就是基于微观体积,并结合辐射能量沉积的随机性特质,通过数理统计手段构建的指标,通常包括线能 y 和比能 z。

1. 线能 y

所谓线能,是指单次能量沉积事件中辐射给予微观体积的授予能 ε_1 与该体积平均弦长 $\overline{l}$ 的商,即:

$$y=\varepsilon_1/\overline{l} \tag{4.57}$$

线能 y 的单位为 $J \cdot m^{-1}$,更常用的则是 keV/μm 或 eV/nm。

线能 y 是可测量的随机量,其随机性体现在授予能 ε_1。对于任意形状的凸面体,其平均弦长 $\overline{l}$ 可以表示为:

$$\overline{l}=4\,V/S \tag{4.58}$$

式中,V 和 S 分别表示凸面体的体积和表面积。显然,对于最常用的球体,有:

$$\overline{l}=\frac{2}{3}d \tag{4.59}$$

d 为球体直径。

对于辐射场中的某个指定微观体积,线能 y 存在一个分布,用 $F(y)$来描述这个分布,其表示随机变量 y'等于和小于特定线能 y 的概率,称为线能的积分分布。

$$F(y)=p(y'\leqslant y) \tag{4.60}$$

$F(y)$对 y 的微商称为 y 的概率密度函数,又称线能微分分布,用 $f(y)$表示。

$$f(y)=\mathrm{d}F(y)/\mathrm{d}y \tag{4.61}$$

其表示线能出现在 y 附近单位线能间隔内的概率,显然,有:

$$F(\infty)=\int_0^\infty f(y)\mathrm{d}y=1 \tag{4.62}$$

于是,$y \cdot f(y)$ 即为以概率加权后的线能,那么,线能的频率均值 $\overline{y}_F$,即按频率平均的线能可以表示为:

$$\overline{y}_F=\int_0^\infty yf(y)\mathrm{d}y \tag{4.63}$$

频率平均线能 $\overline{y}_F$ 表征某个特定的微观体积内线能概率分布的平均值,在某种程度可以作为该微观体内能量吸收的合适代表。

除了频率分布外,更有意义的是线能按照吸收剂量的分布。若 $d(y)$表示线能的剂量概率密度,即单位线能间隔内 y 线能所致剂量占总剂量的分数,有:

$$\mathrm{d}(y)=yf(y)/\int_0^\infty yf(y)\mathrm{d}y=yf(y)/\overline{y}_F \tag{4.64}$$

类似的,剂量平均线能 $\overline{y}_D$ 可以表为:

$$\overline{y}_D=\int_0^\infty y\mathrm{d}(y)\mathrm{d}y=\frac{1}{\overline{y}_F}\int_0^\infty y^2 f(y)\mathrm{d}y \tag{4.65}$$

剂量平均线能 $\overline{y}_D$ 将某个微观体积内的线能与其所致剂量(效应量度)进行了结合,在辐射应用实践(如放射治疗)中有着比 LET 更为客观的用途。

必须指出的是,线能是针对单次能量沉积事件定义的,线能本身,包括其分布 $f(y)$ 和 $d(y)$,都与吸收剂量或吸收剂量率无关。

2. 比能 z

实际应用中更一般的情况是所关心微观体积中出现多次能量沉积事件。定义比能或比授予能 z 为授予能 ε 与微观体积的质量 m 之商,有:

$$z = \varepsilon / m \tag{4.66}$$

其单位为 J/kg,专用单位是 Gy。

比能定义中的 ε 既可以是单次能量沉积事件所致,也可以是多次事件所致。比能同样是一个可测量的随机量。从定义和单位容易发现比能与吸收剂量 D 关系密切,这点与线能有着较大的不同。比能能够反映宏观剂量水平不变的情况下能量沉积事件数目的涨落以及能量沉积的不均匀性,因此成为微剂量学中一个重要的指标。

在给定宏观吸收剂量 D 的情况下比能 z 的积分分布 $F(z,D)$,即吸收剂量为 D 时的随机变量 z' 小于等于 z 的概率,有:

$$F(z,D) = p(z' \leqslant z \mid D) \tag{4.67}$$

$F(z,D)$ 对 z 的微商称作给定 D 下的 z 的概率密度,用 $f(z,D)$ 表示,有:

$$f(z,D) = \mathrm{d}F(z,D)/\mathrm{d}z \tag{4.68}$$

那么,这种情况下比能 z 的期望值可以表为:

$$\overline{z} = \int_0^{\infty} z \cdot f(z,D)\mathrm{d}z \tag{4.69}$$

根据吸收剂量的定义,有:

$$D = \lim_{m \to 0} \overline{z} \tag{4.70}$$

即可认为 $D = \overline{z}$ 。

为了与线能 y 更好的联系起来,把单次能量沉积事件所致的比能称为单次事件比能 z_1。与线能相关分布的定义类似,单次事件比能 z_1 的频率均值 $\overline{z}_{1,F}$ 可以表为:

$$\overline{z}_{1,F} = \int_0^{\infty} z \cdot f_1(z)\mathrm{d}z \tag{4.71}$$

式中 $f_1(z)$ 为 z_1 的概率密度函数。于是,单次事件比能 z_1 的剂量均值 $\overline{z}_{1,D}$ 可以表为:

$$\overline{z}_{1,D} = \int_0^{\infty} z\mathrm{d}_1(z)\mathrm{d}z = \frac{1}{\overline{z}_{1,F}} \int_0^{\infty} z^2 f_1(z)\mathrm{d}z \tag{4.72}$$

根据单次事件比能 z_1 和线能 y 的定义,它们之间的关系如下:

$$z_1 = \frac{l}{m} \cdot y \tag{4.73}$$

针对半径为 r、密度为 ρ 的微观球体,式(4.73)可以变换为:

$$z_1 = \frac{1}{\rho \pi r^2} \cdot y = k \cdot y \tag{4.74}$$

更有利的是,由于单次事件比能和线能均与单次授予能 ε_1 相关,因此其相关分布可以看成是等价相似的,于是,实践中经常使用的相关均值有如下关系:

$$\overline{z}_{1,D}=k\cdot\overline{y}_D \tag{4.75}$$

$$\overline{z}_{1,F}=k\cdot\overline{y}_F \tag{4.76}$$

换言之,即可通过线能的相关均值直接计算单次事件比能的相关均值。

思考题

1. 何谓“吸收剂量”、“比释动能”、“碰撞比释动能”、“比转换能”和“受约束的比转换能”?分别说明它们关注的焦点、适用的辐射类型和单位。

2. 何谓“吸收剂量率”、“比释动能率”、“碰撞比释动能率”、“比转换能率”、“受约束的比转换能率”?给出它们的单位。

3. 受照物质特定位置上的“比释动能”、“比转换能”、“受约束的比转换能”值,分别取决于哪些因素?

4. 分别指出物质的“比释动能”、“碰撞比释动能”、“比转换能”、“受约束的比转换能”与哪种辐射场量直接有关?成怎样的数学关系(列出表达式)?

5. 与能量转移关联的剂量学量的数值,为什么只赖于辐射场及物质自身的性质而与其周边物质的情况无关?

6. 中子、光子辐射场中,为联系同一点处两种受照的物质的碰撞比释动能的数值[例如:K_c(水中 r 点)$_{空气}$和 K_c(水中 r 点)$_{水}$],需用到哪个参数?列出关系式。

7. 中子或重带电粒子辐射场中,为联系同一点处两种受照物质的比转换能的数值[例如:C(物质 V 中 r 点)$_V$和 C (物质 V 中 r 点)$_W$],需用到哪个参数?列出关系式。

8. 光子或电子辐射场中,为联系同一点处两种受照物质的受约束的比转换能的数值[例如:C_Δ(水中 r 点)$_{水}$和 C_Δ(水中 r 点)$_{空气}$],将用到怎样的一个参数?列出关系式。

9. 如何理解下列术语:“水体模中某点的空气比释动能”、“空气中某处小块肌肉的比转换能”。

10. 给出 X、γ 射线照射量 X 的定义;按此定义,指出照射量 X 适用于哪种受照物质?哪些辐射类型?

11. 给出 X、γ 射线照射量 X 的 SI 单位、专用单位 和 它们的数值关系。

12. 对于 X、γ 射线,为什么说照射量 X 与空气比释动能 K_a是同一个事物的两种不同表达方式?给出两者的关系式。

13. 若 X、γ 辐射场中,已知 r 点处的照射量数值为 $X(r)$[R],分别列出同一位置上以[Gy]为单位的空气比释动能 $K_a(r)$、小块肌肉比释动能 $K_{肌肉}(r)$值的计算式。

14. 为什么吸收剂量值与受照物质种类、形状、大小、相关位置及其周边物质类型密切相关?

15. 给出吸收剂量值时,要注意哪些细节?为何离开了受照物质的种类、形状、大小、相关位置、周边情况,吸收剂量值便毫无意义?

16. 为什么带电粒子在相互作用过程中损失的能量并非都是“就地”给予物质的?

17. 考察电子吸收剂量时,宜将电子在单位质量物质中引发电离、激发时损失的能量分成哪三个部分?为什么?

18. 何谓“辐射平衡”、“完全辐射平衡”?为达到“完全辐射平衡”,需满足什么条件?

19. 受到均匀外照射的有限大小的均匀物质中，给定一点处存在其“次级电离粒子平衡”的条件有哪些？

20. 何谓“带电粒子平衡”、“δ粒子平衡”、“部分δ粒子平衡”？分别说明何种场合需要用到其中的一种，简述达到该种平衡的条件。

21. 受照射物质中，为什么一种电离粒子达到平衡，另一种电离粒子未必会有平衡？

22. 为什么受到均匀外照的均匀物质中某处，如果射程最大的一种次级电离粒子出现平衡，那么射程短于它的那些电离粒子也自然跟着达到平衡？

23. 受到外照的物质中，为什么不会有理想的“次级电离粒子平衡”？何种条件下，才出现此类平衡的近似情况？

24. 为什么受电子照射的物质中，不会有全部的δ粒子平衡？

25. 为什么受到外照的物质中，寄于关注的一点处，只要存在入射辐射的次级电离粒子平衡，则入射辐射的吸收剂量，就等于同一点处入射辐射向单位质量物质转移的能量？

26. 何谓“比释动能近似”、“比转换能近似”、“受约束的比转换能近似”？它们分别用于什么场合？需满足什么要求？

27. 在吸收剂量的“比释动能近似”、“比转换能近似”、“受约束的比转换能近似”中，吸收剂量与比释动能、比转换能、受约束的比转换能的差异表现在哪些方面？差异的程度取决哪些因素？

28. 图4.10反映，对于铝和空气，光子吸收剂量的比释动能近似中吸收剂量与比释动能数值的差异(D/K_c)，试说明对于相同的光子能量，为什么空气的差异(D/K_c)会比铝大？

29. 从近似的程度而言，为什么中子吸收剂量的“比转换能近似”要优于“比释动能近似”？为什么光子吸收剂量的“受约束的比转换能近似”要优于“比释动能近似”？

30. “吸收剂量”与“比释动能”、“比转换能”、“受约束的比转换能”的本质区别在哪里？

31. 微剂量学的用途是什么？

32. 为什么说辐射在受照物质中的径迹结构对辐射效应的解释十分重要？

33. 线能和比能之间的关系是什么？

第五章　放射防护量

放射防护量(radiological protection quantity)是国际放射防护委员会(International Commission on Radiation Protection,ICRP)为评估照射水平、控制健康危害,对受照人体规定的一类辐射量,简称“防护量”。

为确定辐射效应的剂量-响应关系(简称:“量-效关系”)、建立放射防护的原则和体系,需要用剂量学量定量估计人体的辐射曝露量(radiation exposure)。

致电离辐射的健康效应起源于生物组织中能量吸收的物理过程。在生物组织中,它会导致电离,引起分子变化,表现为身体器官、组织的辐射损伤,从而造成短期和长期的健康效应。

大剂量照射情况下,因为细胞杀死,会造成器官、组织的急性损伤,主要表现为器官、组织的功能丧失,极端情况下可能导致受照个体死亡(此类情况,称“组织反应”,详见下述)。

低剂量率、小剂量照射情况下,不致觉察到上述的组织反应,但可能造成遗传物质损伤,导致多年后癌症、后裔遗传疾患危险的增加;这类损伤的发生概率(但非严重程度),会随剂量的增大而增加(此类情况,称“随机性效应”,亦见下述)。

放射防护的宗旨在于控制电离辐射照射,防止组织反应,把随机性效应发生的危险限制在可接受的水平。

为说明人体受到的照射是否遵循剂量限值,最好有一个单一的防护量,它能说明全身或局部照射的“总量”;对于所有类型的辐射,不管是入射到人体的,抑或人体内放射性核素发射的,这个量与效应的概率,应有定量的关系。基本的做法是:用吸收剂量作为基本的物理量,在特定的器官、组织中求取吸收剂量的平均值,然后应用适当选取的权重因子,以反映不同辐射的生物学效能的差异以及器官、组织辐射敏感性的差别。

鉴于以上所述,放射防护量将包括:①“器官剂量”,它是放射防护量的基础;②器官、组织的“当量剂量”,用以评价、比较不同类型的电离辐射对器官、组织产生的辐射影响;③“有效剂量”,评价人体蒙受健康危害的综合指标;④“待积量”,估计放射性物质的内照射危害;⑤“集体量”、“人均量”,评价、比较不同辐射源对受照群体构成的照射;⑥“负担量”,用以评价放射性废弃物对生态环境造成的影响。

外照射情况下,人体蒙受的健康危害,与受照的几何条件密切相关,虽然,人体受照的体态千变万化,不过,下列照射条件,几可囊括人体受照可能出现的大多数情况。

AP:正面受照(anterior to posterior exposure);PA:背后受照(posterior to anterior exposure);LAT:侧面受照(lateral exposure,无论左右);RLAT:右侧受照(right lateral exposure);LLAT:左侧受照(left lateral exposure);ROT:旋转照射(rotation exposure),模拟单向辐射场中,人体在原地取向不时改变的受照情况;ISO:各向同性照射(isotropic exposure),模拟被放射性云雾笼罩的人体受到的照射。

一、电离辐射对人体健康的有害效应

电离辐射诱发的生物效应，就其对人体健康的危害程度，可分 3 等，即：变化(change)、损伤(damage)和危害(harm)。

"变化"的含义是，辐射引发的效应，可能有害，也可能无害。损伤则指某种程度的有害变化，例如，对细胞，但未必对受照人体有害。危害是指有害效应，已到临床可见的程度。

有害效应，表现在受照者自身的，称为躯体效应(somatic effects)；表现在受照者后裔身上的，则称为遗传效应(hereditary effects)。

活细胞内，电离辐射引起的各种损伤，莫过于 DNA 损伤造成的后果。DNA 损伤可能阻止细胞活存或繁殖；诚然，这种损伤还能被细胞修复。若损伤的 DNA 得不到完善修复，则会成就一个虽能活存、但性质已发生变化的细胞。

发生变异的，如属躯体细胞，最终可能恶变成一个癌；若是生殖细胞，则因传递错误的遗传信息，可能对受照者后裔酿成严重损害。

需要指出的是，辐射的遗传效应，至今尚无确凿的人类证据；因为已知自然发生的基因突变、染色体畸变可以导致遗传疾患，因此，有理由相信，人类性腺受照，也会增加其后代出现这类效应的可能性。

大剂量照射，可导致器官、组织内大多数或大部分细胞不能繁殖或被杀死，以致其功能明显丧失，出现临床可见的病理状态；此类性质的有害效应，称为确定性效应(deterministic effects)，近称组织反应(tissue reaction)①。

由单个变异细胞引起的躯体效应或遗传效应，则称为随机性效应(stochastic effects)，因为辐射在细胞敏感部位沉积能量以至引起细胞变异，都带有随机的性质。

从辐射剂量与效应程度的定量关系而言(详见下述)，确定性效应是发生概率及其严重程度与剂量都有关联的一类效应；随机性效应则是发生概率与剂量有关、严重程度与剂量无关的一类效应。

(一) 确定性效应的量-效关系

器官、组织中，少量细胞的丧失，可通过活细胞的增殖得以补偿，于是，不致引起其功能的明显障碍；只有足够多的细胞失活或丧失增殖能力，才会显出临床可见的病理状态。

因此，确定性效应存在剂量或剂量率阈值(threshold)；且对特定器官或组织，阈剂量会因辐射类型、剂量率、受照范围的改变而变化。随器官、组织剂量(剂量率)超过阈值的幅度增大，效应的发生概率会徒然上升，严重程度渐趋加剧，甚至酿成死亡。

即使同种组织，辐射敏感性也因人而异。受照群体中，某些敏感个体[图 5.1(a)]受到

---

① 1984 年，ICRP 对单细胞效应，引入"随机性"术语时，曾把因细胞集体损伤引起的效应，称为"非随机性的"(ICRP 第 41 号出版物)。后来认为，它并非一个合适的术语。至 1991 年，ICRP 以"确定性"取代"非随机性"(ICRP 第 60 号出版物)，其意是"就因果关系言，它是由先前发生的事件注定"。现在认识到，早期或晚期的确定性反应，未必都是事先注定的。受照后，利用某些生物学反应的修饰剂(例如，细胞因子、生长因子)，这些反应是可变的。因此，近来认为，最好称为早期或晚期的组织、器官反应(tissue or organ reaction)。

较低剂量就会出现某种临床可见的病理状态;另一些个体[图 5.1(c)]则要到剂量较大时才会出现。随着组织剂量的增大,受照群体中出现确定性效应的频率,在算术坐标纸上呈S形的变化趋势(见图 5.1),组织剂量很大时,受照的每一个体都将出现效应(频率100%)。从图 5.1 还可见,确定性效应的阈剂量,还随人为规定的、受照群体中出现某一病理状态的百分比的变化而改变。

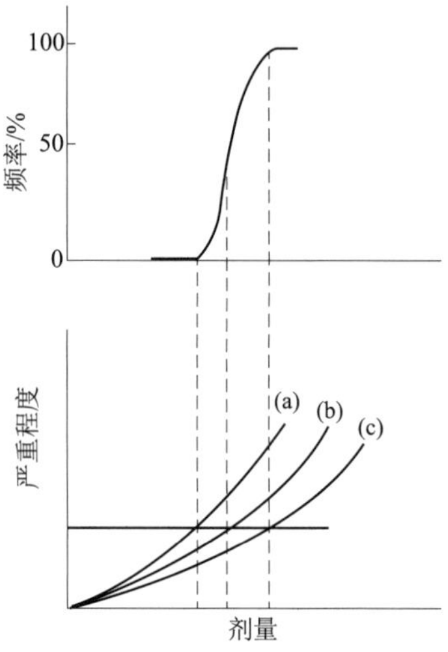

图 5.1 对于特定的严重程度,受照群体中确定性效应的发生频率随剂量的变化趋势

组织、器官剂量超过阈值后,确定性效应出现的时间,取决于组织细胞的动力学特征。细胞更新迅速的组织(如,骨髓)受照后几天或几周就会出现效应(早期损伤效应);细胞增殖很少或者几无增殖的组织(如,肝),效应出现则会推迟几月、几年,甚至 10 年以上(晚期损伤效应)。

不同的器官或组织,辐射敏感性差别很大。但就低 LET 辐射言,全身受到低于 1 Gy 的单次急性照射,或者几年内受到剂量率不足 0.5 Gy/a 的分散照射,导致严重有害效应的可能性不会很大。一般,性腺、眼晶体、红骨髓较为敏感。表 5.1 列出了成人全身受到 γ 射线照射后,因特定效应导致发病、死亡的器官、组织的阈剂量。

表 5.1 成人全身受到 γ 射线照射后,因特定效应导致发病、死亡的器官、组织的阈剂量(ICRP,2007)

发病(发生概率 1%)				死亡			
效应	器官、组织	效应出现时间	阈剂量/Gy	效应	器官、组织	效应出现时间	阈剂量/Gy
暂时不育	睾丸	3~9 周	~0.1	骨髓症候群			
永久不育	睾丸	3 周	~6	不加医学救护	骨髓	30~60 天	~1
永久不育	卵巢	<1 周	~3	良好医学救护	骨髓	30~60 天	2~3
造血功能低下	骨髓	3~7 天	~0.5	胃肠症候群			
皮肤变红	皮肤(大面积)	1~4 周	<3~6	不加医学救护	小肠	6~9 天	~6
皮肤烧伤	皮肤(大面积)	2~3 周	5~10	常规医学救护	小肠	6~9 天	>6
暂时毛发脱落	皮肤	2~3 周	~4				
白内障	眼	数年	~1.5	肺炎	肺	1~7 月	6

注:阈剂量范围,皮肤,与受照面积有关;骨髓,与救治措施有关。

关于低 LET 辐射,高剂量率、大剂量常规的分割照射(每周 5 次、每次 2 Gy),已有大批肿瘤放射治疗的临床经验,各类受照正常器官、组织的阈剂量如表 5.2 所示。

表 5.2 成人放射治疗后 5 年出现临床可见确定性效应的阈剂量 Gy

器官或组织	照射范围	损伤表现	出现频率 1%～5%	出现频率 25%～50%	器官或组织	照射范围	损伤表现	出现频率 1%～5%	出现频率 25%～50%
骨髓	全部	增生低下	2	5	脑	全部	坏死	50	>60
卵巢	全部	永久性不育	2～3	6～12	脊髓	5 cm^2	坏死	50	>60
睾丸	全部	永久性不育	5～15	20	乳腺	全部	萎缩，坏死	>50	>100
眼晶体	全部	白内障	5	12	皮肤	100 cm^2	溃疡，纤维性变	55	70
肾	全部	肾硬化	23	28	食道	75 cm^2	溃疡，狭窄	60	75
肝	全部	肝衰竭	35	45	膀胱	全部	溃疡，挛缩	60	80
肺	肺叶	肺炎，纤维化	40	60	骨	10 cm^2	坏死，骨折	60	150
心	全部	心包炎，全心炎	40	>100	输尿管	5～15 cm	狭窄	75	100
甲状腺	全部	机能减退	45	150	肌肉	全部	萎缩	>100	
垂体	全部	机能减退	45	200～300					

(二) 随机性效应的量-效关系

由单细胞变异导致的随机性效应，是否存在剂量阈值，至今尚无科学定论。

为放射防护目的，假定对于低剂量率、小剂量照射，随机性效应的发生概率与剂量成线性、无阈的量效关系(linear, no threshold, dose-response relationship, LNT)；意即除非不受辐射照射，否则，再小剂量，也有导致随机性效应发生的可能，尽管发生的概率很小。

随机性健康危害的定量资料，主要来自日本原子弹爆炸幸存者辐射流行病学调查积累的丰富资料。此外还有接受放射治疗的强直性脊椎炎、宫颈癌、头癣以及其他疾病患者的随访材料；职业受照人员和高本底辐射地区居民的调查资料。同时，还得到实验动物辐射致癌、培养细胞恶性转化的大量实验结果的支持。

定量考虑随机性健康危害时，综合了如下 4 个因素：辐射诱发的致死癌概率；严重程度计权后，非致死癌概率；严重遗传疾患概率；上列效应造成的寿命缩短。

表 5.3 是 ICRP(2007)根据辐射流行病学新近随访资料估计的，针对低剂量率、小剂量低 LET 辐射全身均匀照射时，所有年龄、男女平均的随机性健康危害的标称概率系数值(nominal probability coefficients)，其中，括号内数值是 ICRP 1991 年提出的推荐值。

表 5.3 低剂量率、小剂量低 LET 辐射全身均匀照射时，所有年龄、男女平均的随机性健康危害的标称概率系数($\times 10^{-2}$/Gy)

受照人群	癌	遗传疾患	合 计
广大公众	5.5(6.0)	0.2(1.3)	5.7(7.3)
职业人员	4.1(4.8)	0.1(0.8)	4.2(5.6)

二、器官剂量 D_T

虽然,受照物质中每一点,都有其特定的吸收剂量值,然而,为放射防护目的,作为可以接受的近似方法,常取一段时间内,较大组织体积中吸收剂量的平均值。

一个器官、组织 T 范围内的平均吸收剂量 $\overline{D}_T$,定义为:

$$\overline{D}_T = \int_V D(x,y,z)\rho(x,y,z)\mathrm{d}V \Big/ \int_V \rho(x,y,z)\mathrm{d}V \qquad (5.1)$$

式中,V 是相关器官、组织范围的体积;$D(x,y,z)$是该范围内质量密度为 $\rho(x,y,z)$的(x,y,z)点处的吸收剂量值。实际工作中,器官、组织的平均吸收剂量,通称"器官剂量(organdose)",并且简写作 D_T,单位:Gy。

这一平均吸收剂量,能否代表相关器官、组织或某个组织范围内所有部分的吸收剂量,取决于许多因素。

对于外照射,其主要决定于照射的均匀性以及辐射的穿透性或它们的射程。对于贯穿性辐射(光子、中子),大多数器官中,吸收剂量分布是充分均匀的,因之,这种情况下,平均吸收剂量,应该是器官、组织每一部分所受照射的合适量度。

附录 2 中分别列出了 ICRP 74 号出版物给出的不同照射条件下,宽束光子、宽束中子所致的性腺、红骨髓、眼晶体(只有光子数据)和皮肤的平均吸收剂量值。

对于贯穿能力弱或射程有限的辐射(低能光子、带电粒子)以及人体内广泛分布的器官和组织(例如,红骨髓、淋巴结),吸收剂量的分布可能会极不均匀。

人体局部受照的极端情况下,还可能出现:虽然,平均吸收剂量或有效剂量(见下述)低于剂量限值,然而有些组织则已经出现损伤。例如,皮肤受到弱贯穿辐射照射时,也许就会发生此类情况。因此,为顾及这种情况,对于高度集中的皮肤剂量,设置了特定的剂量限值。

对于滞留在人体器官、组织中放射性核素发出的辐射,器官吸收剂量的分布,取决于:辐射的贯穿能力和射程;器官、组织中放射性活度分布的均匀性;以及器官、组织的构造(例如,膀胱、呼吸道气路之类的器官具有壁,又如骨骼是由无机质骨、非活性骨髓、活性骨髓组成的高度不均匀的混合体)。

对于沉积在呼吸道壁、或在消化道中通过的,以及沉积于骨表面(如钚)或皮肤的放射性核素,相关组织吸收剂量分布的不均匀性尤显突出。此种情况下,为评估随机性损伤的程度,整个器官、组织中的平均吸收剂量,已不是一个合适的剂量指标。为此,ICRP 提出了关于呼吸道、消化道、骨骼、皮肤的剂量学模型,其中考虑了放射性核素的分布、敏感细胞所在的位置。计算的对象是确认发生辐射致癌的靶区内组织的平均吸收剂量。

剂量分布的极端不均匀,还出现在下列情况:氢-3 掺入的 DNA 前体(脱氧胸腺嘧啶苷,脱氧胞苷酸)和结合到细胞核 DNA 中的俄歇电子发射体。由于辐射出自特别的位置,还因为氚的 β 粒子以及俄歇电子的射程很短,细胞核受到的剂量,要比细胞或器官、组织的剂量高得多。因此,氚化的 DNA 前体,会比并非特别定位到细胞核的氚化物(如氚化水),具有更大的放射毒性。此种情况下,可以根据增殖细胞细胞核聚集体(aggregate)的剂量确定随机性危害的程度。另一种办法是利用哺乳动物,比较非均匀分布的放射性核素(如氚化的脱氧胞苷酸)，与同类核素均匀分布(如，氚化水)的效应程度的差别，或者比较非均匀分布的放射性核素与外照射情况下效应程度的差别，据此获得相对生物学效能(relative biological effectiveness，RBE)的实验资料。

最后，还需提醒，平均吸收剂量本身还不足以评价辐射照射造成的危害。因为不同类型、能量的辐射，具有不同的生物学效能，不同器官、组织的辐射敏感性亦未必相同。因此，为确立放射防护用到的剂量指标与随机性健康危害的定量关系，还需用辐射权重因子 w_R、组织权重因子 w_T 对平均吸收剂量作进一步修正。

三、当量剂量 H_T

器官、组织 T 的当量剂量(equivalent dose) H_T 是，以各自辐射权重因子(radiation weighting factor) w_R 修正后，相关辐射对特定器官、组织 T 的剂量总和，亦即：

$$H_T = \sum_R w_R \cdot D_{T,R} \tag{5.2}$$

式中，$D_{T,R}$ 是器官、组织 T 或其特定靶区范围内，由辐射 R 产生的平均吸收剂量。

w_R 是与入射到人体或滞留于人体的放射性核素发出的第 R 种辐射相应的辐射权重因子，其实，w_R 是依据第 R 种辐射的生物学效能，对器官、组织的平均剂量 $D_{T,R}$ 施加修正的一个因子。

在放射生物学，用 RBE 表征辐射生物学效能的差异。特定辐射的 RBE 是，相同照射条件下，为产生相同程度的生物效应，参考辐射(通常是 X、γ 射线)的吸收剂量与特定辐射所用吸收剂量的比值。

一种辐射的 RBE 值：取决于组织、细胞的类型，生物效应种类以及观察的效应终点，涉及的剂量、剂量率和剂量的分次给予方案。因此，对于给定类型的辐射，会有许多 RBE 值。

在低剂量率、小剂量情况下，RBE 将趋于一个平稳的最大值(RBE_M)；此时，RBE_M 已不随剂量、剂量率的变化而改变。不同种类的效应，乃至同类效应不同的生物学终点，有不同的 RBE_M 值。例如，关于随机性效应，裂变中子相对于 ^{60}Co γ 射线的 RBE_M 值，如表 5.4 所示。

表 5.4　关于随机性效应，裂变中子相对于 ^{60}Co γ 射线的 RBE_M 值

效　应	RBE_M	效　应	RBE_M
肿瘤诱发	15～60	染色体畸变	40～50
肿瘤所致寿命缩短	15～45	哺乳动物遗传效应	10～45
细胞转化	35～70	微核	6～60

放射防护应用的辐射权重因子 w_R 值(见表 5.5)是从一系列随机性效应的 RBE_M 中，凭经验挑选的一些典型值，即 w_R 值只是低剂量率、小剂量情况下，$(RBE)_{随机性效应}$ 的粗略代表。对于给定的第 R 种辐射，w_R 已不再与特定组织、特定随机性效应相关，w_R 可用于任何器官和组织；在放射防护关心的低剂量范围内，w_R 与剂量、剂量率无关，仅用于随机性健康危害的评价。

表 5.5 辐射权重因子 w_R

ICRP(2007)		ICRP(1991,供比较)		
辐射类型	w_R	辐射类型和能量范围		w_R
光子	1	光子	所有能量	1
		电子、μ子	所有能量	1
电子、μ子	1	中子		
		能量:		
质子、带电的π介子	2	>20 keV		5
		10~100 keV		10
α粒子、裂变碎片、重原子核	20	100 keV~2 MeV		20
		2~20 MeV		10
中子		>20 MeV		5
$w_R=\begin{cases} 2.5+18.2\times\exp\{-[\ln(E_n)]^2/6\}, & E_n<1\text{ MeV} \\ 5.0+17.0\times\exp\{-[\ln(2E_n)]^2/6\}, & 1\text{ MeV}\leqslant E_n\leqslant 50\text{ MeV} \\ 2.5+3.25\times\exp\{-[\ln(0.04E_n)]^2/6\}, & E_n>50\text{ MeV}\end{cases}$		质子 能量>2 MeV(除反冲质子)		5
		α粒子、裂变碎片、重核		20

例如:肺受α射线照射的吸收剂量为:

$$D_{肺,\alpha}=1\text{ mGy}=1\text{ mJ/kg}$$

以α射线辐射权重因子修正后的肺剂量为:

$$H_{肺}=w_{\alpha}\cdot D_{肺,\alpha}=20\times1\text{ mJ/kg}=20\text{ mJ/kg}$$

原来,肺的α射线剂量是1 mJ/kg,经辐射权重因子修正后变成了20 mJ/kg,乍一看,似乎不可思议。其实,以辐射权重因子w_{α}计权修正后,20 mJ/kg已不再是α射线的吸收剂量,而是为与1 mGy α射线吸收剂量对肺组织造成的影响程度大致相仿,X、γ射线的吸收剂量需要20 mGy。

正是这个缘故,为与吸收剂量相区别,特别对当量剂量H_T的SI导出单位"J/kg"赋于另一个专门名称:希沃特(Sievert),国际代号:Sv(希)。

评价下列两种情况,对肝造成的辐射影响程度孰大孰小?

1) α射线剂量为$D_{肝,\alpha}=1$ mGy; 2)γ射线剂量为$D_{肝,\gamma}=20$ mGy。

因为上述两种辐射的相对生物学效能不同,故宜用表5.6所示的方法予以比较。

表 5.6 同一器官受到不同类型辐射照射时辐射影响程度的比较

辐射类型	吸收剂量 $D_{肝}$/mGy	辐射权重因子 w_R	当量剂量 $H_{肝}$/mSv
α射线	1	20	20
γ射线	20	1	20

结果表明,尽管吸收剂量相差悬殊,然而两种情况对肝造成的辐射影响程度大致相仿。这是因为就诱发辐射效应的能力而言,α射线远比γ射线强得多。

可见当量剂量H_T的实质是:为与特定辐射对器官T造成的辐射影响程度相仿,低

LET 辐射需要的吸收剂量。

放射防护评价中，当量剂量 H_T 的意义在于：对于特定器官 T，无论对它造成照射的是何种辐射，只要当量剂量 H_T 值相同，该器官蒙受随机性效应的影响程度大致相仿。

四、有效剂量 *E*

实际上，受照人体各个器官、组织的当量剂量未必相同；即使器官、组织的当量剂量相同，它们给人体带来的随机性健康危害的程度亦会不同，因为不同的器官或组织，随机性效应的敏感性有差异。因此，为综合反映受照的各个器官或组织，给人体带来随机性健康危害的总和，提出了有效剂量(effective dose) E。

有效剂量 E，是以各自组织权重因子 w_T 计权修正后，人体相关器官、组织当量剂量的总和，亦即：

$$E = \sum_T w_T \cdot H_T = \sum_T w_T \cdot \sum_R w_R \cdot D_{T,R} \tag{5.3}$$

式中，w_T 是与器官、组织 T 相应的组织权重因子；它是依器官、组织随机性效应的辐射敏感性，对器官当量剂量施加修正的一个因子。

w_T 的实质是：全身各器官均匀受到相同当量剂量照射时，个人蒙受的随机性健康危害中，T 器官所占的份额。

w_T 的数值，来源于辐射所致癌症发生、死亡的流行病学调查，以及对辐射遗传学研究资料的分析和判断。w_T 代表的是年龄范围很宽、男女两性的平均值，且认为 w_T 值与辐射的类型和能量无关。表 5.7 是 2007 年 ICRP 推荐的组织权重因子值。为帮助了解组织权重因子值的历史沿革，表 5.8 列出了 1991 年 ICRP 的组织权重因子推荐值，供参考和比较。

表 5.7　组织权重因子值(ICRP，2007)

器官、组织	涉及的器官、组织数	w_T	合　计
肺、胃、结肠、红骨髓、乳腺、其余组织(Rem)	6	0.12	0.72
性腺(卵巢或睾丸)	1	0.08	0.08
食道、膀胱、肝、甲状腺	4	0.04	0.16
骨表面、皮肤、脑、唾液腺	4	0.01	0.04
全　身			1.00

注：1. 性腺的 w_T 用于睾丸、卵巢剂量的平均值。

2. 结肠剂量认为是上部大肠(ULI)、下部大肠(LLI)剂量的质量计权平均值。

3. 其余组织(remainder；总共 14 个)含：

口腔黏膜、小肠(ST)、肌肉、淋巴结、肾上腺、心壁、胸腺、胰腺、胸外组织(ET)、双肾、胆囊、脾、子宫(颈)、前列腺；其中，前列腺、子宫(颈)分属男(M)、女(F)特有；剩下 12 个，两性都有。

4. "其余组织"的 w_T 值，用于男女平均的"其余组织"当量剂量的平均值。

表 5.8 1991 年 ICRP 推荐的组织权重因子值(仅供比较)

组织或器官	组织权重因子 w_T	合 计
性腺	0.20	0.20
肺、胃、结肠、红骨髓	0.12	0.48
食道、膀胱、肝、乳腺、甲状腺、其他组织	0.05	0.30
皮肤、骨表面	0.01	0.02
全身		1.00

有效剂量 E 的单位,同当量剂量,也取 Sv。

其实,有效剂量 E 就是,与全身不均匀照射所致随机性健康危害程度相仿的,那个全身均匀照射的当量剂量。

放射防护评价中,有效剂量 E 的意义在于:放射防护关注的低剂量率、小剂量范围内,无论哪种照射情况(外照射、内照射、全身照射抑或局部照射),只要有效剂量值相等,人体蒙受的随机性健康危害程度大致相仿。

例如:评价下列照射情况,人体蒙受的随机性健康危害的程度孰大孰小?

(1) 若其他器官、组织的当量剂量可略

1) 甲状腺的当量剂量为 $H_{甲状腺}=4$ mSv;

2) 肺的当量剂量为 $H_{肺}=2$ mSv。

因为涉及器官、组织不同,辐射敏感性有差异,所以应按表 5.9 所示的方式作比较。

表 5.9 不同器官、组织受照时,辐射影响程度的比较

器官、组织	当量剂量 H/mSv	组织权重因子 w_T	有效剂量 E/mSv
甲状腺	4	0.04	0.16
肺	2	0.12	0.24

注:尽管,甲状腺当量剂量是肺的 2 倍,然因它的辐射敏感性不如肺,以致:随机性健康危害($H_{肺}=2$ mSv)>随机性健康危害($H_{甲状腺}=4$ mSv)。

(2) 均匀照射与不均匀照射

1) 全身均匀照射,$H_{全身}=1$ mSv;

2) 肺单独受照,$H_{肺}=5$ mSv,

同样,由于受照部位不同,健康危害评价宜按表 5.10 所示方法进行比较。

表 5.10 受照部位不同时健康危害评价的比较

器官、组织	当量剂量 H/mSv	组织权重因子 w_T	有效剂量 E/mSv
全身(均匀照射)	1	1.00	1.00
肺 (单独受照)	5	0.12	0.60

注:随机性健康危害($H_{w全身}=1$ mSv)>随机性健康危害($H_{肺}=5$ mSv)。

这里需要指出的是,包括有效剂量在内,放射防护量,都无法直接测量,只能根据外照射的辐射场量、内照射的放射性核素摄入量进行计算,或者通过其他可以测量的那些量来加以估计。

现今,蒙特卡洛模拟方法(Monte Carlo simulation)已成为辐射剂量学重要的计算手

段。该方法的基本原理是利用随机取样方法，模拟粒子通过人体的历史。一个粒子的历史包括它从发源地产生，进入人体（模型），直到在所关注的一个区域内离开或吸收的整个物理过程。通过对一定数量（如 5 000 个甚至更多）粒子的跟踪模拟，即可得到人体内相关位置上吸收剂量的平均值。该平均值的相对误差则与被跟踪粒子数的平方根成反比。由于计算方法本身以及相互作用系数、人体模型的解剖学参数都有一定的固有不确定度，蒙特卡洛计算结果，一般需要有适当的实验测量加以验证。

为规范有效剂量计算，ICRP 规定了剂量计算的参考人数学模型，提出了具体计算有效剂量的程序和方法（见图 5.2）。

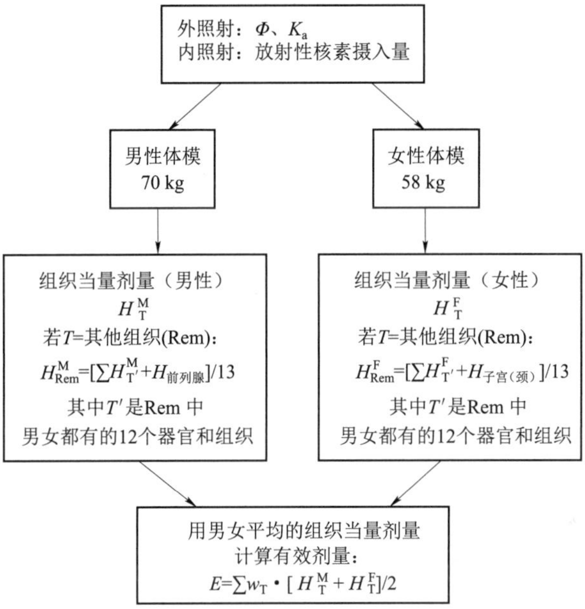

图 5.2　有效剂量的计算程序

在附录 2，还分别列出了 ICRP 74 号出版物中利用蒙特卡洛模拟方法给出的，外照射情况下，与自由空气中光子单位空气比释动能或中子单位注量对应的有效剂量值。

对于放射防护，有效剂量，有着划时代的重要意义。因为，通过有效剂量，无论剂量来自外照射、内照射、全身照射抑或局部照射，都可以在同一个基础上实现相加。也因如此，有效剂量，已成为低剂量率、小剂量照射情况下，评估照射水平、控制健康危害的重要指标。

有效剂量，主要也是最基本的用途是论证照射情况是否遵循放射防护标准。

不容忽视的是，计算有效剂量的基础，是男女两性参考人组织当量剂量的平均值（见图 5.2），计算中用到的辐射权重因子、组织权重因子，又是很宽范围内相关因素的平均值。有效剂量，侧重的是照射情况，针对的是具有平均体格特征的参考人；有效剂量计算，并未计入具体个人的自身特征（例如，年龄、性别、体重等等）。因此，有效剂量，不能贸然用于特定个体的危险估计。

如果受到的照射，已经逼近，甚至超过剂量限值，为估计可能的危险、拟订重要的决断，需根据明确的照射场景、具体的个体特征，计算相关的器官、组织剂量。

辐射事故情况下，如果出现组织反应，绝不能依据有效剂量评估效应程度、计划必要行动。此时,必须估计组织反应所在的那些器官、组织的吸收剂量;如果该吸收剂量是由高LET辐射引起的,则要用与组织反应对应的RBE对剂量计权,即计算:RBE·D。这里,RBE不仅依赖辐射的类型和能量,而且与照射当时剂量的分布有关。表5.11则是不同剂量范围内,不同能量中子及重带电粒子的,关于组织反应的RBE值。

尤需指出的是,辐射危害的流行病学调查中,随访对象的受照水平,切不用有效剂量,此类情况下,必须考虑特定器官、组织的吸收剂量。

表5.11 不同剂量范围内,不同能量中子及重带电粒子关于组织反应的RBE值(ICRP, pub. 58)

高LET辐射	RBE		
	单次照射	分次照射	$RBE_{最大}$
中子:			
1~5 MeV	2~4	4~8	4~12
5~50 MeV	1~3	2~5	3~10
重离子:			
C、Ne、Ar	1~3	1~4	2~5

五、待积量 $H_T(\tau)$ 和 $E(\tau)$

内照射情况下,任一时刻器官、组织的当量剂量率 $\dot{H}_T(t)$,与器官、组织内所含放射性核素的数量呈正比。单次摄入后,器官、组织内放射性核素的数量,会因核素的物理衰变、人体的生理代谢而减少,所以,器官、组织的当量剂量率也因时间的推延而降低(见图5.3)。

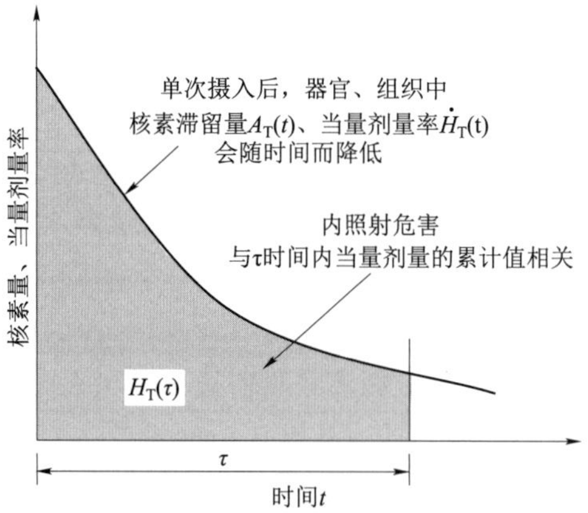

图5.3 单次摄入后器官、组织中核素滞留量、当量剂量率随时间的变化趋势

为评价内照射危害,需了解一段时间内放射性核素对器官或组织产生的累积剂量,于是提出待积量概念。

器官、组织的待积当量剂量(committed equivalent dose) $H_T(\tau)$ 是单次摄入放射性核素后，τ 时间内，器官、组织 T 当量剂量的累计值：

$$H_T(\tau) = \int_{t_0}^{t_0+\tau} \dot{H}_T(t) \cdot dt \tag{5.4}$$

式中，$\dot{H}_T(t)$是 t_0时刻摄入放射性核素，在此后的 t 时刻，对器官、组织 T 所致的当量剂量率；剂量的累计时间 τ 取：成人 50 年、儿童累计至 70 岁。

待积有效剂量(committed effective dose)$E(\tau)$是，经组织权重因子 w_T计权修正后，受照人体相关器官、组织的待积当量剂量值的总和：

$$E(\tau) = \sum w_T \cdot H_T(\tau) \tag{5.5}$$

内照射情况下，人体蒙受的随机性健康危害的程度，与待积有效剂量成正比。

待积量的单位，依然是 Sv。

六、集体量 S_T和 S_E

以上论及的放射防护量，都是与受照个体关联的。

辐射实践(radiation practice)系指，使人类受照水平、受照可能性或受照人数额外增加的社会活动；例如核武器制造、核能发电、放射性同位素的生产和应用，等等。

放射防护的任务，不仅在于保护个人，还要减少、优化辐射实践涉及的职业人员、公众成员受到的照射；力求从社会、经济角度言，使放射防护的收益与为之付出的代价恰如其分、正好相抵，成为最佳组合，即所谓防护的最优化(optimisation of protection)。

为评估特定辐射实践对受照群体造成的影响，便于放射防护的代价-利益分析，作为放射防护最优化的工具，放射防护领域引用了集体量(S_T和 S_E)。

对于同一辐射实践，由于所处地理位置不同、生活习俗差异，受照群体中，不同个体未必都会受到相同水平的照射。例如，特定 Δt 时间内，受照群体中，有效剂量介于 E 至 $E+dE$ 的个体人数是$(dN/dE) \cdot dE$，其中 $dN/d(E)$是单位有效剂量间隔内的人数，则相关时间内群体的集体有效剂量(collective effective dose)$S_E(E_1, E_2; \Delta t)$定义为：

$$S_E(E_1, E_2; \Delta t) = \int_{E_1}^{E_2} E \cdot (dN/dE) \cdot dE \tag{5.6}$$

式中，E_1、E_2是集体剂量累加的剂量范围。需注意，计算中，剂量累加的下限 E_1，不得低于 10 μSv/a。

Δt 时间内，有效剂量处于 $E_1 \sim E_2$剂量段的人数为：

$$N(E_1, E_2; \Delta t) = \int_{E_1}^{E_2} (dN/dE) \cdot dE \tag{5.7}$$

不难看出，集体剂量，其实是受照群体中，以人数计权后个体有效剂量的总和。

集体剂量的单位是：man・Sv(人・希)。

应该强调，给出集体剂量数值时，必须同时说明：相关的辐射实践、涉及的时间范围 Δt 和该时间范围内群体的人数 N。

由于拟取的防护措施、需投入的防护资金,取决于个体的受照水平。所以,给出集体剂量时,还宜提供集体剂量按受照水平、地域、人数乃至性别的分布。

因为小人群大剂量、大人群小剂量,可能对应相同的集体剂量值,所以,为有效识别、保护受到高水平照射的亚群,给出集体量的同时,还宜给出各个剂量、时间、年龄、地域段甚至每个性别的人均剂量。例如,Δt 时间内,有效剂量处于 $E_1 \sim E_2$ 剂量段的人均有效剂量(effective dose of per capitation)$\overline{E}(E_1, E_2; \Delta t)$:

$$\overline{E}(E_1, E_2; \Delta t) = \int_{E_1}^{E_2} E \cdot (\mathrm{d}N/\mathrm{d}E) \cdot \mathrm{d}E / N(E_1, E_2; \Delta t) \tag{5.8}$$

以上,如果累加的指标,不是有效剂量 E,而是器官、组织 T 的当量剂量,则由式(5.6)、式(5.8)得到的分别是相关剂量段内的集体当量剂量 S_T 和人均的当量剂量 $\overline{H}_T$。

七、剂量负担 $H_{c,T}$ 和 E_c

释入环境的放射性废弃物,可能经吸入、食入和外照途径,造成对人的照射。

环境污染的放射性水平,会因放射性核素衰变、环境介质的稀释而降低。环境污染对受照个体所致的剂量率,也因污染的水平降低而减小。

为评价当今的实践,在未来的时间内产生的辐射影响,放射防护引用了负担量(commitment quantities)。

(一) 器官当量剂量负担 $H_{c,T}$、有效剂量负担 E_c

器官当量剂量负担(organ equivalent dose commitment)$H_{c,T}$、有效剂量负担(effective dose commitment)E_c 分别是:

因特定辐射实践造成的人均器官当量剂量率 $\dot{H}_T(t)$ 或人均有效剂量率 $\dot{E}(t)$ 在无限长时间内的积分值:

$$H_{c,T} = \int_0^{\infty} \dot{H}_T(t) \cdot \mathrm{d}t \tag{5.9}$$

$$E_c = \int_0^{\infty} \dot{E}(t) \cdot \mathrm{d}t \tag{5.10}$$

负担量的单位:Sv。

(二) 截尾的器官当量剂量负担 $H_{c,T}(\tau)$、截尾的有效剂量负担 $E_c(\tau)$

环境辐射影响评价中,更有实用价值的是:截尾的当量剂量负担(truncated equivalent dose commitment)$H_{c,T}(\tau)$ 和截尾的有效剂量负担(truncated effective dose commitment)$E_c(\tau)$,它们分别是:

因特定辐射实践造成的人均当量剂量率 $\dot{H}_T(t)$ 或人均有效剂量率 $\dot{E}(t)$,截至某一时刻 τ 的积分值:

$$H_{c,T}(\tau)=\int_0^{\tau}\dot{H}_T(t)\cdot dt \tag{5.11}$$

$$E_c(\tau)=\int_0^{\tau}\dot{E}(t)\cdot dt \tag{5.12}$$

(三) 单位实践的截尾当量剂量负担 $h_{c,T}(\tau)$、截尾有效剂量负担 $e_c(\tau)$

所谓“单位实践”，意指：归一化了的实践规模。例如：一百万吨 TNT 爆炸威力的核武器试验(间歇发生的分立事件)，或者 1 GWa① 的核电生产(连续不断的生产活动)，等等。

对于持续不断的生产活动，在辐射环境影响评价中，单位实践的剂量负担有着如下潜在意义：

(1) 截至 τ 年的单位实践的截尾剂量负担 $h_{c,T}(\tau)$ 或 $e_c(\tau)$ 可以预示：

1) 实践以恒定规模持续到第 τ 年[图 5.4(b)和图 5.4(c)分别示出持续到第 2 年和第

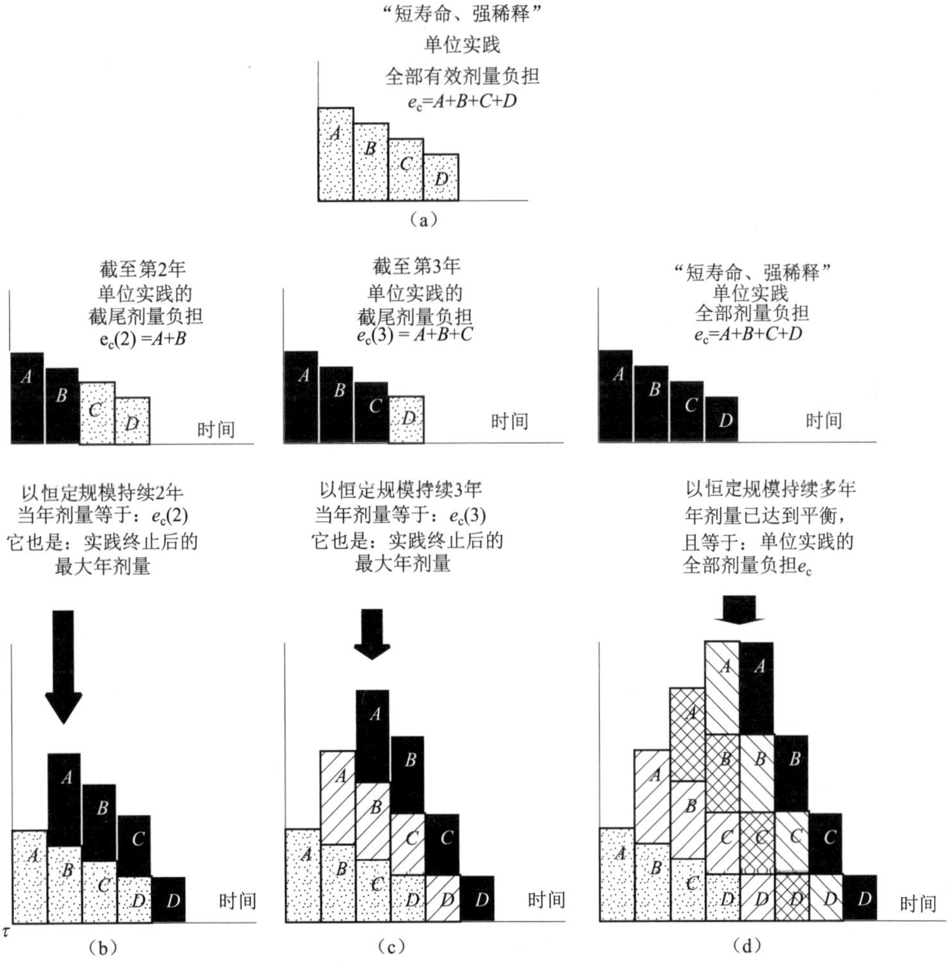

图 5.4　环境辐射影响评价中，截尾剂量负担的潜在意义

---

① 1 GWa=1×10⁹(J/s)×1(a)×3.15×10⁷(s/a)=31.5 PJ。

3 年],相关人群在第 τ 年受到的年剂量的人均值;

2) 实践:以恒定规模持续到第 τ 年终止,相关人群受到的人均年剂量的最大值;

(2) 如果实践向环境释放的物质,放射性半衰期不是很长,环境介质对它们的稀释能力又很强,即所谓:"短寿命、强稀释",则与单位实践相应的全部剂量负担,要不了很长时间[例如,n 年,图 5.4(a)中显示 4 年]就能完全地实现。于是,"短寿命、强稀释"情况下,单位实践的全部剂量负担可以预示[图 5.4(d)]:实践以恒定规模持续运行 n 年后,相关人群受到的人均年剂量的恒定值。

不过,"长寿命、弱稀释"情况下,如:核武器试验、核能发电向环境释放的碳-14(半衰期 5 730 a),单位实践要实现全部的剂量负担,也许需要上万年时间。

思考题

1. 何谓"确定性效应"、"随机性效应"? 试述它们的起因、它们的量效关系。

2. "确定性效应"为什么存在剂量或剂量率"阈值",其大小与哪些因素有关?

3. 对于确定性效应,人体哪些器官或组织比较敏感?

4. 器官或组织剂量超过阈值后,确定性效应出现的时间先后取决于什么因素?

5. 怎样的照射条件下,估计不会造成严重的确定性有害效应?

6. 辐射的遗传效应至今有无确凿的人类证据? 如何根据目前掌握资料(见表 5.3),说明过去曾经高估了遗传效应的敏感性?

7. "随机性效应"有没有"剂量阈值"? 有没有确凿的科学依据?

8. 放射防护的宗旨是什么? 为此,对随机性效应的剂量阈值作了怎样的假定? 该假定的前提是什么?

9. 定量评估随机性健康危害时,综合考虑了哪些因素?

10. 哪种照射情况下,器官或组织的平均吸收剂量可认为是器官、组织每一部分所受照射的合适估计? 为什么?

11. 在辐射危害评价中,器官或组织的平均吸收剂量还存在哪些不足的方面?

12. 受到弱贯穿性辐射局部照射情况下,为什么还须对皮肤增设特定的剂量限值?

13. 特定辐射的相对生物学效能 RBE 是怎样定义的? 有何用处? 其数值取决于哪些因素?

14. 对于特定辐射类型,RBE 为什么会有许多不同的数值?

15. 低剂量率、小剂量照射条件下,辐射的 RBE 值有什么特点?

16. 何谓"辐射权重因子 w_R"、"器官或组织的当量剂量 H_T"? 试述它们的剂量学实质、适用范围、放射防护意义、SI 单位以及单位的专门名称。

17. 为什么辐射权重因子 w_R 可用于任何器官或组织,且与随机性效应的种类无关?

18. 在放射防护关心的剂量范围内,w_R 值已与剂量、剂量率无关?

19. 为什么大剂量照射情况下的辐射危害评价不能使用 w_R?

20. 为什么 w_R 不能用于确定性效应的危害评价?

21. 何谓"组织权重因子 w_T"、"有效剂量 E"? 试述它们的剂量学实质、适用范围、放射防护意义、SI 单位以及单位的专门名称。

22. 为什么无论对于内照射、外照射、局部照射、全身照射，有效剂量 E 是可以相加的？

23. 为什么无论哪种照射情况，只要有效剂量值相等，人体蒙受的随机性健康危害的程度便大致相仿？

24. 有效剂量 E 注重的是哪个方面？针对的是哪类对象？为什么有效剂量 E 不能贸然地用于特定个体的危害评价？

25. 分别说明哪些场合是不能使用“当量剂量”、“有效剂量”的？

26. 在受到的照射已接近或超过剂量限值的情况下，应该怎样估计人体可能蒙受的危险？

27. 辐射事故情况下，关心的是哪一种剂量指标？应怎样评估组织反应的程度？

28. 何谓“待积当量剂量”、“待积有效剂量”？它们用于哪种场合的辐射危害评价？

29. 何谓“辐射实践”、“辐射防护最优化”？

30. 何谓“集体有效剂量”？试述“集体有效剂量”的剂量学实质、单位及其在放射防护评价中的作用。

31. 为放射防护目的，对于特定辐射实践，应如何恰当表述“集体有效剂量”？

32. 何谓“剂量负担”、“截尾的剂量负担”、“单位实践”？在环境辐射影响评价中，单位实践的截尾剂量负担有哪些潜在意义？

第六章　外照射情况下的监测量

上面讨论的放射防护量，都无法直接测量。外照射情况下，需要用借助仪器测得的"实用量(operational quantity)"估计相应的防护量(例如：皮肤当量剂量和有效剂量)。

这里，介绍国际辐射单位与测量委员会(Internal Commission on Radiation Units and Measurement，ICRU)为适应放射防护评价需要，提出的场所、个人辐射监测中使用的"实用量"。

一、辐射监测仪的响应

辐射监测仪的响应(response)R 系指，辐射监测仪对"待测量"的读数 C 与"待测量"真值 M 的比值：

$$R=C/M \tag{6.1}$$

辐射监测仪的能量响应(energy response)$R(E)$则是，其响应随入射辐射能量 E 变化的趋势。若：

$$R(E)=C(E)/M=\text{常数} \tag{6.2}$$

称：辐射监测仪的能量响应是均匀的。又若

$$R(E)=C(E)/M\neq\text{常数} \tag{6.3}$$

则称辐射监测仪的能量响应是非均匀的。

以上，$C(E)$是，对于能量为 E 的入射辐射，仪器对待测量真值 M 的读数。

"能量响应"的"均匀性"是：辐射监测仪性能优劣程度的重要标志。对于特定的待测量真值 M，随入射辐射能量改变，性能优良的监测仪，响应的变化应该很小，例如：

$$R(E)/R(E_{^{60}\mathrm{Co}\gamma})\ngtr\pm 10\% \tag{6.4}$$

式中，$R(E_{^{60}\mathrm{Co}\gamma})$是辐射监测仪对^{60}Co γ 射线的辐射响应。

辐射监测仪的方向响应(angle response)$R(\Omega)$是指辐射监测仪响应随辐射入射方向 Ω 变化的趋势。若：

$$R(\Omega)=C(\Omega)/M=\text{常数} \tag{6.5}$$

称辐射监测仪的方向响应是各向同性的。又若

$$R(\Omega)=C(\Omega)/M\neq\text{常数} \tag{6.6}$$

则称辐射监测仪的方向响应是各向异性的。

以上，$C(\Omega)$是，对于沿 Ω 方向入射的辐射，仪器对待测量真值 M 的读数。

若随辐射入射方向变化，监测仪的方向响应 $R(\Omega)$与软组织吸收剂量 $D(\Omega)$具有雷同的变化趋势(见图 6.1)，则称监测仪的方向响应与软组织剂量是等方向(isodirectional)的。

对辐射监测仪方向响应的要求，将随待测量种类的变更而改变。

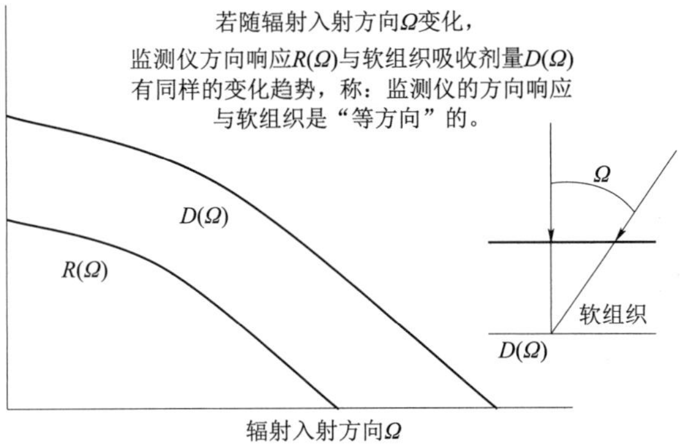

图 6.1　辐射监测仪方向响应的“等方向”概念

二、强贯穿辐射和弱贯穿辐射

(一) 放射防护原则和个人剂量限值

放射防护的基本原则主要有三条。

(1) 辐射实践正当性(justification of practice)

辐射实践对受照个人或社会带来的利益，应足以弥补由该实践所致的辐射危害；

(2) 辐射防护最优化(optimization of practice)

计及社会、经济因素后，由实践中的辐射源，引起照射的可能性、导致的照射水平以及受到照射的人数，保持在可以合理做到的尽可能低的水平；

(3) 限制个人剂量(limitation of individual dose)

意在使受照个人，避免确定性效应的发生；限制其蒙受随机性健康危害的概率使其保持在通常认为可被接受的水平。

对于职业人员、公众成员的剂量限值如表 6.1 所列。

表 6.1　职业人员、公众成员的剂量限值(ICRP,2007)

剂量限值	职业人员	公众成员(关键人群)
年有效剂量(连续五年内的平均值)	20 mSv	1 mSv
满足上述条件下，任何单独一年	50 mSv	5 mSv
年器官当量剂量		
眼晶体	150 mSv	15 mSv
皮肤(1 cm^2 内的平均值)	500 mSv	50 mSv
手、足	500 mSv	

(二) 弱贯穿辐射、强贯穿辐射的界定

特定照射条件下，照射的控制常有一个主要制约因素。例如：人体受到能量低于

20 keV 光子的全身照射时,只要皮肤当量剂量低于剂量限值,则有效剂量也将遵从相应的限值。

一般认为:如果皮肤当量剂量、有效剂量已遵从各自限值,则眼晶体当量剂量超过限值的情况已属罕见。

若特定照射条件下,皮肤、眼晶体当量剂量占相应限值的份额为 $f_{皮肤或眼晶体}$,有效剂量占有效剂量限值的份额为 $f_{有效}$,则:

当 $f_{皮肤或眼晶体} \geqslant f_{有效}$ 时,称入射辐射为弱贯穿辐射(weak penetrating radiation),当 $f_{皮肤或眼晶体} < f_{有效}$ 时,称入射辐射为强贯穿辐射(strong penetrating radiation)。

强、弱贯穿辐射的界定,不是绝对的,会因照射条件的变化而改变。不过,能量低于 20 keV 的光子、能量低于 2 MeV 的电子或 β 辐射,通常视为弱贯穿辐射;无论能量高低,中子总认为是强贯穿辐射。

三、品质因子 *Q* 和剂量当量 *H*

(一) 品质因子 *Q*

辐射的品质因子(quality factor)Q 是依据授予物质能量的带电粒子的生物学效能 RBE,对特定位置上软组织吸收剂量施加修正的一个权重。

按 ICRP 建议,品质因子 Q 与带电粒子在水中的传能线密度 L(keV/μm),有下列数值依赖关系:

$$Q(L)=\begin{cases}1 & \text{当 } L\leqslant 10\\ 0.32\cdot L-2.2 & \text{当 } 10<L<100\\ 300\cdot L^{-0.5} & \text{当 } L\geqslant 100\end{cases} \tag{6.7}$$

由图 6.2 可见,随带电粒子 L 的改变,辐射品质因子 Q、相对生物学效能 RBE 有类似的变化趋势。

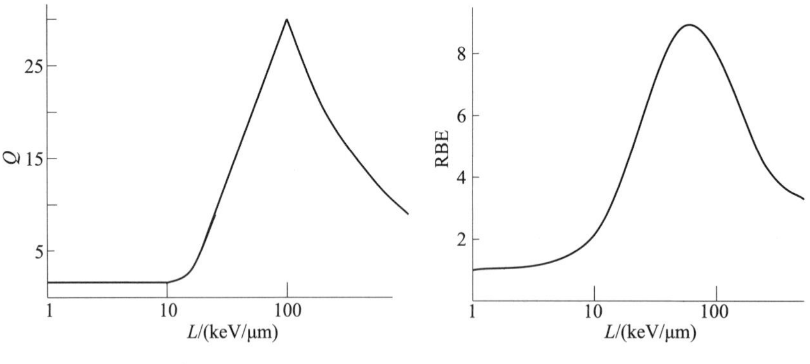

图 6.2　随带电粒子 L 的改变,辐射品质因子 Q、相对生物学效能 RBE 有着类似的变化趋势

其实,组织中特定一点处的吸收剂量,即使是由同类带电粒子授予的,这些带电粒子也未必具有完全相同的传能线密度。亦即,所关心一点处,吸收剂量 D 存在按带电粒子传能

线密度 L 的分布 $D(L)$。

组织中特定一点处的品质因子，实际是它的平均值 $\overline{Q}$：

$$\overline{Q}=\int Q(L)\cdot D(L)\cdot \mathrm{d}L/D \tag{6.8}$$

式中，D 是该点处总的吸收剂量；$D(L)\cdot \mathrm{d}L$ 是传能线密度介于 L 至 $L+\mathrm{d}L$ 间的带电粒子授予的吸收剂量；$Q(L)$是与该点处带电粒子传能线密度 L 相应的品质因子值。

(二) 剂量当量 H

1. 剂量当量 $H(r)$的定义

组织中所关注一点 r 处的剂量当量(dose equivalent)$H(r)$是同一点处软组织吸收剂量 $D(r)$与该点处辐射品质因子 $Q(r)$的乘积：

$$H(r)=Q(r)\cdot D(r) \tag{6.9}$$

即剂量当量 $H(r)$是经同一点处辐射品质因子 $Q(r)$计权修正后，受照软组织的吸收剂量。

剂量当量的 SI 单位是 J/kg，专门名称亦为 Sv。

同样应该注意：剂量当量只用于常规的放射防护场合，切不用于已造成大剂量急性照射的事故情况。

2. 剂量当量 $H(r)$与当量剂量 H_T的本质差别

剂量当量 $H(r)$与器官当量剂量 H_T的本质差别在于：

剂量当量 $H(r)$是与受照软组织中，所关注的一点 r 处的吸收剂量关联的，对吸收剂量施加修正的是品质因子 $Q(r)$；剂量当量是可以测量的一个指标，因而可在辐射防护监测中使用。

当量剂量 H_T则是与器官、组织相关体积内的平均吸收剂量关联的，对吸收剂量施加修正的是辐射权重因子 w_T；当量剂量无法直接测量，仅用于评价、比较辐射照射的健康危害程度。

四、扩展场和齐向扩展场

扩展场(expanded field)和齐向扩展场(aligned expanded field)是为定义场所辐射监测的实用量而引入的两个虚拟辐射场。

若某一空间体积 V 内，每一点上的粒子注量的谱、角分布，与所关注的辐射场 r 点处的粒子注量的谱、角分布均相同，即 $\Phi_{\Omega,E}$(体积 V 中每一点)$=\Phi_{\Omega,E}(r)$，则称空间体积 V 内存在的辐射场为与上述 r 点相应的扩展场。若与 r 点相应的扩展场内，粒子都是朝一个方向运动的，则称空间体积 V 内存在的辐射场为与 r 点相应的齐向扩展场(见图 6.3)。

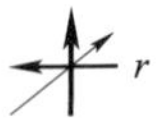

所关注的辐射场r点处粒子注量的谱、角分布

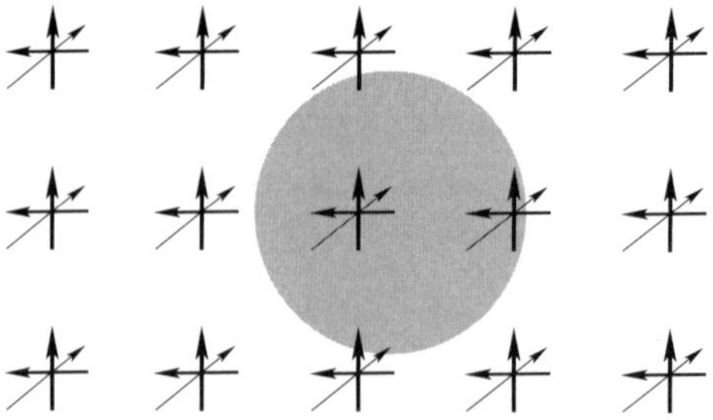

体积V中存在的与r点处辐射场相应的扩展场

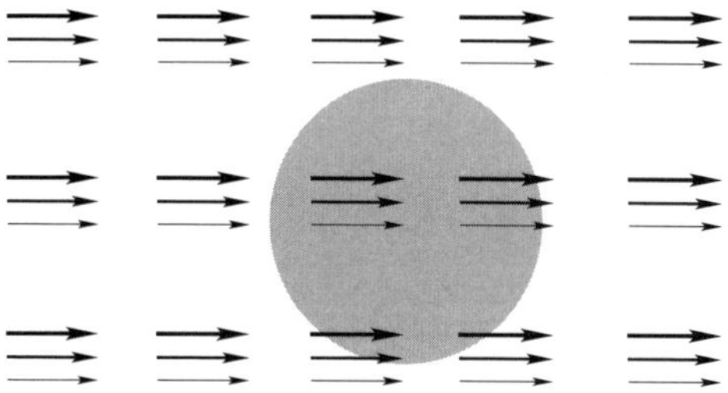

体积V中存在的与r点处辐射场相应的齐向扩展场

图 6.3 扩展场、齐向扩展场的概念图

五、用于场所监测的实用量

(一) ICRU 球

1. 体模

体模(phantom)是:模拟人体对入射辐射散射、吸收特性的一类物体。

对于电子和光子,水、有机玻璃常常是体模的首选材料,缘由在于它们对电子、光子的散射、吸收特性,与人体软组织十分相近。因为水无法成形,所以,水体模常用有机玻璃做成盛水的容器。

根据研究需要,体模有供实验用的实物体模,以及供理论计算用的数学体模。体模的组成可以是均匀的、非均匀的、甚至有仿真的拟人体模。均匀体模的形状,可以是板块的、立方体的、直圆柱的、椭圆柱的,等等。

2. ICRU 球

ICRU 球是:由软组织等效物质构成的直径为 30 cm 的一个球体,系模拟人体躯干的一种体模。因为它是由国际辐射单位与测量委员会最先提出的，故放射防护领域称之为“ICRU 球”。

ICRU 球软组织等效物质的元素质量百分比分别是：氢 10.1、碳 11.1、氮 2.6、氧 76.2。

(二) 周围剂量当量 $H^*(d)$

周围剂量当量(ambient dose equivalent)$H^*(d)$是，对辐射场内所关注的一个点 r 定义的。

若监测仪的方向响应是各向同性的，则在辐射场 r 点处仪器的读数，将反映与 r 点相应的齐向扩展场在 ICRU 球中，对着齐向场方向的半径上，深度 d 处的剂量当量；两者存在一一对应的数值关系(见图 6.4)。

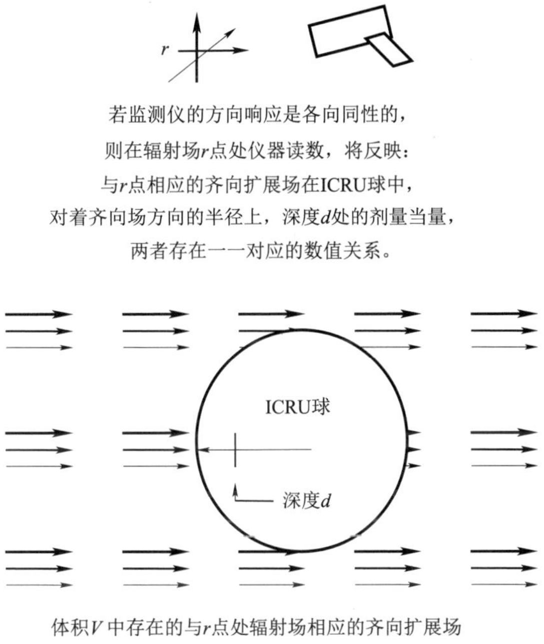

图 6.4　周围剂量当量 $H^*(d)$概念示意图

正因如此，ICRU 定义了用于场所辐射监测的实用量：周围剂量当量 $H^*(d)$。

辐射场 r 点处的周围剂量当量 $H^*(d)$是与 r 点实际辐射场相应的齐向扩展场在 ICRU 球中，对着齐向场方向的半径上，深度 d 处的剂量当量。

周围剂量当量 $H^*(d)$的单位，亦取 Sv。

显然，用于测量 $H^*(d)$的仪器，应具有各向同性的方向响应，并且应该用周围剂量当量 $H^*(d)$的数值对仪器读数进行校正。

表 6.2　对于 X、γ 射线，自由空气中的空气比释动能 K_a 或光子注量 Φ 与周围剂量当量 $H^*(10)$ 的换算系数

光子能量/MeV	$H^*(10)/K_a$/(Sv/Gy)	$H^*(10)/\Phi$/(pSv·cm²)	光子能量/MeV	$H^*(10)/K_a$/(Sv/Gy)	$H^*(10)/\Phi$/(pSv·cm²)
0.010	0.008	0.061	0.500	1.23	2.93
0.015	0.26	0.83	0.600	1.21	3.44
0.020	0.61	1.05	0.800	1.19	4.38
0.030	1.10	0.81	1	1.17	5.20
0.040	1.47	0.64	1.5	1.15	6.90
0.050	1.67	0.55	2	1.14	8.60
0.060	1.74	0.51	3	1.13	11.1
0.080	1.72	0.53	4	1.12	13.4
0.100	1.65	0.61	5	1.11	15.5
0.150	1.49	0.89	6	1.11	17.6
0.200	1.40	1.20	8	1.11	21.6
0.300	1.31	1.80	10	1.10	25.6
0.400	1.26	2.38			

表 6.3　中子注量 Φ 与周围剂量当量 $H^*(10)$ 的换算系数

中子能量/MeV	$H^*(10)/\Phi$/(pSv·cm²)	中子能量/MeV	$H^*(10)/\Phi$/(pSv·cm²)	中子能量/MeV	$H^*(10)/\Phi$/(pSv·cm²)
1.00×10^{-9}	6.60	2.00×10^{-2}	16.6	8.00×10^{0}	409
1.00×10^{-8}	9.00	3.00×10^{-2}	23.7	9.00×10^{0}	420
2.53×10^{-8}	10.6	5.00×10^{-2}	41.1	1.00×10^{1}	440
1.00×10^{-7}	12.9	7.00×10^{-2}	60.0	1.20×10^{1}	480
2.00×10^{-7}	13.5	1.00×10^{-1}	88.0	1.40×10^{1}	520
5.00×10^{-7}	13.6	1.50×10^{-1}	132	1.50×10^{1}	540
1.00×10^{-6}	13.3	2.00×10^{-1}	170	1.60×10^{1}	555
2.00×10^{-6}	12.9	3.00×10^{-1}	233	1.80×10^{1}	570
5.00×10^{-6}	12.0	5.00×10^{-1}	322	2.00×10^{1}	600
1.00×10^{-5}	11.3	7.00×10^{-1}	375	3.00×10^{1}	515
2.00×10^{-5}	10.6	9.00×10^{-1}	400	5.00×10^{1}	400
5.00×10^{-5}	9.90	1.00×10^{0}	416	7.50×10^{1}	330
1.00×10^{-4}	9.40	1.20×10^{0}	425	1.00×10^{2}	285
2.00×10^{-4}	8.90	2.00×10^{0}	420	1.25×10^{2}	260
5.00×10^{-4}	8.40	3.00×10^{0}	412	1.50×10^{2}	245
1.00×10^{-3}	7.90	4.00×10^{0}	408	1.75×10^{2}	250
2.00×10^{-3}	7.70	5.00×10^{0}	405	2.00×10^{2}	260
5.00×10^{-3}	8.00	6.00×10^{0}	400		
1.00×10^{-2}	10.5	7.00×10^{0}	405		

通常，周围剂量当量 $H^*(d)$ 用于强贯穿辐射的监测；关心的深度 d 取 10 mm，此时，周

围剂量当量便记作 $H^*(10)$。

仪器测得的周围剂量当量 $H^*(10)$，常可作为仪器所在位置上，人体有效剂量的合理估计值。

如果辐射监测仪的测量结果是，以 Gy 为单位的“光子空气比释动能 K_a”或以 cm^{-2} 为单位的“光子注量 Φ”，则利用表 6.2 列出的换算系数，便可把仪器读数校正为周围剂量当量 $H^*(10)$ 的数值。表 6.3 则是中子注量与周围剂量当量 $H^*(10)$ 值的换算系数。

(三) 定向剂量当量 $H'(d,\Omega)$

定向剂量当量(directional dose equivalent) $H'(d,\Omega)$，也是对辐射场内所关注的一个点 r 定义的。

若监测仪的方向响应是等方向的，则在辐射场 r 点，对于从任一方向入射的辐射，仪器读数将反映：与 r 点相应的扩展场在 ICRU 球中，指定 Ω 方向的半径上，深度 d 处的剂量当量；两者存在一一对应的数值关系(见图 6.5)。

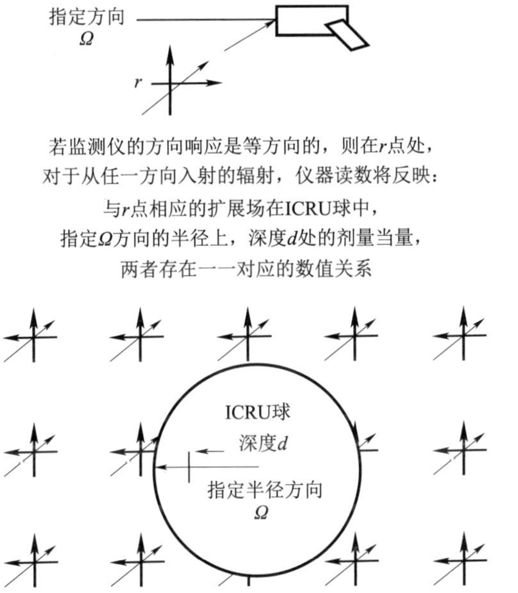

图 6.5　定向剂量当量 $H'(d,\Omega)$ 的概念示意图

因此，ICRU 定义了用于场所辐射监测的另一个实用量：定向剂量当量 $H'(d,\Omega)$。

辐射场 r 点处的定向剂量当量 $H'(d,\Omega)$ 是：与 r 点实际辐射场相应的扩展场在 ICRU 球中，指定 Ω 方向的半径上，深度 d 处的剂量当量。

定向剂量当量 $H'(d,\Omega)$ 的单位，依然取 Sv。

显然，测量 $H'(d,\Omega)$ 的仪器，应具有等方向的方向响应，并且应该用 $H'(d,\Omega)$ 的数值对仪器读数进行校正。

在单向辐射场中，指定方向 Ω，可以用沿指定方向的半径与辐射入射方向的夹角 α 表示(见图 6.6)，于是，定向剂量当量可记作：$H'(d,\alpha)$。若 $\alpha=0°$，定向剂量当量 $H'(d,0°)$ 更可简作：$H'(d)$；因为，此时的半径方向，正对着辐射的入射方向，故 $H'(d)$ 就是前面讨论的周围剂量当量，即，单向辐射场中，有：$H'(d,0°)=H'(d)=H^*(d)$。

通常，定向剂量当量 $H'(d,\Omega)$ 用于弱贯穿辐射的监测；此时的深度 d：

若关注皮肤的照射，取 0.07 mm，定向剂量当量记作 $H'(0.07,\Omega)$；

若关注的是眼晶体，则取 3 mm，定向剂量当量记作 $H'(3,\Omega)$。

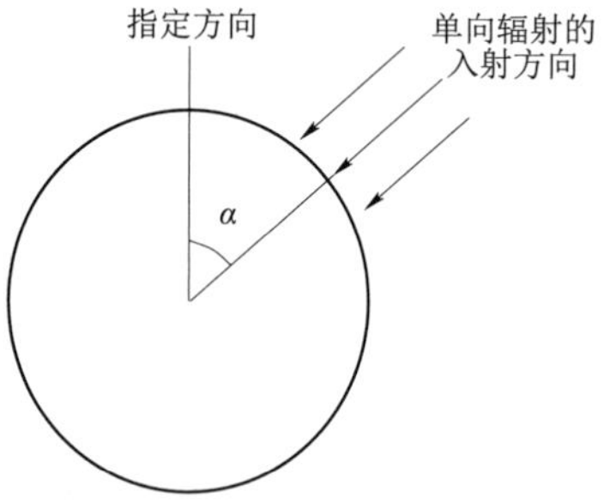

图 6.6 单向辐射场中定向剂量当量指定方向的表示方法

对于低能 X、γ 射线，β 射线，电子束，仪器测得的定向剂量当量 $H'(0.07,\Omega)$ 或 $H'(3,\Omega)$，可作为仪器所在位置上，人体皮肤或眼晶体当量剂量的合理估计值。

对于 X、γ 射线，利用表 6.4 所列的系数值，可把仪器测得的空气比释动能或光子注量，校正为相应的定向剂量当量 $H'(0.07,0°)$ 的值。

表 6.4 由自由空气中的空气比释动能 K_a 或光子注量 Φ 到定向剂量当量 $H'(0.07,0°)$ 的换算系数

光子能量/MeV	$H'(0.07,0°)/K_a$/(Sv/Gy)	$H'(0.07,0°)/\Phi$/(pSv · cm²)	光子能量/MeV	$H'(0.07,0°)/K_a$/(Sv/Gy)	$H'(0.07,0°)/\Phi$/(pSv · cm²)
0.010	0.95	7.2	0.500	1.23	2.93
0.015	0.99	3.19	0.600	1.22	3.44
0.020	1.05	1.81	0.800	1.19	4.38
0.030	1.22	0.9	1	1.17	5.20
0.040	1.41	0.62	1.5	1.15	6.90
0.050	1.53	0.5	2	1.14	8.60
0.060	1.59	0.47	3	1.15	11.1
0.080	1.61	0.49	4	1.12	13.4
0.100	1.55	0.58	5	1.11	15.5
0.150	1.42	0.85	6	1.11	17.6
0.200	1.34	1.15	8	1.11	21.6
0.300	1.31	1.8	10	1.10	25.6
0.400	1.26	2.38			

表 6.5 是测量定向剂量当量 $H'(0.07,\alpha)$ 的辐射监测仪应该具有的方向响应。

表 6.5 测量定向剂量当量 $H'(0.07,\alpha)$ 的辐射监测仪应该具有的方向响应

光子能量/MeV	$H'(0.07,0°)/K_a$/(Sv/Gy)	$H'(0.07,\alpha)/H'(0.07,0°)$							
		0°	15°	30°	45°	60°	75°	90°	180°
0.005	0.76	1.00	0.96	0.87	0.79	0.41	0.00	0.00	0.00
0.010	0.95	1.00	0.99	0.98	0.98	0.96	0.89	0.19	0.00
0.020	1.05	1.00	1.00	0.99	1.00	1.00	0.98	0.54	0.00

续表

光子能量/MeV	$H'(0.07,0°)/K_a$/(Sv/Gy)	$H'(0.07,\alpha)/H'(0.07,0°)$							
		0°	15°	30°	45°	60°	75°	90°	180°
0.030	1.22	1.00	0.99	0.99	0.99	0.98	0.94	0.62	0.00
0.050	1.53	1.00	0.99	0.98	0.98	0.97	0.92	0.69	0.02
0.100	1.55	1.00	0.99	0.99	0.99	0.98	0.94	0.77	0.05
0.150	1.42	1.00	0.99	0.99	0.99	0.99	0.97	0.87	0.07
0.300	1.31	1.00	1.00	1.00	1.00	1.02	1.00	0.89	0.10
0.662	1.20	1.00	1.00	1.00	1.00	1.00	1.00	0.89	0.18
1.25	1.16	1.00	1.00	1.00	1.00	1.00	1.00	0.90	0.30
2	1.14	1.00	1.00	1.00	1.00	1.00	1.00	0.90	0.39
3	1.13	1.00	1.00	1.00	1.00	1.00	1.00	0.90	0.46
5	1.11	1.00	1.00	1.00	1.00	1.00	1.00	0.91	0.54
10	1.10	1.00	1.00	1.00	1.00	1.00	1.00	0.94	0.63

六、用于个人监测的实用量

用于个人辐射监测的实用量是，个人剂量当量(person dose equivalent)$H_p(d)$，它是对人体定义的一个量。

个人剂量当量 $H_p(d)$的定义是人体指定一点下，深度 d(mm)处，软组织的剂量当量。

个人剂量当量 $H_p(d)$的单位仍然取 Sv。

可以用一个佩在人体表面适当位置的探测器(个人剂量计)测量个人剂量当量 $H_p(d)$，如图 6.7 所示。

测量个人剂量当量 $H_p(d)$的探测器，应覆盖相应厚度 d 的组织替代物(例如，有机玻璃或塑料)。

用于测量个人剂量当量 $H_p(d)$的个人剂量计应有等方向的方向响应。

论及个人剂量当量 H_p(d)的数值时，必须同时说明相关的深度 d：对强贯穿辐射，取 10 mm，弱贯穿辐射，取 0.07 mm，分别记作 $H_p(10)$和 $H_p(0.07)$。

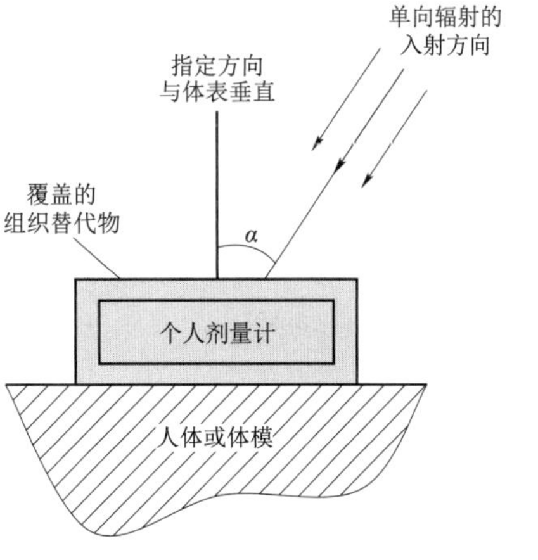

图 6.7　个人剂量计布置及相关方向关系

(仅作示意，与实际尺寸不成比例)

放射防护评价中，$H_p(10)$可用作有效剂量的估计值；$H_p(0.07)$则用作局部皮肤当量剂量的估计值。罕见情况下，可能用到与 $d=3$ mm 相应的个人剂量当量 $H_p(3)$，以此作为眼晶体当量剂量的估计值。

由于人群中个体的胖瘦、高矮不同，入射辐射在各人身体内的散射、吸收情况不尽相同。因此，即使个人剂量计佩在相同部位，受到相同情况的照射，个人剂量计的辐射响应也会因人而异。就是同一个人,个人剂量计佩在身体的不同部位,其辐射响应也有差别;即使人体所处位置不变,佩在同一部位的剂量计,其辐射响应也会因个人相对于辐射源的朝向改变而变化。所以,给出个人剂量当量数值时,还应说明个人受照情况及剂量计的佩戴部位。

个人剂量计的刻度,需把它放在合适体模上进行,目前已提出三种体模:

1) 平板体模(有机玻璃水箱,模拟人的躯干),尺寸:30 cm×30 cm×15 cm;

2) 柱体模(有机玻璃棒,模拟人的前臂和小腿),直径 7.3 cm,高 30 cm;

3) 棒体模(有机玻璃棒,模拟人的手指),直径 1.9 cm,高 30 cm。

对于 X、γ 射线和佩在人体躯干的个人剂量计,利用表 6.6 和 表 6.7,可把个人剂量计以 Gy 表示的空气比释动能 K_a值,校正为以 Sv 表示的个人剂量当量 $H_P(10)$和 $H_P(0.07)$的数值。表中还同时给出对于不同能量的光子,个人剂量计应该具有的方向响应。

表 6.6 与单位空气比释动能对应的个人剂量当量 $H_p(10,0°)$值以及个人剂量计应该具有的方向响应

光子能量/MeV	$H_p(10,0°)/K_a$/(Sv/Gy)	$H_p(10,\alpha)/H_p(10,0°)$					
		0°	15°	30°	45°	60°	75°
0.010	0.009	1.000	0.889	0.556	0.222	0.000	0.000
0.012 5	0.098	1.000	0.929	0.704	0.388	0.102	0.000
0.015	0.264	1.000	0.966	0.822	0.576	0.261	0.030
0.017 5	0.445	1.000	0.971	0.879	0.701	0.416	0.092
0.020	0.611	1.000	0.982	0.913	0.763	0.520	0.167
0.025	0.883	1.000	0.980	0.937	0.832	0.650	0.319
0.030	1.112	1.000	0.984	0.950	0.868	0.716	0.411
0.040	1.490	1.000	0.986	0.959	0.894	0.760	0.494
0.050	1.766	1.000	0.988	0.963	0.891	0.779	0.526
0.060	1.892	1.000	0.988	0.969	0.911	0.793	0.561
0.080	1.903	1.000	0.997	0.970	0.919	0.809	0.594
0.100	1.811	1.000	0.992	0.972	0.927	0.834	0.612
0.125	1.696	1.000	0.998	0.980	0.938	0.857	0.647
0.150	1.607	1.000	0.997	0.984	0.947	0.871	0.677
0.200	1.492	1.000	0.997	0.991	0.959	0.900	0.724
0.300	1.369	1.000	1.000	0.996	0.984	0.931	0.771
0.400	1.300	1.000	1.004	1.001	0.993	0.955	0.814
0.500	1.256	1.000	1.005	1.002	1.001	0.968	0.846
0.600	1.226	1.000	1.005	1.004	1.003	0.975	0.868
0.800	1.190	1.000	1.001	1.003	1.007	0.987	0.892
1	1.167	1.000	1.000	0.996	1.009	0.990	0.910
1.5	1.139	1.000	1.002	1.003	1.006	0.997	0.934
3	1.117	1.000	1.005	1.010	0.998	0.998	0.958
6	1.109	1.000	1.003	1.003	0.992	0.997	0.995
10	1.111	1.000	0.998	0.995	0.989	0.992	0.966

表 6.7 与单位空气比释动能对应的个人剂量当量 $H_p(0.07,0°)$ 值以及个人剂量计应该具有的方向响应

光子能量/MeV	$H_p(0.07,0°)/K_a$/(Sv/Gy)	$H_p(0.07,\alpha)/H_p(0.07,0°)$					
		0°	15°	30°	45°	60°	75°
0.005	0.750	1.000	0.991	0.956	0.895	0.769	0.457
0.010	0.947	1.000	0.996	0.994	0.987	0.964	0.904
0.015	0.981	1.000	1.000	1.001	0.994	0.992	0.954
0.020	1.045	1.000	0.996	0.996	0.987	0.982	0.948
0.030	1.230	1.000	0.990	0.989	0.972	0.946	0.897
0.040	1.444	1.000	0.994	0.990	0.965	0.923	0.857
0.050	1.632	1.000	0.994	0.979	0.954	0.907	0.828
0.060	1.716	1.000	0.995	0.984	0.961	0.913	0.837
0.080	1.732	1.000	0.994	0.991	0.966	0.927	0.855
0.100	1.669	1.000	0.993	0.990	0.973	0.946	0.887
0.150	1.518	1.000	1.001	1.005	0.995	0.977	0.950
0.200	1.432	1.000	1.001	1.001	1.003	0.997	0.981
0.300	1.336	1.000	1.002	1.007	1.010	1.019	1.013
0.400	1.280	1.000	1.002	1.009	1.016	1.032	1.035
0.500	1.244	1.000	1.002	1.008	1.020	1.040	1.054
0.600	1.220	1.000	1.003	1.009	1.019	1.043	1.057
0.800	1.189	1.000	1.001	1.008	1.019	1.043	1.062
1.000	1.173	1.000	1.002	1.005	1.016	1.038	1.060

对于中子，类似的数据则在表 6.8 列出。

表 6.8 与单位中子注量相应的个人剂量当量 $H_p(10)$ 及其方向响应

中子能量/MeV	$H_p(10,0°)/\Phi$/(pSv·cm^2)	$H_p(10,\alpha)/H_p(10,0°)$					
		0°	15°	30°	45°	60°	75°
1.00×10^{-9}	8.19	1.00	0.93	0.80	0.52	0.32	0.14
1.00×10^{-8}	9.97	1.00	0.94	0.79	0.54	0.34	0.15
2.53×10^{-8}	11.4	1.00	0.93	0.80	0.58	0.35	0.15
1.00×10^{-7}	12.6	1.00	0.93	0.82	0.62	0.37	0.15
2.00×10^{-7}	13.5	1.00	0.93	0.82	0.65	0.39	0.16
5.00×10^{-7}	14.2	1.00	0.95	0.83	0.66	0.40	0.16
1.00×10^{-6}	14.4	1.00	0.97	0.83	0.66	0.40	0.17
2.00×10^{-6}	14.3	1.00	0.98	0.83	0.66	0.41	0.17
5.00×10^{-6}	13.8	1.00	1.01	0.83	0.66	0.41	0.18
1.00×10^{-5}	13.2	1.00	1.02	0.83	0.66	0.41	0.18
2.00×10^{-5}	12.4	1.00	1.02	0.84	0.65	0.41	0.19
5.00×10^{-5}	11.2	1.00	1.00	0.84	0.65	0.41	0.19

续表

中子能量/MeV	$H_p(10,0°)/\Phi$/(pSv·cm²)	$H_p(10,\alpha)/H_p(10,0°)$					
		0°	15°	30°	45°	60°	75°
1.00×10^{-4}	10.3	1.00	0.96	0.84	0.65	0.40	0.19
2.00×10^{-4}	9.84	1.00	0.96	0.84	0.63	0.40	0.19
5.00×10^{-4}	9.34	1.00	0.93	0.82	0.61	0.38	0.18
1.00×10^{-3}	8.78	1.00	0.93	0.83	0.62	0.39	0.19
2.00×10^{-3}	8.72	1.00	0.94	0.83	0.62	0.40	0.19
5.00×10^{-3}	9.36	1.00	0.94	0.80	0.61	0.38	0.18
1.00×10^{-2}	11.2	1.00	0.96	0.82	0.63	0.39	0.16
2.00×10^{-2}	17.1	1.00	0.99	0.85	0.68	0.39	0.12
3.00×10^{-2}	24.9	1.00	0.97	0.86	0.67	0.39	0.11
5.00×10^{-2}	39.0	1.00	0.92	0.88	0.71	0.43	0.12
7.00×10^{-2}	59.0	1.00	0.95	0.89	0.73	0.46	0.14
1.00×10^{-1}	90.6	1.00	0.97	0.90	0.74	0.49	0.15
1.50×10^{-1}	139	1.00	0.99	0.91	0.76	0.53	0.17
2.00×10^{-1}	180	1.00	0.99	0.92	0.78	0.56	0.14
3.00×10^{-1}	246	1.00	0.99	0.82	0.82	0.61	0.24
5.00×10^{-1}	335	1.00	0.99	0.97	0.87	0.67	0.30
7.00×10^{-1}	386	1.00	0.98	0.99	0.90	0.72	0.36
9.00×10^{-1}	414	1.00	0.98	1.00	0.93	0.77	0.41
1.00×10^{0}	433	1.00	0.96	0.98	0.91	0.77	0.42
1.20×10^{0}	433	1.00	0.99	1.02	0.95	0.82	0.48
2.00×10^{0}	442	1.00	0.99	1.03	0.99	0.91	0.62
3.00×10^{0}	431	1.00	1.00	1.04	1.02	0.96	0.71
4.00×10^{0}	422	1.00	1.00	1.04	1.03	0.97	0.76
5.00×10^{0}	420	1.00	1.00	1.04	1.04	0.97	0.79
6.00×10^{0}	423	1.00	1.02	1.04	1.04	0.98	0.82
7.00×10^{0}	432	1.00	1.00	1.04	1.04	0.98	0.84
8.00×10^{0}	445	1.00	1.00	1.04	1.03	0.99	0.85
9.00×10^{0}	461	1.00	1.00	1.04	1.03	0.99	0.87
1.00×10^{1}	480	1.00	1.00	1.04	1.03	1.00	0.88
1.20×10^{1}	517	1.00	1.00	1.04	1.02	1.01	0.90
1.40×10^{1}	550	1.00	1.00	1.04	1.02	1.02	0.91
1.50×10^{1}	564	1.00	1.00	1.04	1.02	1.03	0.92
1.60×10^{1}	576	1.00	1.00	1.04	0.94	1.03	0.93
1.80×10^{1}	595	1.00	1.00	1.04	1.03	1.03	0.94
2.00×10^{1}	600	1.00	0.99	1.03	1.03	1.03	0.95

思考题

1. 何谓辐射监测仪的“辐射响应”、“能量响应”、“方向响应”？

2. 说明下列术语的内涵：

辐射监测仪的“能量响应是均匀的”、“方向响应是各向同性的”、“方向响应是等方向的”。

3. 辐射监测仪应有怎样的“能量响应”？对它的“方向响应”要求，由哪个因素决定？

4. 何谓“强贯穿辐射”、“弱贯穿辐射”？它们是怎样界定的？

5. 哪些辐射一般可视为“弱贯穿”的？哪种辐射通常认为是强贯穿性的？

6. 放射防护有哪些基本原则？

7. 对于职业人员和公众成员，分别给出眼晶体、皮肤、全身的剂量限值？

8. 何谓“品质因子”？有何用途？它的数值取决于哪个因素有关？

9. 何谓“剂量当量”？适用于什么场合？给出它的 SI 单位及其专门名称。

10. 在哪些方面“剂量当量”与“当量剂量”存在本质的区别？

11. 何谓“扩展场”、“齐向扩展场”？

12. 何谓“周围剂量当量”、“定向剂量当量”、“个人剂量当量”？

试述这些量适用的辐射类型、对辐射监测仪的“方向响应”要求；放射防护评价中，这些量各有什么用途？

13. 若用于测量“定向剂量当量”的辐射监测仪具有“等方向的”方向响应，且已知 100 keV 的光子沿监测仪探头窗垂直(0°)方向入射时，与 1 mSv“定向当量剂量”相应，仪器显示的读数是 100。若该种能量的光子，沿 0°、30°、45°、75°入射的“定向当量剂量”分别是 10、20、30、50 mSv，试用表 6.6 所列数据，估计：此种情况下，仪器显示的读数将会是多少？

第七章 肿瘤放射治疗中外照射剂量计算的基本方法

外照射剂量水平，取决于辐射源的形状和大小、发射的辐射类型、能量和数量；同时也决定于人体，例如，与源的距离、受照的时间和面积、相对于辐射源人体的面背朝向；以及辐射的屏蔽状况，等等。

本章主要讨论肿瘤放射治疗中，X、γ射线外照射剂量计算的基本方法。类似方法也可用于放射防护中X、γ射线的剂量计算。

这里将用到自由空气中空气比释动能、空气中小块组织的碰撞比释动能、体模、参考深度、峰值剂量等等的一些术语，因前面已经论及，这里不再赘述。

一、辐射场

辐射场特征，可以用粒子注量（或能量注量、空气比释动能等）及其按粒子能量、方向、空间位置和时间的分布给予完整的描述；知道了辐射场的这些特征，即有可能算出受照人体特定部位的吸收剂量。

由源发出的辐射，可能遭到墙壁、地面和周围物体的散射，因而实际辐射场常常是由源直接造成的辐射场与散射辐射场两者的叠加。

通常，自身尺寸不足其投照距离1/5的一类辐射源，可视为一个点源（point source）。点状源的情况最简单，任何形状的辐射源均可看做是许多点源的集合（见图7.1）。

如果周围物体和空间对辐射的吸收、散射可略，则在点源直接造成的辐射场中，任何一点处的照射水平（例如，粒子注量率、空气比释动能率或周围剂量当量率，等等），与该点离开辐射源的距离平方成反比。例如，点源辐射场任何两点处的空气比释动能率，存在下列关系：

$$\dot{K}_a(r_1)/\dot{K}_a(r_2)=(r_2)^2/(r_1)^2 \tag{7.1}$$

式中，$\dot{K}_a(r_1)$、$\dot{K}_a(r_2)$分别是距离点源r_1、r_2处的空气比释动能率（见图7.2）。

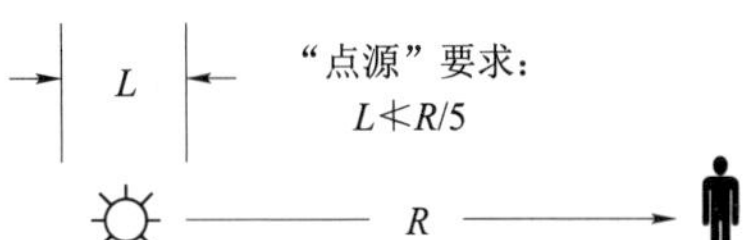

图7.1 “点源”的几何要求

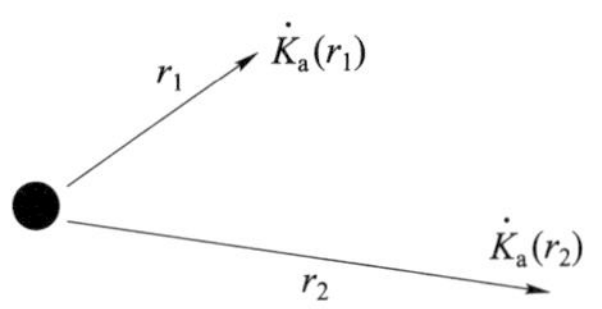

图7.2 点源辐射场中，照射水平与距离平方成反比

向四面八方出射特定类型、特定能量的粒子数都相同的一类点源，称为各向同性点源(isotropic point source)。各向同性点源辐射场中，任何一点处的粒子注量率 $\dot{\Phi}(r)$ 可由下式决定：

$$\dot{\Phi}(r)=A/(4\pi r^2) \tag{7.2}$$

式中，A 是单位时间内，点源向四面八方发出的粒子数，r 是所关注的位置离开点源的距离。

由于康普散射，投射到地面、墙壁的 X、γ 射线，会形成散射的 X、γ 射线辐射场。散射辐射的照射水平，与地面、墙壁的受照面积成正比，且随关注的散射方向而改变。表 7.1 是受照面积为 400 cm^2，距离散射面积中心 1 m 处，入射辐射的照射水平被散射到各个方向的百分数。

表 7.1　受照面积为 400 cm^2，距离散射面积中心 1 m 处，入射辐射的照射水平被散射到各个方向的百分数

与入射方向的夹角	100 kV	200 kV	300 kV	^{60}Co	6 MV
15°	—	—	—	—	0.65
30°	0.02	0.24	0.34	—	0.30
45°	0.03	0.23	0.26	0.18	0.14
60°	0.04	0.19	0.22	0.14	0.08
90°	0.05	0.14	0.19	0.07	0.04
120°	0.12	0.23	0.26	0.05	0.03
135°	0.17	0.30	0.33	0.01	0.03
150°	0.21	0.37	0.48	—	—

二、辐射源

(一) X 辐射源

1. X 射线的产生

普通应用的 X 射线，通常由 X 射线管产生。利用电子加速器、直线加速器等加速电子，而后轰击由高原子序数物质构成的靶，还能产生高能量的 X 射线。

图 7.3 是利用 X 射线管产生 X 射线的示意图。X 射线管的阳极为一粗的铜棒，其一端镶有钨靶；阴极有钨丝制作的灯丝，两极间施加高电压。阴极经通电加热，电子就从灯丝逸出。逸出的电子在高电压作用下加速飞向阳极。高速电子到达阴极，撞击钨靶，于是产生轫致辐射(即 X 射线)，且从管窗射出。

X 射线管产生的 X 射线，其中光子会从某个最低值，直到轰击钨靶的电子能量，形成一个连续的能量分布(见图 7.3)。临床放射学应用中，为减少无用的低能光子对皮肤的照射，常用适当厚度的过滤板，把低能的光子过滤掉。

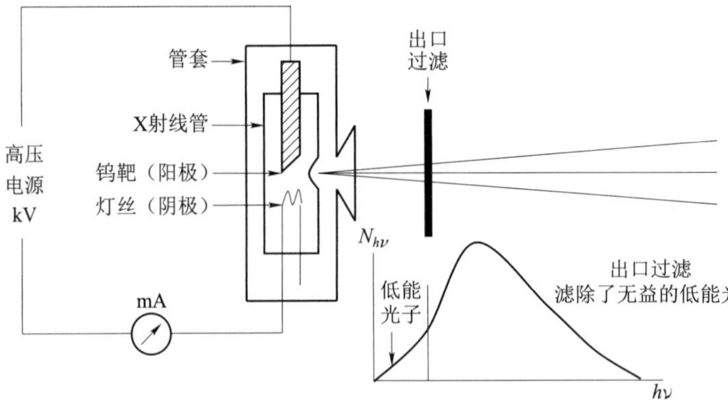

图 7.3 X射线产生的示意图

2. X射线的线质

所谓X射线的线质(quality),就是:在物质中X射线的穿透能力,常以半价层(half value layer,HVL)标志;半价层表示:能使入射X射线照射水平减半的物质层厚度。依激发X射线的电压高低,半价层分别用毫米铝、铜或铅表示(见表7.2)。

表7.2 用以表示半价层及适应各种能量的过滤材料

X射线的激发电压	表示半价层的物质	常用过滤材料(从辐射源向外依次排列)
10 kV~120 kV	铝	铝
120 kV~400 kV	铜	(铜+铝)或(锡+铜+铝)
400 kV~1 MV	铜	(锡+铜+铝)
1 MV~3 MV	铜或铅	(铅+锡+铜+铝)
10 MV~50 MV	铅	碳、铝或铜,作为补偿过滤

图7.4和图7.5显示的是半价层与X射线管电压、出口过滤的依赖关系。

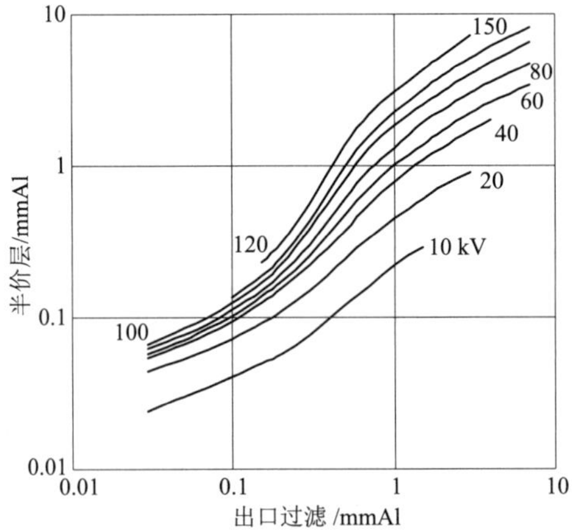

图 7.4 以铝表示的半价层与X射线管电压、出口过滤的依赖关系

X射线的线质,也可以用等效能量(equivalent energy)表示;X射线的等效能量就是,与

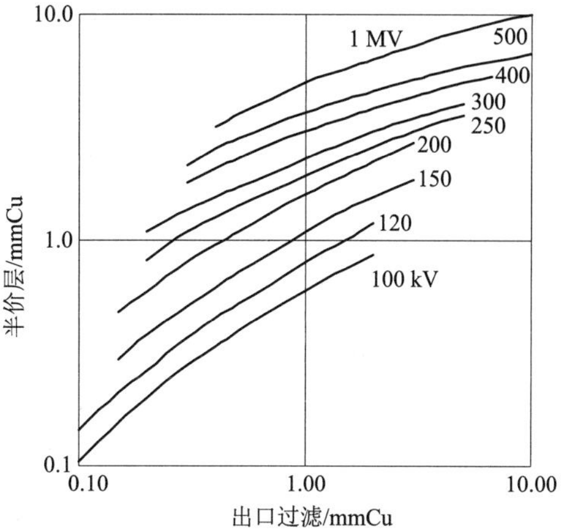

图 7.5　以铜表示的半价层与 X 射线管电压、出口过滤的依赖关系

所论 X 射线半价层相同的单能光子束的光子能量。

图 7.6 示出的是不同材料的半价层与等效能量的对应联系。

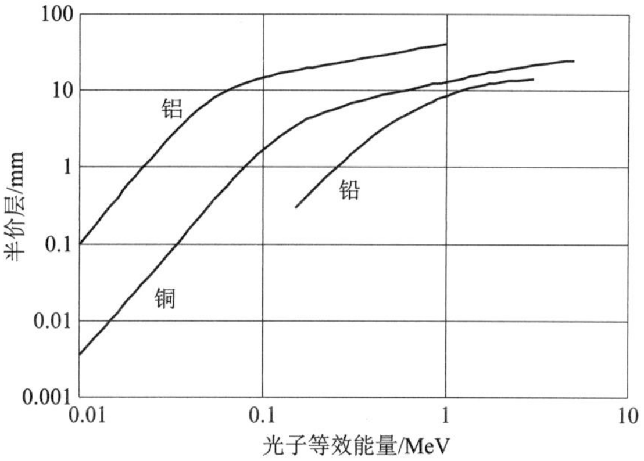

图 7.6　不同材料的半价层与光子等效能量的对应关系

3. X 射线辐射源照射水平的计算　发射率常数

X 射线辐射源周围的照射水平，主要依赖于：X 射线的激发电压，阴、阳极间通过的电流，X 射线出口的过滤条件以及离开 X 射线源的距离。

离开钨靶 r m 处，X 辐射源产生的空气比释动能率 $\dot{K}_a(r)$，可按式(7.3)粗略估计：

$$\dot{K}_a(r) = I \cdot \Delta / r^2 \tag{7.3}$$

式中，I 是管电流(mA)或加速器的平均电子束流(μA)；

Δ 是特定管电压(或加速器的加速电压)、射线出口过滤条件下，X 射线源的发射率常数(emission rate constant)；数值上，Δ 等于距离钨靶 1 m 处，由单位管电流(mA)或单位电子束流(μA)所致的空气比释动能率，SI 单位是(Gy · m^2)/(mA · min)。

图 7.7～图 7.10 分别给出了各种典型工作条件下，X 射线辐射源的发射率常数值。

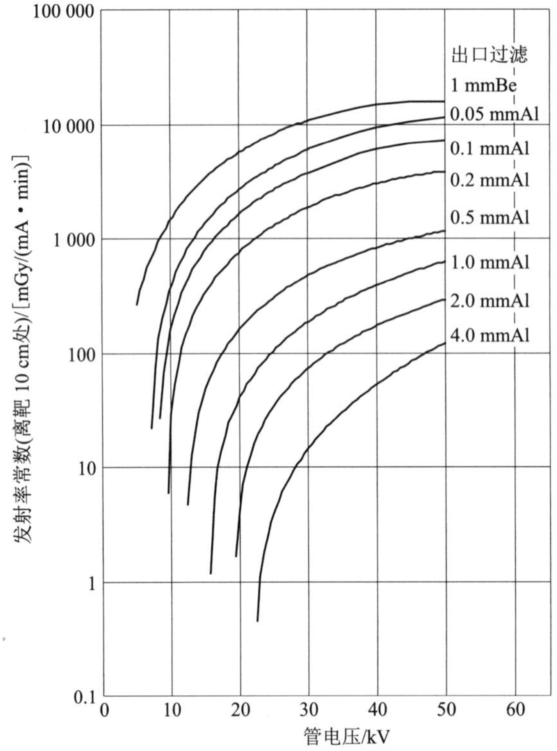

图 7.7 各种过滤条件下，恒定电压(10～50 kV)
X 射线管在离钨靶 10 cm 处产生的空气比释动能率

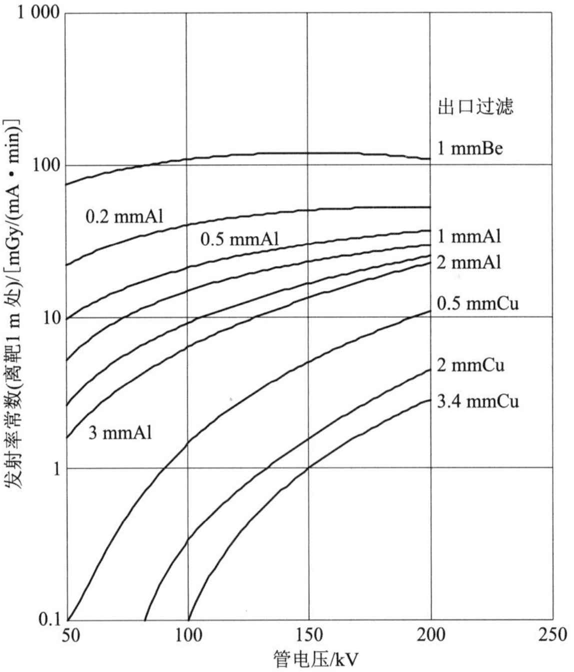

图 7.8 各种过滤条件下，恒定电压(50～200 kV)
X 射线管在离钨靶 1 m 处产生的空气比释动能率

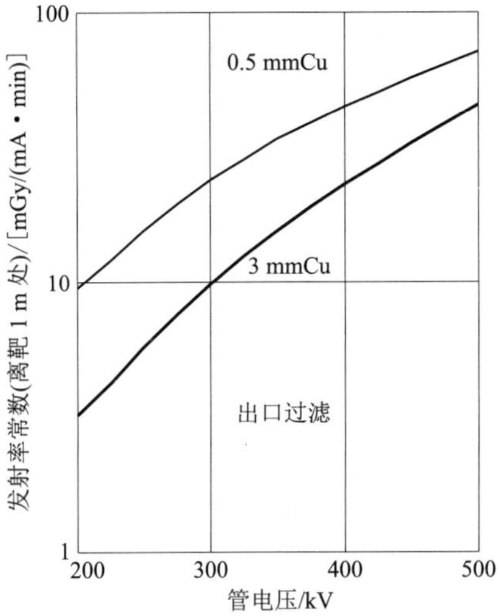

图 7.9 各种过滤条件下,恒定电压(200～500 kV)X射线管在离钨靶1 m处产生的空气比释动能率

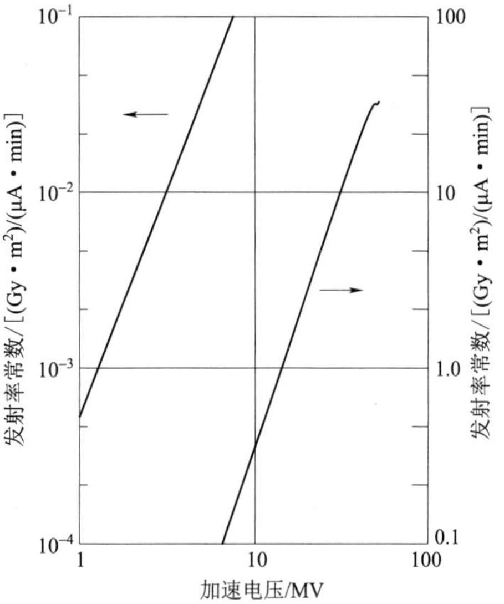

图 7.10 直线加速器X射线源(高Z靶)的发射率常数

［例 7.1］

临床放射学透视检查中,X射线管的电压通常设置在50～80 kV,管电流为2～5 mA间。

若取:管电压70 kV,管电流I=3 mA,射线出口过滤为2 mmAl;

估计:此种情形下,距离钨靶r=50 cm处的空气比释动能率。

据图7.8估计,与管电压70 kV,出口过滤2 mmAl相应,X辐射源的发射率常数约等于5.3 (mGy·m²)/(mA·min),据上述情形,利用式(7.3)估计距离钨靶50 cm处的空气比释动能率为:

$$\dot{K}_{a}(50\ \text{cm}) = I\cdot\Delta/r^2$$
$$= 3\ \text{mA}\times 5.3[(\text{mGy}\cdot\text{m}^2)/(\text{mA}\cdot\text{min})]/(0.5\ \text{m})^2$$
$$= 63.6\ \text{mGy/min}$$

(二) γ辐射源

γ辐射,通常伴随α、β衰变一起发生,因此,除了γ跃迁外,还有一些导致辐射源发射光子的原因。例如,β粒子在源物质内的轫致辐射;伴随电子俘获、内转换过程的特征X射线。

γ射线,在物质中的穿透能力(线质),决定于放射性核素的种类,因为特定放射性核素,衰变时具有特定的光子能谱,如图7.11所示。

发射光子的辐射源,对周围环境造成的照射水平,主要取决于辐射源的大小和形状、所含的放射性活度、衰变时发射特定能量光子的产额以及离源的距离。

1. γ点源

1.1 各向同性γ点源的剂量学常数

各向同性γ点源的剂量学常数(dosimetry constant)Γ_δ,是指距离点源1 m处,由单位

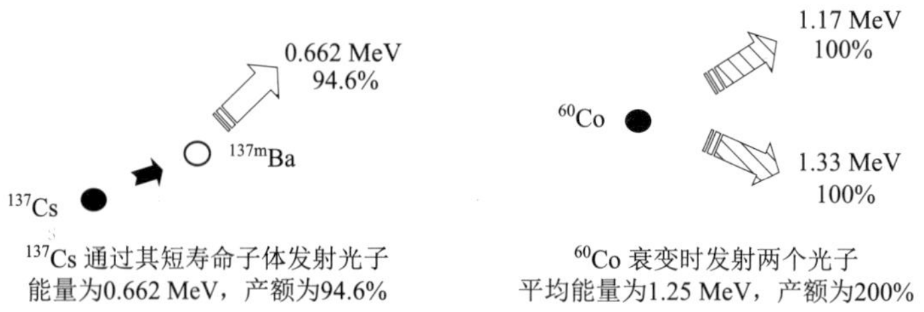

图 7.11 ^{137}Cs、^{60}Co 衰变时发射的 γ 光子能量及其相应产额

放射性活度的特定放射性核素发出的，能量不小于 δ(keV)的所有光子造成的照射水平。

这里的光子，不仅包括 γ 跃迁的光子，同时还计及伴随电子俘获、内转换过程产生的特征 X 射线的光子。能量截止值 δ，一般取 10 keV。

作为上述照射水平的指标，可以是空气比释动能率 $\dot{K}_a$、周围剂量当量率 $\dot{H}^*(10)$、定向剂量当量率 $\dot{H}'(0.07)$和照射量率 $\dot{X}$(为叙述方便，以下统称"剂量率"，且以 $\dot{Q}$ 记之)，与这些指标相应的剂量学常数，分别记作：Γ_{K_a}、Γ_{H^*}、$\Gamma_{H'}$ 和 Γ_X，且分别命名为空气比释动能率常数(air kerma rate constant)、周围剂量当量率常数(ambient dose equivalent rate constant)、定向剂量当量率常数(directional dose equivalent rate constant)和照射量率常数(exposure rate constant)，统称 Γ 常数。

表 7.3 列出了核燃料循环、同位素应用中常见的发射光子的放射性核素各向同性点源，δ 为 10 keV 时的剂量学常数值。

须提醒的是，表 7.3 中列出的剂量学常数值，并未计及源物质中电子产生的内轫致辐射的光子，也没有考虑周围空间和物体对 γ 射线的散射和吸收。必要时，宜按具体情况作适当修正。

1.2 各向同性 γ 点源照射水平的计算

若 γ 点源所含核素的放射性活度为 A(Bq)，则距离该源 r(m)处的剂量率 $\dot{Q}(r)$可按下式计算：

$$\dot{Q}(r)=A\cdot\Gamma/r^2 \tag{7.4}$$

如前所述，计算时，应根据要求，选择合适的"Γ 常数"，计算的结果 $\dot{Q}(r)$及其 SI 单位分别是：空气比释动能率 $\dot{K}_a(r)$，Gy/s；周围剂量当量率 $\dot{H}^*(r,10)$，Sv/s、定向剂量当量率 $\dot{H}'(r,0.07)$，Sv/s 或照射量率 $\dot{X}(r)$，(C/kg)/s。

[例 7.2]

已知：钴-60 γ 点源放射性活度 A＝185 TBq，关心的位置与点源距离 r＝1.5 m；

要求上述位置上：

1) 照射量率；

2) 空气比释动能率；

3) 小块肌肉的碰撞比释动能率。

对于钴-60，由表 7.3 可得：Γ_{K_a}＝85 aGy·m^2，Γ_X＝2.5 (aC/kg)·m^2；

钴-60 γ 光子产生的次级电子能量，充其量不过 1 MeV，从表 3.6 可见，在水(软组织替代物)和空气中,1 MeV 电子能量的辐射损失份额分别是:$g_{水}=0.36\%$和 $g_{空气}=0.40\%$,几乎可忽略。可以认为,就钴-60 γ 光子而言,肌肉、空气的碰撞比释动能与总的比释动能,数值上相差无几,近似相等。

又从表 3.7 得:$(\mu_{en}/\rho)_{肌肉}=0.0294\ m^2/kg$,$(\mu_{en}/\rho)_{空气}=0.0267\ m^2/kg$,或者从表 4.3 可直接查得:$(\mu_{en}/\rho)_{肌肉}/(\mu_{en}/\rho)_{空气}=1.11$。

利用公式(7.4),可得离源 1.5 m 处的照射量率:

$$\begin{aligned}\dot{X}(1.5\ m)&=A\cdot \Gamma_X/r^2\\&=185\ TBq\cdot 2.5\ [(aC/kg)\cdot m^2/(1.5\ m)^2]\\&=185\times10^{12}\ Bq\cdot 2.5\times10^{-18}\ [(C/kg)\cdot m^2/(1.5\ m)^2]\\&=0.206\ (mC/kg)/s\end{aligned}$$

离源 1.5 m 处的空气比释动能率:

$$\begin{aligned}\dot{K}_a(1.5\ m)&=A\cdot \Gamma_{K_a}/r^2\\&=185\ TBq\cdot 85\ (aGy\cdot m^2)/(1.5\ m)^2\\&=185\times10^{12}\ Bq\cdot 85\times10^{-18}\ (Gy\cdot m^2)/(1.5\ m)^2\\&=6.99\ mGy/s\end{aligned}$$

利用公式(4.11),同一位置上,小块肌肉组织的碰撞比释动能率为:

$$\begin{aligned}[\dot{K}_c(1.5\ m)]_{肌肉}&=\dot{K}_a(1.5\ m)\cdot(\mu_{en}/\rho)_{肌肉}/(\mu_{en}/\rho)_{空气}\\&=6.99\ (mGy/s)\times0.0294/0.0267\\&=7.70\ mGy/s\end{aligned}$$

[例 7.3]

铱-192(^{192}Ir)是管腔肿瘤治疗常用的 γ 源。

设:铱-192 γ 源的放射性活度 $A=740$ GBq,操作人员与源的距离 $r=2.5$ m。

估计此种情况下操作人员的有效剂量率。

从第六章讨论,已获悉,周围剂量当量 $H^*(10)$可作为同一位置上人体有效剂量合理的估计值,故不妨利用式(7.4),通过周围剂量当量率的计算,估计操作人员的有效剂量率。

由表 7.3 可得铱-192 的周围剂量当量率常数:$\Gamma_{H^*}=38.4\ aSv\cdot m^2$,按式(7.4),离上述放射源 2.5 m 处的周围剂量当量率为:

$$\begin{aligned}\dot{H}^*(2.5\ m,10)&=A\cdot \Gamma_{H^*}/r^2\\&=740\ GBq\cdot 38.4\ aSv\cdot m^2/(2.5\ m)^2\\&=740\times10^9\ Bq\cdot 38.4\times10^{-18}\ Sv\cdot m^2/(2.5\ m)^2\\&=4.55\ \mu Sv/s\\&=0.273\ mSv/min\\&=16.4\ mSv/h\end{aligned}$$

因此,估计上述情况下,如无任何防护措施,操作人员的有效剂量率,约为 16.4 mSv/h。

[例 7.4]

当前临床实践中,利用组织间植入种籽源(长约 5 mm,直径不足 1 mm),治疗实体癌或某些良性疾病(如前列腺肥大),已非罕见。

若“种籽源”所含核素系碘-125(^{125}I),手术中“种籽源”的总活度 $A=3$ GBq。假定临床大夫身体离源 50 cm,手离辐射源 5 cm。

估算手术过程中,临床大夫的有效剂量率和手部皮肤的当量剂量率。

如前所述,这里不妨计算:周围剂量当量 $H^*(10)$、定向剂量当量 $H'(0.07)$,因为它们可分别作为同一位置上人体有效剂量和皮肤当量剂量合理的估计值。

由表 7.3 可知,对于碘-125,$\Gamma_{H^*}=9.99\ \mathrm{aSv\cdot m^2}$,$\Gamma_{H'}=11.6\ \mathrm{aSv\cdot m^2}$,据上述情况,分别为:

$$\begin{aligned}\dot{H}^*(0.5\ \mathrm{m},10)&=A\cdot\Gamma_{H^*}/r^2\\&=3\ \mathrm{GBq}\cdot 9.99\ \mathrm{aSv\cdot m^2}/(0.5\ \mathrm{m})^2\\&=3\times10^9\ \mathrm{Bq}\cdot 9.99\times10^{-18}\ \mathrm{Sv\cdot m^2}/(0.5\ \mathrm{m})^2\\&=0.432\ \mathrm{mSv/h}(\text{有效剂量率的估计值})\end{aligned}$$

$$\begin{aligned}\dot{H}'(0.5\ \mathrm{m},0.07)&=A\cdot\Gamma_{H^*}/r^2\\&=3\ \mathrm{GBq}\cdot 11.6\ \mathrm{aSv\cdot m^2}/(0.05\ \mathrm{m})^2\\&=3\times10^9\ \mathrm{Bq}\cdot 11.6\times10^{-18}\ \mathrm{Sv\cdot m^2}/(0.05\ \mathrm{m})^2\\&=50.1\ \mathrm{mSv/h}(\text{手部皮肤当量剂量率的估计值})\end{aligned}$$

表 7.3 核燃料循环、同位素应用中常见的发射光子的放射性各向同性点源的空气比释动能率常数 Γ_{K_a}、照射量率常数 Γ_X、周围剂量当量率常数 Γ_{H^*}、定向剂量当量率常数 $\Gamma_{H'}$

核素	Γ_{K_a}/(aGy·m²)	Γ_X/[(aC/kg)·m²]	Γ_{H^*}/(aSv·m²)	$\Gamma_{H'}$/(aSv·m²)	核素	Γ_{K_a}/(aGy·m²)	Γ_X/[(aC/kg)·m²]	Γ_{H^*}/(aSv·m²)	$\Gamma_{H'}$/(aSv·m²)
^{7}Be	1.86×10^{0}	5.48×10^{-2}	2.30×10^{0}	2.30×10^{0}	^{47}Sc	3.50×10^{0}	1.03×10^{-1}	5.14×10^{0}	4.91×10^{0}
^{11}C	3.87×10^{1}	1.14×10^{0}	4.75×10^{1}	4.75×10^{1}	^{48}Sc	1.16×10^{2}	3.42×10^{0}	1.35×10^{2}	1.35×10^{2}
^{13}N	3.87×10^{1}	1.14×10^{0}	4.75×10^{1}	4.75×10^{1}	^{48}V	1.02×10^{2}	2.99×10^{0}	1.20×10^{2}	1.20×10^{2}
^{15}O	3.87×10^{1}	1.14×10^{0}	4.75×10^{1}	4.75×10^{1}	^{51}Cr	1.16×10^{0}	3.42×10^{-2}	1.51×10^{0}	1.51×10^{0}
^{18}F	3.87×10^{1}	1.14×10^{0}	4.75×10^{1}	4.75×10^{1}	^{52m}Mn	8.40×10^{1}	2.47×10^{0}	9.96×10^{1}	9.96×10^{1}
^{22}Na	7.79×10^{1}	2.29×10^{0}	9.26×10^{1}	9.26×10^{1}	^{52}Mn	1.20×10^{2}	3.54×10^{0}	1.41×10^{2}	1.41×10^{2}
^{24}Na	1.20×10^{2}	3.50×10^{0}	1.37×10^{2}	1.37×10^{2}	^{54}Mn	3.05×10^{1}	8.97×10^{-1}	3.62×10^{1}	3.62×10^{1}
^{26}Al	8.85×10^{1}	2.60×10^{0}	1.04×10^{2}	1.04×10^{2}	^{56}Mn	5.61×10^{1}	1.65×10^{0}	6.54×10^{1}	6.54×10^{1}
^{36}Cl	5.75×10^{-3}	1.69×10^{-4}	7.05×10^{-3}	7.05×10^{-2}	^{52}Fe[1]	2.72×10^{1}	7.99×10^{-1}	3.46×10^{1}	3.42×10^{1}
^{38}Cl	4.47×10^{1}	1.31×10^{0}	5.10×10^{1}	5.10×10^{1}	^{59}Fe	4.08×10^{1}	1.20×10^{0}	4.74×10^{1}	4.74×10^{1}
^{38}K	1.02×10^{2}	2.98×10^{0}	1.19×10^{2}	1.19×10^{2}	^{56}Co	1.15×10^{2}	3.38×10^{0}	1.34×10^{2}	1.34×10^{2}
^{40}K	5.11×10^{0}	1.50×10^{-1}	5.88×10^{0}	5.88×10^{0}	^{57}Co	6.24×10^{0}	1.84×10^{-1}	6.30×10^{0}	7.95×10^{0}
^{42}K	8.92×10^{0}	2.61×10^{-1}	1.03×10^{1}	1.03×10^{1}	^{58}Co	3.58×10^{1}	1.05×10^{0}	4.28×10^{1}	4.28×10^{1}
^{43}K	3.63×10^{1}	1.07×10^{0}	4.47×10^{1}	4.47×10^{1}	^{60}Co	8.50×10^{1}	2.50×10^{0}	9.83×10^{1}	9.83×10^{1}
^{45}Ca	1.02×10^{-4}	2.99×10^{-6}	9.65×10^{-6}	9.83×10^{-5}	^{56}Ni[1]	6.16×10^{1}	1.81×10^{0}	7.52×10^{1}	7.48×10^{1}
^{47}Ca[1]	3.61×10^{1}	1.05×10^{0}	4.18×10^{1}	4.18×10^{1}	^{57}Ni[1]	6.43×10^{1}	1.89×10^{0}	7.53×10^{1}	7.53×10^{1}
^{44m}Sc[1]	1.00×10^{1}	2.96×10^{-1}	1.31×10^{1}	1.30×10^{1}	^{65}Ni	1.83×10^{1}	5.38×10^{-1}	2.12×10^{1}	2.12×10^{1}
^{44}Sc	7.71×10^{1}	2.27×10^{0}	9.19×10^{1}	9.19×10^{1}	^{60}Cu	1.28×10^{-2}	3.75×10^{0}	1.50×10^{2}	1.50×10^{2}

续表

核　素	Γ_{K_a}/(aGy·m²)	Γ_X/[(aC/kg)·m²]	Γ_{H^*}/(aSv·m²)	$\Gamma_{H'}$/(aSv·m²)	核　素	Γ_{K_a}/(aGy·m²)	Γ_X/[(aC/kg)·m²]	Γ_{H^*}/(aSv·m²)	$\Gamma_{H'}$/(aSv·m²)
^{61}Cu	3.07×10^{1}	9.04×10^{-1}	3.77×10^{1}	3.77×10^{1}	^{99}Mo	6.00×10^{0}	1.77×10^{-1}	6.97×10^{0}	7.21×10^{0}
^{62}Cu	3.81×10^{1}	1.12×10^{0}	4.68×10^{1}	4.68×10^{1}	^{99m}Tc[1]	5.03×10^{0}	1.48×10^{-1}	6.50×10^{0}	6.79×10^{0}
^{64}Cu	7.15×10^{0}	2.10×10^{-1}	8.76×10^{0}	8.76×10^{0}	^{103}Ru[1]	1.77×10^{1}	5.22×10^{-1}	2.18×10^{1}	2.18×10^{1}
^{63}Zn	4.09×10^{1}	1.20×10^{0}	4.99×10^{1}	4.99×10^{1}	^{105}Ru[1]	2.88×10^{1}	8.46×10^{-1}	3.49×10^{1}	3.49×10^{1}
^{65}Zn	2.03×10^{1}	5.96×10^{-1}	2.36×10^{1}	2.36×10^{1}	^{106}Ru[2]	7.36×10^{0}	2.17×10^{-1}	8.92×10^{0}	8.92×10^{0}
^{66}Ga	7.54×10^{1}	2.21×10^{0}	8.80×10^{1}	8.80×10^{1}	^{103m}Rh	1.03×10^{0}	3.02×10^{-2}	6.59×10^{-1}	1.09×10^{0}
^{67}Ga	5.22×10^{0}	1.54×10^{-1}	7.37×10^{0}	7.16×10^{0}	^{105}Rh	2.86×10^{0}	8.41×10^{-2}	3.72×10^{0}	3.72×10^{0}
^{68}Ga	3.58×10^{1}	1.05×10^{0}	4.39×10^{1}	4.39×10^{1}	^{106}Rh	7.36×10^{0}	2.17×10^{-1}	8.92×10^{0}	8.92×10^{0}
^{72}Ga	8.73×10^{1}	2.56×10^{0}	1.02×10^{2}	1.02×10^{2}	^{110}Ag	1.14×10^{0}	3.36×10^{-2}	1.37×10^{0}	1.37×10^{0}
^{75}Se	4.17×10^{1}	1.23×10^{0}	1.91×10^{1}	4.51×10^{1}	^{111}Ag	9.71×10^{-1}	2.86×10^{-2}	1.26×10^{0}	1.25×10^{0}
^{76}Br	8.54×10^{1}	2.51×10^{0}	1.01×10^{2}	1.01×10^{2}	^{115m}Cd[1]	7.71×10^{-1}	2.27×10^{-2}	9.03×10^{-1}	9.03×10^{-1}
^{77}Br	3.50×10^{1}	1.03×10^{0}	1.54×10^{1}	3.69×11	^{111}In	2.12×10^{1}	6.24×10^{-1}	2.48×10^{1}	2.66×10^{1}
^{82}Br	9.48×10^{1}	2.79×10^{0}	1.13×10^{2}	1.13×10^{2}	^{113m}In	1.16×10^{1}	3.41×10^{-1}	1.37×10^{1}	1.43×10^{1}
^{83m}Kr	5.87×10^{0}	1.73×10^{-1}	6.79×10^{-1}	5.70×10^{0}	^{125}Sn[1]	1.05×10^{1}	3.10×10^{-1}	1.23×10^{1}	1.23×10^{1}
^{85m}Kr[1]	6.43×10^{0}	1.89×10^{-1}	7.63×10^{0}	8.41×10^{0}	^{124}Sb	6.11×10^{1}	1.79×10^{0}	7.17×10^{1}	7.17×10^{0}
^{85}Kr	8.37×10^{-2}	2.46×10^{-3}	1.03×10^{-1}	1.03×10^{-1}	^{125m}Sb[1]	1.89×10^{1}	5.57×10^{-1}	2.26×10^{1}	2.32×10^{1}
^{87}Kr[1]	2.50×10^{1}	7.33×10^{-1}	2.95×10^{1}	2.95×10^{1}	^{127}Sb[1]	2.55×10^{1}	7.51×10^{-1}	3.10×10^{1}	3.10×10^{1}
^{89}Kr	5.76×10^{1}	1.69×10^{0}	6.64×10^{1}	6.63×10^{1}	^{129}Sb[1]	5.03×10^{1}	1.48×10^{0}	5.94×10^{1}	5.94×10^{1}
^{81}Rb[1]	4.21×10^{1}	1.24×10^{0}	3.08×10^{1}	4.72×10^{1}	^{125m}Te[1]	8.17×10^{0}	2.41×10^{-1}	8.36×10^{0}	9.71×10^{0}
^{82}Rb	4.11×10^{1}	1.21×10^{0}	5.03×10^{1}	5.03×10^{1}	^{127m}Te[1]	2.56×10^{0}	7.53×10^{-2}	2.60×10^{0}	3.03×10^{0}
^{84}Rb	4.61×10^{1}	1.36×10^{0}	4.13×10^{1}	5.22×10^{1}	^{127}Te	1.86×10^{-1}	5.48×10^{-3}	2.34×10^{-1}	2.34×10^{-1}
^{86}Rb	3.32×10^{0}	9.76×10^{-2}	3.87×10^{0}	3.87×10^{0}	^{129m}Te[1]	3.04×10^{0}	8.95×10^{-2}	3.28×10^{0}	3.61×10^{0}
^{89}Sr	3.05×10^{-3}	8.99×10^{-5}	3.60×10^{-3}	3.60×10^{-3}	^{129}Te[1]	3.11×10^{0}	9.14×10^{-2}	3.59×10^{0}	3.77×10^{0}
^{90}Sr[2]	2.33×10^{-3}	6.87×10^{-5}	7.73×10^{-4}	2.33×10^{-3}	^{131m}Te[1]	4.96×10^{1}	1.46×10^{0}	5.91×10^{1}	5.92×10^{1}
^{91}Sr[1]	2.49×10^{1}	7.33×10^{-1}	2.94×10^{1}	2.94×10^{1}	^{131}Te[1]	1.53×10^{1}	4.49×10^{-1}	1.92×10^{-1}	1.92×10^{-1}
^{90}Y	2.33×10^{-3}	6.87×10^{-5}	7.73×10^{-4}	2.33×10^{-3}	^{132}Te[1]	1.19×10^{1}	3.52×10^{-1}	1.51×10^{1}	1.54×10^{1}
^{91m}Y[1]	2.00×10^{1}	5.89×10^{-1}	2.44×10^{1}	2.44×10^{1}	^{123}I[1]	1.07×10^{1}	3.15×10^{-1}	1.29×10^{1}	1.36×10^{1}
^{91}Y	1.24×10^{-1}	3.64×10^{-3}	1.44×10^{-1}	1.44×10^{-1}	^{124}I	4.13×10^{1}	1.22×10^{0}	4.86×10^{1}	4.93×10^{1}
^{93}Zr[2]	2.20×10^{0}	6.47×10^{-2}	8.64×10^{-1}	2.22×10^{0}	^{125}I	9.79×10^{0}	2.88×10^{-1}	9.99×10^{0}	1.16×10^{1}
^{95}Zr[1]	2.73×10^{1}	8.05×10^{-1}	3.27×10^{1}	3.27×10^{1}	^{129}I	4.30×10^{0}	1.27×10^{-1}	4.88×10^{0}	5.33×10^{0}
^{97}Zr[1]	6.25×10^{0}	1.84×10^{-1}	7.42×10^{0}	7.42×10^{0}	^{131}I[1]	1.44×10^{1}	4.23×10^{-1}	1.82×10^{1}	1.82×10^{1}
^{95m}Nb[1]	1.10×10^{1}	3.24×10^{-1}	6.39×10^{0}	1.18×10^{1}	^{132}I	8.15×10^{1}	2.40×10^{0}	9.71×10^{1}	9.71×10^{1}
^{95}Nb	2.83×10^{1}	8.32×10^{-1}	3.37×10^{1}	3.37×10^{1}	^{133}I[1]	2.25×10^{1}	6.61×10^{-1}	2.73×10^{1}	2.73×10^{1}
^{97m}Nb[1]	2.69×10^{1}	7.93×10^{-1}	3.22×10^{1}	3.22×10^{1}	^{134}I	9.19×10^{1}	2.70×10^{0}	1.09×10^{2}	1.09×10^{2}
^{97}Nb	2.44×10^{1}	7.18×10^{-1}	2.93×10^{1}	2.93×10^{1}	^{135}I[1]	5.17×10^{1}	1.52×10^{0}	6.00×10^{1}	6.00×10^{1}

续表

核素	Γ_{K_a}/(aGy·m²)	Γ_X/[(aC/kg)·m²]	Γ_{H^*}/(aSv·m²)	$\Gamma_{H'}$/(aSv·m²)	核素	Γ_{K_a}/(aGy·m²)	Γ_X/[(aC/kg)·m²]	Γ_{H^*}/(aSv·m²)	$\Gamma_{H'}$/(aSv·m²)
^{127}Xe	1.43×10^{1}	4.22×10^{-1}	1.80×10^{1}	1.84×10^{1}	^{195}Au	1.65×10^{1}	4.86×10^{-1}	5.19×10^{0}	1.75×10^{1}
^{133}Xe	3.52×10^{0}	1.04×10^{-1}	4.60×10^{0}	4.73×10^{0}	^{198}Au	1.52×10^{1}	4.48×10^{-1}	1.91×10^{1}	1.91×10^{1}
^{135}Xe^{1}	9.05×10^{0}	2.66×10^{-1}	1.20×10^{1}	1.18×10^{1}	^{197}Hg	1.35×10^{1}	3.99×10^{-1}	4.35×10^{0}	1.44×10^{1}
^{134}Cs	5.76×10^{1}	1.69×10^{0}	6.90×10^{1}	6.90×10^{1}	^{203}Hg	1.09×10^{1}	3.21×10^{-1}	1.16×10^{1}	1.36×10^{1}
^{136}Cs	7.74×10^{1}	2.28×10^{0}	9.24×10^{1}	9.23×10^{1}	^{204}Tl	1.78×10^{-1}	5.25×10^{-3}	7.03×10^{-2}	1.94×10^{-1}
^{137}Cs^{2}	2.13×10^{1}	6.28×10^{-1}	2.56×10^{1}	2.57×10^{1}	^{203}Pb	2.68×10^{1}	7.90×10^{-1}	1.60×10^{1}	3.02×10^{1}
^{137m}Ba	2.25×10^{1}	6.64×10^{-1}	2.71×10^{1}	2.71×10^{1}	^{210}Pb^{1}	9.49×10^{0}	2.79×10^{-1}	9.78×10^{-1}	9.22×10^{0}
^{140}Ba^{1}	7.49×10^{0}	2.20×10^{-1}	9.19×10^{0}	9.27×10^{0}	^{210}Po^{1}	3.12×10^{-4}	9.18×10^{-6}	3.71×10^{-4}	3.71×10^{-4}
^{140}La	7.66×10^{1}	2.25×10^{0}	8.95×10^{1}	8.95×10^{1}	^{226}Ra^{3}	4.65×10^{-1}	1.37×10^{-2}	3.56×10^{-1}	5.41×10^{-1}
^{141}Ce	2.89×10^{0}	8.51×10^{-2}	4.25×10^{0}	4.08×10^{0}	^{227}Ac^{1}	2.06×10^{-1}	6.08×10^{-3}	4.90×10^{-2}	2.05×10^{-1}
^{143}Ce^{1}	1.20×10^{1}	3.52×10^{-1}	1.55×10^{1}	1.54×10^{1}	^{230}Th^{1}	2.37×10^{0}	6.98×10^{-2}	4.87×10^{-1}	2.34×10^{0}
^{144}Ce^{1}	9.59×10^{-1}	2.82×10^{-2}	1.41×10^{0}	1.36×10^{0}	^{232}Th^{1}	2.35×10^{0}	6.91×10^{-2}	4.69×10^{-1}	2.31×10^{0}
^{143}Pr	3.30×10^{-7}	9.70×10^{-9}	3.94×10^{-7}	3.94×10^{-7}	^{234}Th^{1}	2.71×10^{0}	7.98×10^{-2}	1.06×10^{0}	2.83×10^{0}
^{144}Pr	1.02×10^{0}	3.00×10^{-2}	1.19×10^{0}	1.19×10^{0}	^{230}Pa^{1}	3.77×10^{1}	1.11×10^{0}	3.14×10^{1}	4.25×10^{1}
^{147}Nd^{1}	6.00×10^{0}	1.77×10^{-1}	8.10×10^{0}	7.93×10^{0}	^{231}Pa^{1}	2.17×10^{1}	6.38×10^{-1}	6.53×10^{0}	2.19×10^{1}
^{147}Pm^{1}	1.79×10^{-4}	5.26×10^{-4}	2.75×10^{-4}	2.61×10^{-4}	^{233}Pa^{1}	1.71×10^{1}	5.03×10^{-1}	1.24×10^{1}	1.95×10^{1}
^{149}Pm	3.90×10^{-1}	1.15×10^{-2}	5.04×10^{-1}	5.02×10^{-1}	^{232}U^{1}	3.31×10^{0}	9.74×10^{-2}	8.26×10^{-1}	3.28×10^{0}
^{151}Sm	3.46×10^{-3}	1.02×10^{-4}	2.42×10^{-3}	3.71×10^{-3}	^{233}U^{1}	1.73×10^{0}	5.09×10^{-2}	4.34×10^{-1}	1.71×10^{0}
^{153}Sm	3.02×10^{0}	8.89×10^{-2}	4.73×10^{0}	4.46×10^{0}	^{234}U^{1}	2.76×10^{0}	8.13×10^{-2}	6.82×10^{-1}	2.73×10^{0}
^{152}Eu^{1}	4.13×10^{1}	1.21×10^{0}	5.00×10^{1}	4.97×10^{1}	^{235}U^{1}	1.18×10^{1}	3.46×10^{-1}	8.82×10^{0}	1.36×10^{1}
^{154}Eu	4.31×10^{1}	1.27×10^{0}	5.15×10^{1}	5.13×10^{1}	^{237}U^{1}	1.95×10^{1}	5.73×10^{-1}	1.14×10^{1}	2.15×10^{1}
^{155}Eu	2.24×10^{0}	6.61×10^{-2}	3.65×10^{0}	3.43×10^{0}	^{238}U^{1}	2.31×10^{0}	6.80×10^{-2}	5.97×10^{-1}	2.29×10^{0}
^{160}Tb	3.97×10^{1}	1.17×10^{0}	4.75×10^{1}	4.74×10^{1}	^{237}Np^{1}	1.61×10^{1}	4.75×10^{-1}	5.81×10^{0}	1.65×10^{1}
^{170}Tm	1.96×10^{-1}	5.76×10^{-3}	3.33×10^{-1}	3.08×10^{-1}	^{239}Np^{1}	1.75×10^{1}	5.14×10^{-1}	1.20×10^{1}	1.97×10^{1}
^{169}Yb	1.18×10^{1}	3.47×10^{-1}	1.83×10^{1}	1.72×10^{1}	^{238}Pu^{1}	2.63×10^{0}	7.74×10^{-2}	7.70×10^{-1}	2.62×10^{0}
^{182}Ta	4.43×10^{1}	1.30×10^{0}	5.32×10^{1}	5.28×10^{1}	^{239}Pu^{1}	9.85×10^{-1}	2.90×10^{-2}	2.91×10^{-1}	9.82×10^{-1}
^{183}Ta	1.23×10^{1}	3.63×10^{-1}	1.51×10^{1}	1.63×10^{1}	^{240}Pu^{1}	2.50×10^{0}	7.37×10^{-2}	7.35×10^{-1}	2.49×10^{0}
^{181}W	2.39×10^{0}	7.04×10^{-1}	2.69×10^{0}	3.20×10^{0}	^{241}Pu^{1}	1.53×10^{-3}	4.50×10^{-5}	5.04×10^{-4}	1.55×10^{-3}
^{185}W	5.88×10^{-3}	1.73×10^{-4}	3.19×10^{-3}	6.72×10^{-3}	^{242}Pu^{1}	2.08×10^{0}	6.13×10^{-2}	6.14×10^{-1}	2.07×10^{0}
^{186}Re	1.47×10^{0}	4.34×10^{-2}	1.07×10^{0}	1.77×10^{0}	^{241}Am^{1}	1.55×10^{1}	4.57×10^{-1}	6.14×10^{0}	1.60×10^{1}
^{192}Ir	3.02×10^{1}	8.88×10^{-1}	3.84×10^{1}	3.84×10^{1}	^{242}Am^{1}	5.43×10^{0}	1.60×10^{-1}	2.04×10^{0}	5.49×10^{0}

注：核素符号右上角标含义：① 例如^{210}Pb^{1}，表示具有放射性衰变子体；② 例如^{137}Cs^{2}，表示母体不发射光子，其子体半衰期短到足以与母体达到长期平衡，常数值为其子体常数值与该子体产额的乘积；③ 例如^{226}Ra^{3}，表示母体发射的光子能量在 10 keV 以下，其子体能发射能量大于 10 keV 的光子，且半衰期短到足以与母体达到长期平衡，相应常数值为其子体常数值与该子体产额的乘积。

2. 非点状 γ 源照射水平的计算

实际遇到的辐射源，往往不能当做“点源”，但可视为许多点状源的集合。不过，此时必须计及它们的形状和体积，还须计入辐射源自身对射线的散射和吸收。

下面将给出放射性呈均匀分布的，各种不同形状的 γ 辐射源所致照射水平的计算公式。公式中的 Γ_{K_a} 是点源的空气比释动能率常数，所以，计算结果是空气比释动能率。如果想取得以其他指标（如周围剂量当量率）表示的照射水平，只需将式中的 Γ_{K_a} 换成其他相应的 Γ 常数（例如，Γ_{H^*}）。当辐射源受到屏蔽，或者不容忽视周围空间和物体对辐射的散射和吸收，那么，这些公式还需适当修正。

（1）线状源

源长为 L，总放射性活度为 A，图 7.12 中所示各点的空气比释动能率 $\dot{K}_a$ 可按下列公式计算：

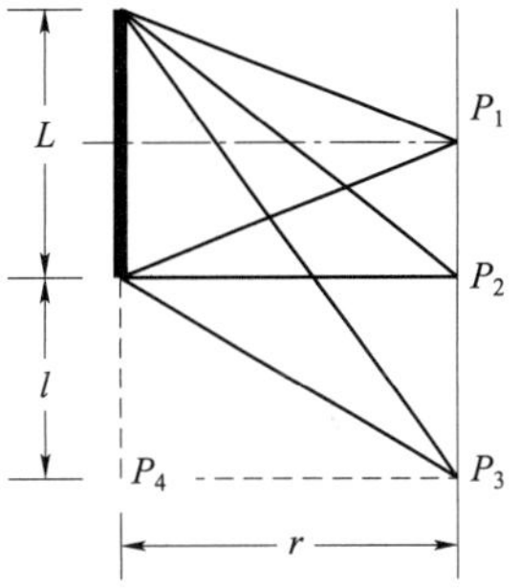

图 7.12　计算线源照射水平时各点的几何位置

1）P_1 点

过线源中心垂直线上的一点，与线源垂直距离为 r：

$$\dot{K}_a=\{A\cdot\Gamma_{K_a}/(L\cdot r)\}\cdot\mathrm{arctg}[L/(2r)]\qquad(7.5)$$

2）P_2 点

过线源端点垂直线上的一点，与线源垂直距离为 r：

$$\dot{K}_a=\{A\cdot\Gamma_{K_a}/(L\cdot r)\}\cdot\mathrm{arctg}(L/r)\qquad(7.6)$$

3）P_3 点

与线源垂直距离为 r，其在线源轴上的投影与线源近端的距离为 l：

$$\dot{K}_a=\{A\cdot\Gamma_{K_a}/(L\cdot r)\}\cdot\{\mathrm{arctg}[(L+l)/r]-\mathrm{arctg}(l/r)\}\qquad(7.7)$$

4）P_4 点，线源轴线上，距离线源近端 l 处的一点：

$$\dot{K}_a=\{A\cdot\Gamma_{K_a}/[(L/2)+l]^2\}\cdot(1-e^{-\mu L})/(\mu L)\qquad(7.8)$$

式中，μ 为以 γ 光子能谱计权的，源物质对 γ 射线的线衰减系数的平均值（下同）。

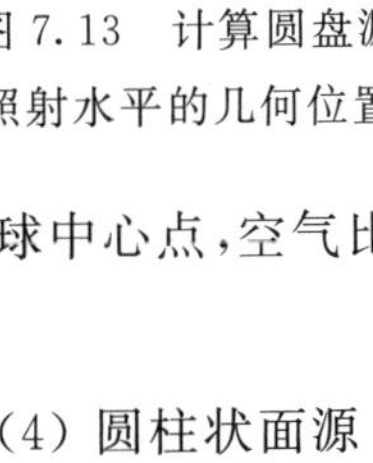

图 7.13　计算圆盘源照射水平的几何位置

（2）圆盘源

半径为 a，放射性面密度为 σ（Bq/cm^2，下同）。计算圆盘源照射水平的几何位置如图 7.13 所示。

圆盘轴线上，距离圆盘中心 h 处 P 点的空气比释动能率为：

$$\dot{K}_a=\pi\cdot\sigma\cdot\Gamma_{K_a}\cdot\ln[(h^2+a^2)/h^2]\qquad(7.9)$$

（3）球面源

球中心点，空气比释动能率为：

$$\dot{K}_a=4\cdot\pi\cdot\sigma\cdot\Gamma_{K_a}\qquad(7.10)$$

（4）圆柱状面源

空心圆柱体，半径为 a，高为 H。圆柱状面源照射水平计算的几何位置如 7.14 所示。

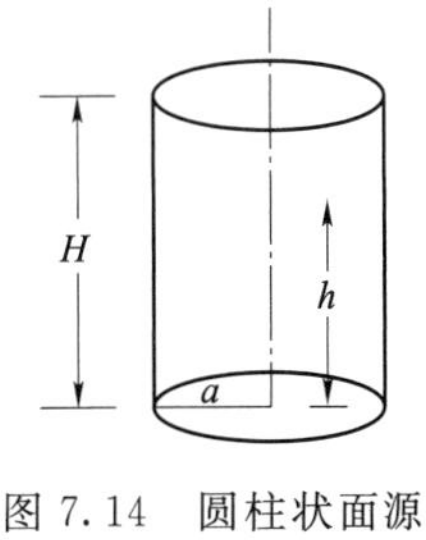

图 7.14　圆柱状面源照射水平计算的几何位置

圆柱轴线中点处的空气比释动能率为：

$$\dot{K}_a = 2 \cdot \pi \cdot \sigma \cdot \Gamma_{K_a} \cdot \mathrm{arctg}[H/(2a)] \tag{7.11}$$

圆柱轴线上，距离底部 h 处的空气比释动能率为：

$$\dot{K}_a = 2 \cdot \pi \cdot \sigma \cdot \Gamma_{K_a} \cdot \{\mathrm{arctg}(h/a) - \mathrm{arctg}[(H-h)/a]\} \tag{7.12}$$

(5) 球体源

球心处的空气比释动能率为：

$$\dot{K}_a = 4 \cdot \pi \cdot C \cdot \Gamma_{K_a} \cdot (1 - e^{-\mu a})/\mu \tag{7.13}$$

式中，a 为球半径；C 为放射性体密度(下同)，单位一般取 $\mathrm{Bq/cm^3}$。

(6) 无限大体源

其中任何一点处(见图 7.15)的空气比释动能率为：

$$\dot{K}_a = 4 \cdot \pi \cdot C \cdot \Gamma_{K_a}/\mu \tag{7.14}$$

(7) 半无限大体源

表面一点处(见图 7.16)的空气比释动能率为：

$$\dot{K}_a = 2 \cdot \pi \cdot C \cdot \Gamma_{K_a}/\mu \tag{7.15}$$

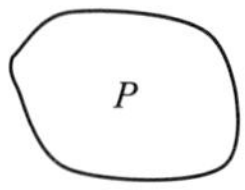

图 7.15 无限大体源中 P 点

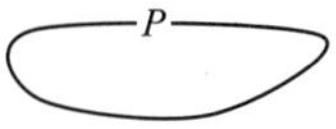

图 7.16 半无限大体源表面上 P 点

三、X、γ 辐射人体组织吸收剂量的计算

X、γ 射线照射到人体时，由于吸收、散射现象的存在，人体不同深度处受到的照射情况可能不同。

在人体表面，如图 7.17 中的 P 点，将受到未经人体衰减、吸收的原射线和来自人体内部的散射线的照射。

处于某个深度上的 Q 点，则将受到已经部分衰减、吸收的原射线和来自体内各个方向的散射线的照射。

值得提醒的是，随着人体受照范围的扩大，人体内能够产生散射线的体积也随之增大，以致人体任一部位受到的剂量中，散射线成分越益明显。

原则上，受照人体内，任一深度 d 上的吸收剂量 $D(d)$ 可按下列方式计算：

$$D(d) = D_0 \cdot B(d) \cdot e^{-\mu d} \tag{7.16}$$

式中：

D_0 为体表的吸收剂量；

$e^{-\mu d}$ 是在深度为 d 的人体组织范围内，原射线的衰

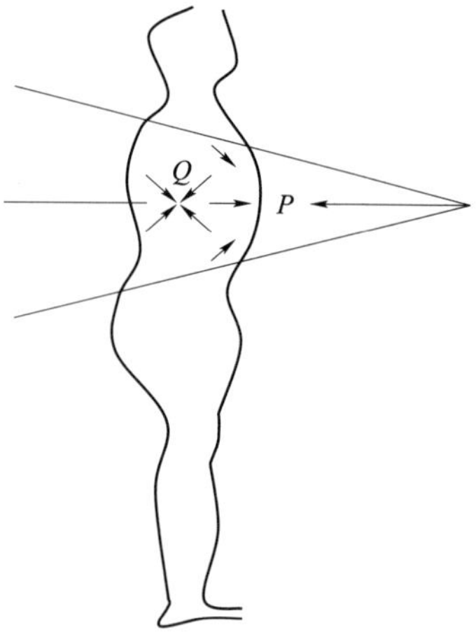

图 7.17 人体不同深度处受到的照射情况

减因子；

$B(d)$是深度 d 处，组织吸收剂量的积累因子(buildup factor)，数值上等于所关心位置上包括散射线在内的吸收剂量，与经人体组织部分衰减的原射线在同一位置上产生的吸收剂量的比值。

不过，上述方法将涉及大量数学运算。实际工作中，常常采用基于实验测量的经验分析方法。

受照人体内，吸收剂量的分布，除了与体内的深度、射线的穿透能力(亦即线质)有关外，还取决于其他许多因素，例如，与源的距离、体表受照的面积，等等。

通常，把与射线束中心轴垂直的平面内，由射线束边缘所包围的平面范围(如图 7.18 所示)，称为照射野(field)，简称射野，甚至称为野。射野的大小，可用它的面积，也可用圆形射野的半径或直径、正方形射野的边长 L 或者以乘号连接的矩形射野的长、短边(即 $a\times b$)，给以表示。以下，统一以 W 表示射野的大小，它可以是射野的边长、半径，甚至矩形野的 $a\times b$；也可能是射野的面积，此种情形下，有时会特别记作 W'。具体所指，依当时的文字而定。为取得特定形状的照射野、同时也为了减少散射线影响，辐射源的射线出口都有射线的准直装置，统称准直器(collimator)；调节准直器的光阑(diaphragm)可改变射野的大小。

辐射源到人体(或体模)表面的距离，称为源皮距(source skin distance)，以 SSD 记之；遇到书写空间有限时，也会记作 S。

显然，在点源形成的发散射线束内，射野的面积和边长(圆形照射野，则是半径或直径)，将分别与照射野至辐射源距离的二次方或一次方成正比，具体的数学表达，已在图 7.18 中示出。

照射野：
与射线束中心轴垂直的平面内由射线束边缘所包围的平面范围；
源皮距 SSD：
辐射源至受照人体或体模表面的垂直距离；
皮下深度 d 处：
照射野边长(W)
与射野至源的距离成正比：

$$W_d/W_0=(SSD+d)/SSD$$

照射野面积(W')
与射野至源的距离平方成正比：

$$W'_{(d)}/W'_0=(SSD+d)^2/SSD^2$$

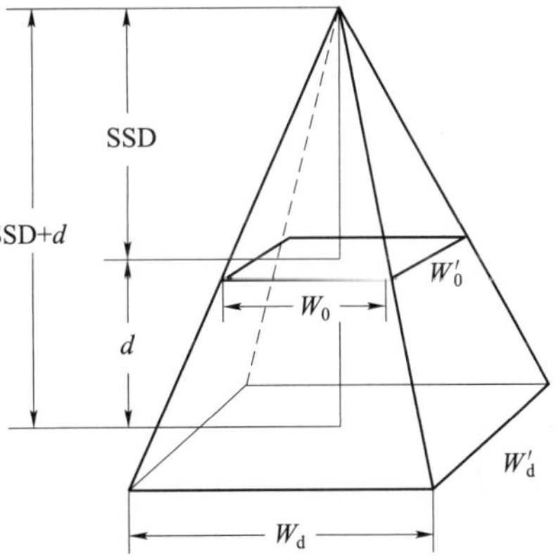

图 7.18　点源辐射场中照射野的边长和面积

下面，将着重讨论肿瘤放射治疗中，由 X、γ 点源形成的发散射线束内，人体组织吸收剂量的计算。

(一) 发散射线束参考点上的吸收剂量

放射治疗过程中，相对于病人，射线束位置保持恒定的，称为固定照射野治疗(stationary field therapy)，以病人身体某点为中心，射线束位置不停改变的，称为运动照射野治疗(moving field therapy)；若照射野是沿 360°圆周运动的，称为旋转治疗(rotation therapy)，沿圆周运动不足 360°的，称为弧形治疗(arc therapy)，沿特定弧线来回运动的，则称为摆动治疗(pendulum therapy)。

固定照射野治疗,有两种实施方法:

1) 固定源皮距方法(constant source-skin distance method),简称固定 SSD 方法,治疗过程中,病人体表的照射野面积及其到辐射源的距离保持不变,但是,人体内所关心位置上的射野大小,取决于射野在皮下所处的深度。

2) 固定源轴距方法(constant source-axis distance method),简称固定 SAD 方法或等中心方法(isocentric method),相当于旋转照射中,射线束固定在某一特定位置。固定 SAD 方法中,辐射源到患者病灶某一特定点(旋转中心)的距离保持不变;此时,源皮距、体表照射野大小、病灶区域内射野所处的深度,取决于患者的身围和轮廓以及射线束的入射方向,然而,病灶区域内的照射野面积,则不因这些因素的改变而变化(见图 7.19)。

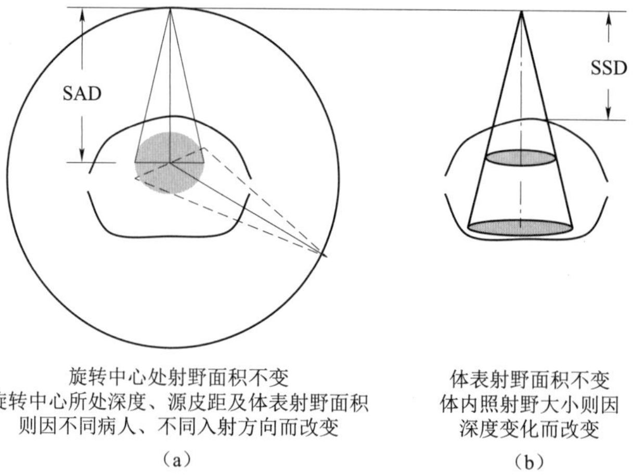

图 7.19 固定 SAD 或旋转治疗与固定 SSD 治疗的区别

(a) 固定 SAD 或旋转治疗方法;(b) 固定 SSD 治疗方法

放射治疗中,对于特定 X、γ 治疗机,首先需了解特定照射条件下某个参考点(reference point)上的吸收剂量,因为借助参考点剂量和以下将要讨论的深部剂量参数(如百分深度剂量 PDD、组织-空气比 TAR 等),即可推算相同照射条件下,病人身体内的吸收剂量。

对于固定照射野治疗的 SSD 方法,参考点位于人体(或体模)内,沿射线束中心轴参考深度 d_m所处的一点[见图 7.20(a)]。因此,这种情况下,参考点上的吸收剂量,亦即射线束在人体内的峰值剂量 D_m。

对于旋转治疗或固定照射野治疗的 SAD 方法,参考点位于射线束的旋转中心[见图 7.20(b)和图 7.20(c)]。

如果射线束光子能量不超过钴-60 γ 光子的,参考点剂量是自由空气中,旋转中心所在处的小块组织的吸收剂量①。而小块组织的吸收剂量,是借助同一位置上,空气比释动能的实测值或计算值,再按式(4.11) [亦见式(7.20)]算得的。为准确测量自由空气中的空气比释动能,必须满足次级电子平衡条件:自由空气(实际就是:用于测量的仪器探头中的空气)

① 其实是,小块组织的碰撞比释动能。因为一个点处的吸收剂量,与其在受照物体中的位置、周边物质的性质相关。这里,依从肿瘤放射治疗学习惯,权称“小块组织的吸收剂量”。

周围，必须围以厚度相当于入射光子次级电子射程的空气替代物。

然而，对于光子能量超过钴-60 γ 光子的高能辐射，在空气中难以实现上述的测量要求。因此，参考点剂量改用：体模内，沿射线束中心轴，旋转中心处于参考深度 d_m 时组织吸收剂量的实测值[见图 7.20(c)]。

放射治疗中，把沿射线束中心轴，与体模参考深度 d_m 对应的位置上[见图 7.20(b)]，空气中小块组织的吸收剂量率，称为射线束的输出量(output)。

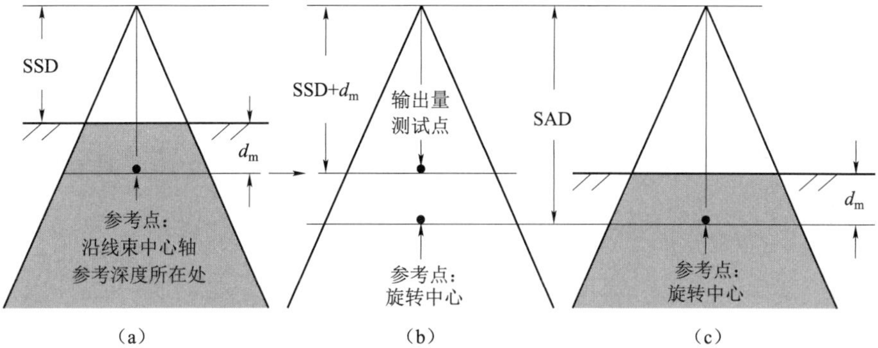

图 7.20　发散射线束内参考点剂量的测试位置和条件

(a) 固定 SSD 治疗方法；(b) 旋转或固定 SAD 治疗方法能量不过钴-60 光子能量；
(c) 旋转或固定 SAD 治疗方法能量超过钴-60 光子能量

由于存在准直器对射线束的散射，射线束的输出量会因射野的拓宽而增大。

放疗实践中，还把沿射线束中心轴，与体模参考深度对应位置上，照射野为 w 时空气中小块组织的吸收剂量率 $\dot{D}_{m,a}(w)$，与照射野为 10 cm×10 cm 时，空气中小块组织吸收剂量率 $\dot{D}_{m,a}(10\times10)$ 的比值，称为输出量因子[output factor，out(w)]，亦即：

$$\text{out}(w)=D_{m,a}(w)/D_{m,a}(10\times10) \tag{7.17}$$

(二) 发散射线束垂直入射时的深部剂量参数

1. 反散射因子 BSF

反散射因子(back scatter factor，BSF)，定义为：体模内，沿射线束中心轴，参考深度 d_m 处的吸收剂量 $D_m(w_m)$，与体模不在时同一位置上空气中小块组织吸收剂量 $D_{m,a}(w_m)$ 的比值(见图 7.21)：

$$\text{BSF}(w_m)=D_m(w_m)/D_{m,a}(w_m) \tag{7.18}$$

以上，w_m 是参考深度 d_m 处的射野大小；如果人体(或体模)表面的射野尺寸是 w_0，则：

$$w_m=[(\text{SSD}+d_m)/\text{SSD}]\cdot w_0 \tag{7.19}$$

对于钴-60 γ 射线，参考深度 d_m=0.5 cm。500 kV 以下的 X 射线，d_m=0，即最大的吸收剂量就出现在体表。水体模中，一些辐射的参考深度，已在表 7.4 中列出。

表 7.4　水体模中一些 X、γ 辐射的参考深度 d_m

辐射线质	<500 kV	1 MV	^{137}Cs	1.5 MV	^{60}Co	5 MV	10 MV	20 MV	30 MV	50 MV
d_m/cm	~0	0.1	0.17	0.25	0.5	1.35	2.5	4.1	4.5	5.5

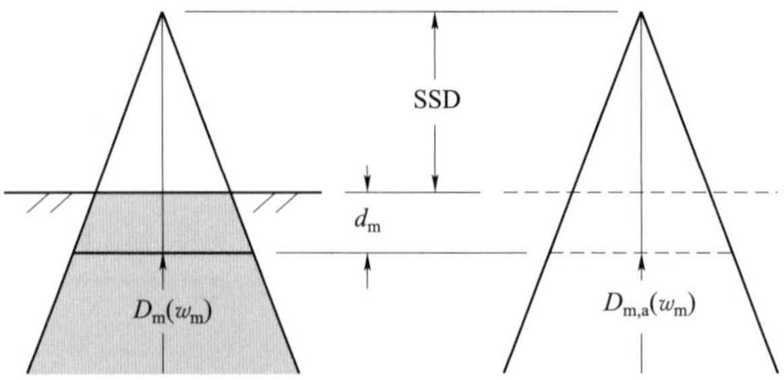

图 7.21　反散射因子(BSF)概念示意图

$\mathrm{BSF}(w_m)=D_m(w_m)/D_{m,a}(w_m)$

显然,在式(7.18)和图 7.21 中,$D_m(w_m)$,便是固定 SSD 方法中,参考点的吸收剂量;$D_{m,a}(w_m)$则可按下式求得:

$$D_{m,a}(w_m)=K_a(w_m)\cdot(\mu_{en}/\rho)_{肌肉}/(\mu_{en}/\rho)_{空气} \tag{7.20}$$

式中,$K_a(w_m)$是体模不在时,参考点相应位置上,通过实测或计算获得的空气比释动能值;至于$(\mu_{en}/\rho)_{肌肉}$和$(\mu_{en}/\rho)_{空气}$,已属屡见不鲜,毋庸赘述。

可见,反散射因子 BSF 实际上就是:两种散射条件下,同一位置上吸收剂量的比值。

原则上,反散射因子 BSF 值的大小,取决于皮下的组织厚度、辐射的线质 Q,以及照射野的大小和形状。

图 7.22 示出了反散射因子 BSF 值随体表下组织厚度的变化。可见,组织厚度超过 8 cm 后,反散射因子值已趋饱和。鉴于人体躯干厚度,一般都超过 8 cm,所以,剂量计算中,不必考虑皮下组织厚度对 BSF 值的影响。

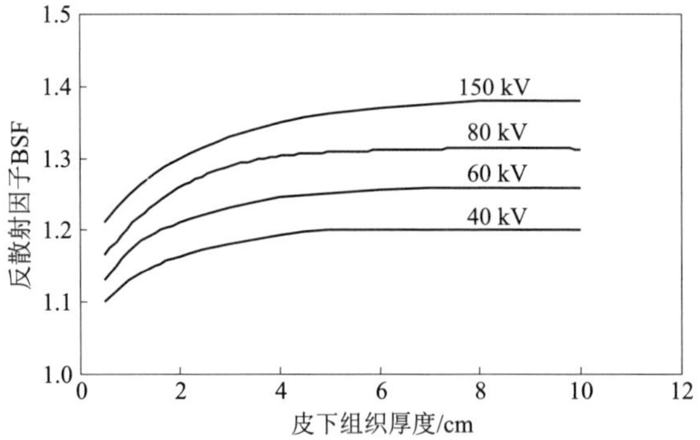

图 7.22　反散射因子 BSF 值随体表下组织厚度的变化

图 7.23 说明辐射线质对 BSF 值的影响。入射光子能量较低时,其反向散射的光子能量更低,以致散射光子尚未到达表面,大多已被组织所吸收。另一方面,入射光子能量较高时,散射光子多数系向前出射,反向散射的光子极少。故而,低能和高能射线的 BSF 值都会很低。鉴于上述缘由,使得中等能量的 X、γ 射线的 BSF 值相当突出。由图 7.22 可见,人体表面处的组织吸收剂量,最大时可以比没有人体时,同一位置上小块组织的吸收剂量,高出近 50%。

通常认为:X 射线的激发电压超过 8 MV 后,随射野扩大,BSF 值已无明显变化。

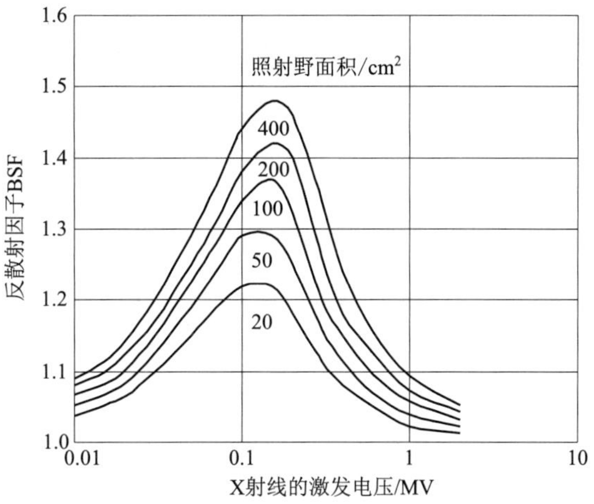

图 7.23　BSF 值随辐射线质的变化

同时，图 7.23 还显示射野面积的大小对 BSF 值的影响。大射野的 BSF 值，会明显高于小射野的 BSF。

此外，BSF 值还赖于射野的形状。射野面积相同情况下，BSF 值的排序通常是：

BSF(圆形野)≈BSF(正方形野)>BSF(矩形野)

表 7.5 列出不同线质的 X、γ 射线在水体模上的反散射因子值。

表 7.5　不同线质的 X、γ 射线在水体模上的反散射因子值

kV 或核素	半价层		照射野面积/cm²				
	mmAl	mmCu	20	50	100	200	400
10	0.013		1.038	1.053	1.068	1.080	1.090
15	0.045		1.053	1.067	1.082	1.100	1.115
20	0.01		1.066	1.084	1.104	1.125	1.145
30	0.035		1.100	1.120	1.150	1.170	1.200
50	0.7		1.150	1.200	1.230	1.260	1.290
70	4		1.190	1.240	1.280	1.310	1.360
100	8	0.3	1.220	1.290	1.340	1.390	1.440
150		0.8	1.220	1.290	1.370	1.420	1.480
200		1.8	1.180	1.250	1.320	1.400	1.460
300		3.8	1.115	1.160	1.200	1.260	1.340
400		5.5	1.080	1.115	1.150	1.180	1.240
600		7.7	1.050	1.070	1.095	1.125	1.155
1 000		10	1.022	1.040	1.058	1.074	1.093
^{137}Cs			1.017	1.029	1.044	1.059	1.072
2 000			1.013	1.022	1.032	1.043	1.053
^{60}Co			1.017	1.025	1.035	1.048	1.059

表 7.5 已忽略了圆形野与正方形野在 BSF 数值上存在的微小差异,所以,可认为与半径为 r 的圆形照射野 BSF 值相近的正方形射野的边长 L 为:

$$L=\sqrt{\pi}\times r \tag{7.21}$$

亦即:

$$\text{BSF(圆形野:半径 } r) \approx \text{BSF(正方形野:边长 } L=\sqrt{\pi}\times r) \tag{7.22}$$

放射治疗有条实践经验,即矩形或正方形照射野的面积-周长比相等,相应的深部剂量参数值相同。因此,与矩形野 $a\times b$ 深部剂量参数相近的正方形射野的边长 L,与矩形野的长、短边 a 和 b 有着如下关系:

$$L=2\times(a\times b)/(a+b) \tag{7.23}$$

所以,就反散射因子言,便有下列对应关系:

$$\text{BSF[矩形:} a\times b] \approx \text{BSF[正方形:} L=2ab/(a+b)] \tag{7.24}$$

与式(7.22)、式(7.24)类似的关系也能用于下面行将讨论的百分深度剂量 PDD、组织-空气比 TAR 和组织-最大比 TMR,这里提过,以后不再赘述。

对于不同长、短边的矩形照射野,图 7.24 示出了 BSF 值随辐射线质、射野面积的变化趋势。为便于比较,图中同时还列出正方形(长短比,1∶1)照射野 BSF 值的变化趋势。可见,对于相同线质、相同的射野面积,因射野形状不同,造成的 BSF 值的差异并不显著。

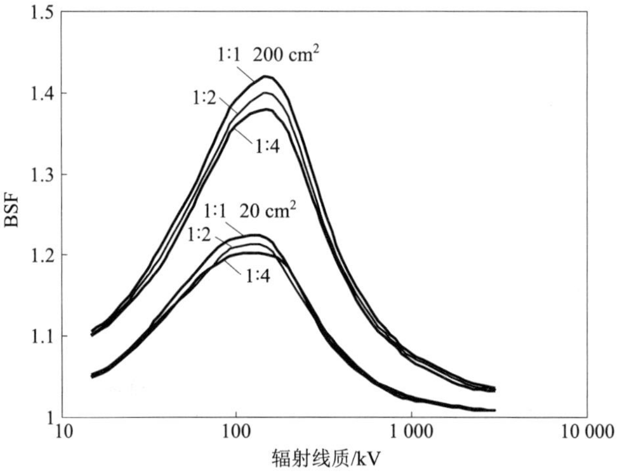

图 7.24 矩形野的 BSF 值随辐射线质、射野面积的变化趋势

据上所述,反散射因子 BSF 值主要取决于:辐射线质 Q 和参考深度处的射野面积 W_m,所以,反散射因子可记成辐射线质 Q、射野面积 W_m 的函数形式:BSF(Q,W_m)。

2. 百分深度剂量 PDD

百分深度剂量(percentage depth dose,PDD),其实质是体模内沿射线束中心轴两个不同深度上的吸收剂量的比值;具体定义为体模内,沿射线束中心轴,寄于关心的深度 d 处的吸收剂量 $D_d(w_d)$,与参考深度 d_m 处吸收剂量 $D_m(w_m)$ 之比的百分数(见图 7.25):

$$\text{PDD}(d)=[D_d(w_d)/D_m(w_m)]\times 100\% \tag{7.25}$$

式中,符号 PDD(d),强调百分深度剂量值与所关心的深度 d 有关;w_d 和 w_m 分别是射线束在所关心深度 d 和参考深度 d_m 处的照射野大小。

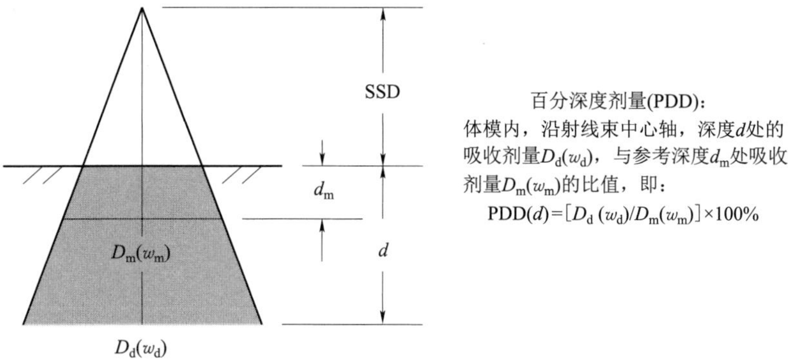

图 7.25　百分深度剂量 PDD 概念示意图

影响百分深度剂量 PDD 值的因素有：所关注的皮下深度 d；参考深度上射野 w_m 的大小和形状；源皮距 SSD 以及辐射的线质 Q；所以，百分深度剂量宜记成：

$$PDD(Q, SSD, w_m, d)$$

以强调每一个 PDD 的特定数值与这些因素的依赖关系。

表 7.6 列出了正方形射野面积 $w=100\ cm^2$ 时，不同源皮距情况下，铯-137 的百分深度剂量表。表 7.7 则是源皮距 SSD=100 cm 时，不同面积的正方形照射野，钴-60 的百分深度剂量表。至于更详细的以及不同线质的 X 射线的百分深度剂量表已在附录 3 中列出。

表 7.6　铯-137 的百分深度剂量(PDD)表

深　度/cm	源皮距 SSD/cm				
	15	20	30	40	50
	参考深度处正方形照射野面积：$W_m=100\ cm^2$ 反散射因子 BSF($100\ cm^2$)=1.04				
0.0	50	50	50	50	50
0.2	100	100	100	100	100
1.0	88	93	95	97	98
2.0	76	82	88	89	91
3.0	66	73	79	81	83
4.0	58	63	71	74	76
5.0	50	58	64	68	70
6.0	44	50	58	62	64
7.0	38	45	52	56	59
8.0	33	40	47	50	53
9.0	24	36	43	46	48
10.0	23	31	39	41	44
11.0	22	28	34	37	40
12.0	19	25	30	33	37
13.0	16.0	21	27	31	33
14.0	14.0	19.0	25	28	30

续表

深　度/cm	源皮距 SSD/cm				
	15	20	30	40	50
	参考深度处正方形照射野面积：W_m＝100 cm² 反散射因子 BSF(100 cm²)＝1.04				
15.0	12.0	16.5	22	25	27
16.0	11.0	15.0	20	23	25
17.0	9.2	13.0	17.5	20	24
18.0		11.5	16.0	18.0	20
19.0		10.0	14.0	16.5	18.0
20.0		9.0	13.0	15.0	16.0
22.0			10.5	12.0	13.5
24.0				10.0	11.0

表 7.7　钴-60 的百分深度剂量(PDD)表

深　度/cm	参考深度处正方形照射野面积 W_m/cm²					
	0	20	50	100	200	400
BSF	1.000	1.016	1.025	1.035	1.048	1.059
	源皮距 SSD＝100 cm					
0.0		25	28	31	36	40
0.5	100	100	100	100	100	100
1.0	97	98	98	99	99	100
2.0	89	95	96	97	98	98
3.0	82	90	91	92	92	93
4.0	75	83	85	86	87	88
5.0	69	77	79	81	83	84
6.0	63	71	73	75	77	78
7.0	58	67	70	72	74	74
8.0	53	62	64	66	68	70
9.0	49	57	60	62	65	67
10.0	45	53	55	57	60	63
11.0	42	49	52	55	58	60
12.0	37	45	48	50	53	56
13.0	35	41	44	47	50	53
14.0	32	38	42	44	47	50
15.0	29	35	38	40	43	47
16.0	27	32	35	37	40	44
17.0	25	30	32	35	38	42
18.0	23	28	30	32	35	40
19.0	21	25	27	30	33	37
20.0	19.0	24	25.0	27	31	35
22.0	16.0	20	22.0	24	27	32
24.0	13.5	17.0	18.5	21	24	28

图 7.26 显示了不同线质的 X、γ 射线在水体模中的百分深度剂量随皮下深度的变化。可见，低能 X 射线的峰值剂量就在体模的表面，虽然，钴-60 γ 射线具有 1.25 MeV 的光子能量，其峰值剂量所在深度也不过 0.5 cm，与体模表面相距不远。随射线穿透能力的增强（如 6 MV 和 22 MV 的 X 射线），电子积累区逐渐扩大，峰值剂量依次向纵深推延，深部的百分深度剂量值也明显提升。

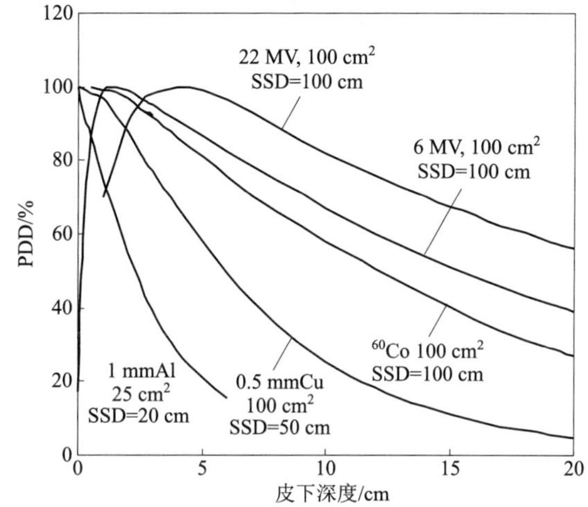

图 7.26　不同线质的 X、γ 射线在水体模中的百分深度剂量 PDD 随皮下深度的变化

图 7.27 显示，对于半价层 8 mmAl 的 X 射线，百分深度剂量 PDD 值随源皮距 SSD 的变化。从图 7.26（甚至表 7.6）可见，对于特定照射野，同一深度上的百分深度剂量 PDD 会因源皮距 SSD 的拉大而提升。对于其他线质的 X、γ 射线，情况亦然如此。

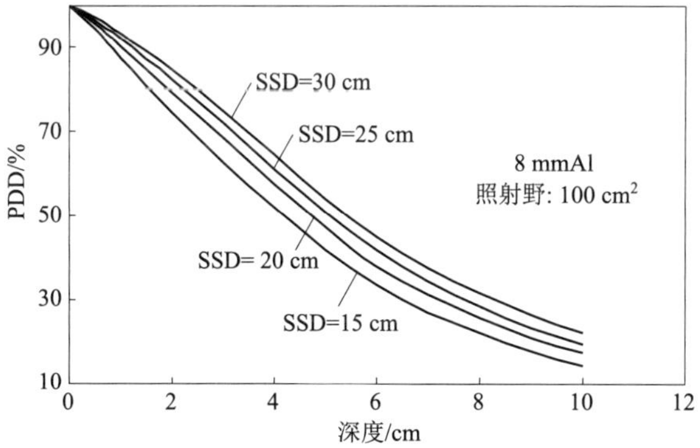

图 7.27　百分深度剂量 PDD 值随源皮距 SSD 的改变

图 7.28 则示出，对于三种典型的中能、高能、甚高能 X、γ 射线束，同一深度上的百分深度剂量值随射野面积扩大的变化趋势。

从图 7.28 以及表 7.7 可见，对于 2 mmCu X 射线（中能）和钴-60 的 γ 射线（高能），随照射野面积扩大，同一深度上的 PDD 也增大。这是因为射野拓宽后，能产生散射线的体积也随着扩大，于是，身体中附加的散射线剂量就越益明显；只是随射野面积扩大，高能辐射（钴-60）PDD 的增大幅度不及中能辐射（2 mmCu）来得大。

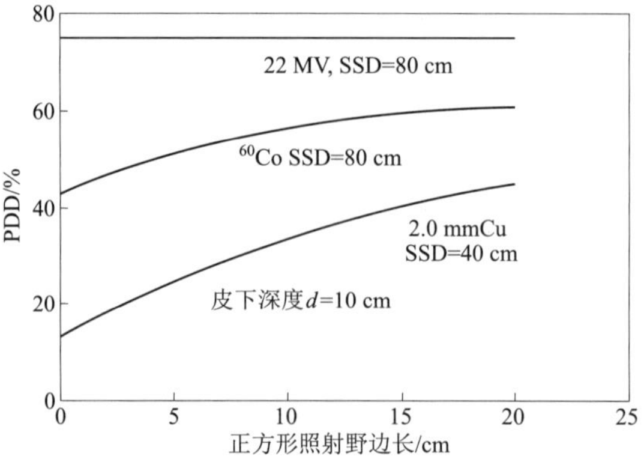

图 7.28 不同线质的射线束在皮下深度 10 cm 处的 PDD 值因照射野扩大的变化趋势

至于很高能量(15～30 MV)的 X 射线,由于它们的散射光子大多是沿原发光子的入射方向出射的,侧向、反向散射的光子份额不大。因此,对于甚高能量(例如,22 MV)的 X 射线,皮下特定深度上的剂量,将不因射野的扩大而增大。

如上所述,散射线产生的体积,与原发射线的照射野密切相关。当原发射线的照射野趋于零时,散射线产生的土壤也就不复存在。因而,体模内零面积照射野的百分深度剂量的减小(例如表 7.7 中的第 2 栏),便就是原发射线在人体软组织中指数衰减趋势的客观反映。

附录 3 中收录的百分深度剂量表,都是与特定源皮距关联的。如果工作中遇到的源皮距 SSD_2,有别于这些特定源皮距,那么,只要其他因素(辐射线质 Q、关注的皮下深度 d、参考深度 d_m处射野的形状和大小 w_m)相同,SSD_2 的百分深度剂量值 PDD_2,不妨利用附录 3 中与 SSD_2 相近的特定源皮距 SSD_1 的百分深度剂量值 PDD_1,按下列公式加以估计:

$$\begin{aligned}PDD_2 &= PDD_1[(SSD_2+d_m)/(SSD_2+d)]^2/[(SSD_1+d_m)/(SSD_1+d)]^2\\ &= PDD_1\cdot F \qquad (7.26)\end{aligned}$$

这里,$F=[(SSD_2+d_m)/(SSD_2+d)]^2/[(SSD_1+d_m)/(SSD_1+d)]^2$;放射治疗中,称之为 F 因子。

3. 组织-空气比 TAR

组织-空气比(tissue air ratio,TAR),定义为体模内,沿射线束中心轴,寄于关注的深度 d 处的吸收剂量 $D_d(w_d)$,与体模不在时,同一位置上空气中小块组织吸收剂量 $D_{d,a}(w_d)$的比值(见图 7.29)。

$$TAR(w_d)=D_d(w_d)/D_{d,a}(w_d) \qquad (7.27)$$

式中,w_d代表所关注深度上照射野的形状和大小。

与百分深度剂量 PDD 类似,组织深度、射野形状和大小以及辐射线质的改变,同样会引起组织-空气比 TAR 数值的变化,且组织-空气比数值随这些因素的变化规律,亦与百分深度剂量相仿。不过,特别的地方是:① 与组织-空气比 TAR 数值关联的射野,是所关注深度 d 处的射野 w_d(包括形状和大小);② 组织-空气比 TAR 的数值,与源皮距 SSD 基本无关。计算表明,SAD(源轴距,见图 7.30)从 50 cm 变化到 100 cm,TAR 数值的差别不过 1%～2%。

依上所述,组织-空气比,宜记作 TAR(Q,w_d,d),以强调每一个 TAR 数值的决定因素。

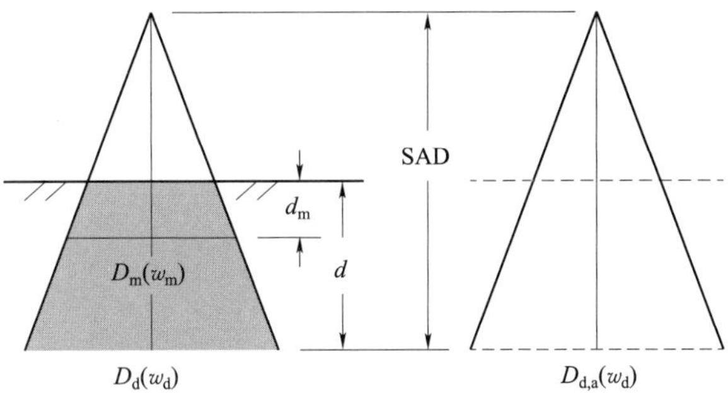

图 7.29　组织-空气比(TAR)概念示意图

$TAR(d)=D_d(w_d)/D_{d,a}(w_d)$

根据定义，与反散射因子 BSF 类似，组织-空气比 TAR，也是两种散射条件下，同一位置上组织吸收剂量的比值。其实，反散射因子 BSF 就是体模内，沿射线束中心轴参考深度上的组织-空气比(见图 7.30)。

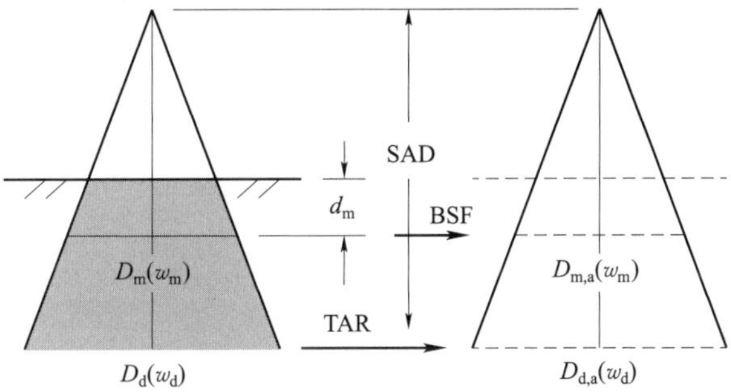

图 7.30　反散射因子(BSF)

其实是参考深度上，组织-空气比(TAR)的特例

皮下深度 d 处：$TAR(d)=D_d(w_d)/D_{d,a}(w_d)$

参考深度 d_m处：$TAR(d_m)=D_m(w_m)/D_{m,a}(w_m)=BSF(w_m)$

作为示例，表 7.8 列出了关于铯-137 和钴-60 的组织-空气比值表，附录 3 还收录了更多线质的 X 射线的组织-空气比的数值表。

表 7.8　铯-137、钴-60 的组织-空气比值

深　度/cm	所在深度处正方形照射野面积 W_d/cm^2					
	0	20	50	100	200	400
辐射线质：铯-137						
0.2	1.00	1.02	1.04	1.05	1.06	1.07
1.0	0.93	1.00	1.02	1.04	1.05	1.06
2.0	0.85	0.96	0.99	1.02	1.04	1.05
3.0	0.78	0.91	0.95	0.98	1.00	1.03
4.0	0.72	0.86	0.90	0.93	0.97	0.99
5.0	0.65	0.80	0.85	0.89	0.92	0.95
6.0	0.69	0.75	0.79	0.84	0.88	0.91

续表

深度/cm	所在深度处正方形照射野面积 W_d/cm^2					
	0	20	50	100	200	400
辐射线质:铯-137						
7.0	0.55	0.70	0.74	0.79	0.83	0.87
8.0	0.50	0.64	0.69	0.74	0.78	0.83
9.0	0.46	0.59	0.64	0.69	0.74	0.78
10.0	0.42	0.54	0.59	0.65	0.69	0.74
12.0	0.35	0.46	0.51	0.56	0.61	0.66
14.0	0.29	0.39	0.44	0.48	0.54	0.59
16.0	0.25	0.33	0.37	0.41	0.47	0.52
18.0	0.21	0.27	0.32	0.36	0.41	0.46
20.0	0.17	0.23	0.27	0.30	0.35	0.40
22.0	0.14	0.19	0.23	0.26	0.30	0.35
24.0	0.12	0.16	0.18	0.22	0.26	0.30
辐射线质:钴-60						
0.5	1.00	1.02	1,03	1.04	1.05	1.06
2.0	0.91	0.96	0.98	1.00	1.02	1.03
4.0	0.79	0.86	0.91	0.94	0.96	0.98
6.0	0.69	0.79	0.83	0.86	0.89	0.92
8.0	0.61	0.71	0.75	0.78	0.82	0.85
10.0	0.54	0.62	0.67	0.71	0.75	0.78
12.0	0.47	0.55	0.60	0.64	0.68	0.72
14.0	0.42	0.48	0.53	0.57	0.62	0.66
16.0	0.36	0.43	0.48	0.51	0.56	0.60
18.0	0.32	0.38	0.42	0.46	0.50	0.55
20.0	0.28	0.34	0.38	0.41	0.45	0.50
22.0	0.24	0.30	0.33	0.37	0.41	0.46
24.0	0.21	0.26	0.29	0.33	0.37	0.41
26.0	0.18	0.23	0.26	0.29	0.33	0.37
28.0	0.16	0.20	0.23	0.26	0.29	0.34
30.0	0.14	0.18	0.20	0.22	0.26	0.31

万一现有资料中，还找不到需要的组织-空气比，则可利用下列两个经验公式，求取需要的 TAR 值。

经验公式一：

$$\ln[\mathrm{TAR}(Q,w_d,d)]=\ln C+D\cdot d+E\cdot d^F\cdot\ln(w_d) \tag{7.28}$$

式中，w_d 就是深度 d 处的照射野面积。C、D、E、F 是与辐射线质相关的参数，具体数值如表 7.9 所列。

该经验公式的适用范围：$d \geqslant 4$ cm，$w_d \geqslant 16$ cm^2，表面照射野 $w_0 \leqslant 400$ cm^2。

表 7.9 与辐射线质相关的参数数值

辐射线质	C	D	E	F
0.5 mmCu	1.161 00	−0.239 27	0.076 62	0.614 00
1.0 mmCu	1.115 14	−0.211 17	0.086 16	0.559 28
1.5 mmCu	1.085 80	−0.202 02	0.082 08	0.570 16
2.0 mmCu	1.038 60	−0.191 35	0.081 39	0.555 32
3.0 mmCu	1.027 50	−0.178 82	0.074 04	0.555 07
^{137}Cs	1.166 34	−0.107 93	o.016 92	0.787 74
^{60}Co	1.015 26	−0.080 20	0.017 40	0.687 48

经验公式二：

$$\mathrm{TAR}(Q,L_d,d)=(1+j\cdot L_d)\cdot\exp[-\alpha(d-d_m)]+K\cdot L_d\cdot\{\exp[-\alpha(d-d_m)]-\exp[-\beta(d-d_m)]\} \tag{7.29}$$

式中，L_d是与深度 d 处长、短边为 a、b 的矩形野等效的，正方形射野的边长，因此，$L_d=2\cdot a\cdot b/(a+b)$；$d_m$是入射辐射在体模内的参考深度；$\beta=[X+(L_d-10)\cdot Y]^{-1}$；而 j、α、K、X、Y 则是与辐射线质关联的参数，具体数值已在表 7.10 列出。

该经验公式的适用范围：$d \leqslant 20$ cm，$L_d \leqslant 20$ cm。

表 7.10 与辐射线质关联的参数数值

辐射线质	^{60}Co	4 MV	8 MV	15 MV
α	0.065 3	0.056	0.044 4	0.032 5
j	0.003 6	0	0	0
K	0.056	0.043 6	0.043 8	0.019 8
X	7.1	7.1	9.1	7.25
Y	0.15	0.25	0.34	0.60
d_m/cm	0.5	1.0	2.0	3.0

4. 组织-最大比 TMR

如前所述，利用组织-空气比计算人体深部剂量，会涉及自由空气中空气比释动能的测量，然而，对于高能 X 射线，难于实现为精确测量空气比释动能所需满足的次级电子平衡条件。为克服这个困难，参考点剂量改用体模内参考深度处的组织吸收剂量，于是，提出利用参考深度上的吸收剂量推算人体深部剂量的另一个参数——组织-最大比。

组织-最大比（tissue-maximum ratio，TMR）的定义是：体模内，沿射线束中心轴，与源的距离相同，该处的射野形状、尺寸也相同，组织厚度为 d 时的吸收剂量 $D_d(W_d)$，与组织厚度等于参考深度 d_m时的吸收剂量 $D_m(W_d)$的比值（见图 7.31）：

$$\mathrm{TMR}(w_d)=D_d(w_d)/D_m(w_d) \tag{7.30}$$

式中，w_d代表所关注深度上照射野的形状和大小。

与组织-空气比类似，组织-最大比的数值，取决于：辐射的线质 Q、所关注的皮下深度 d

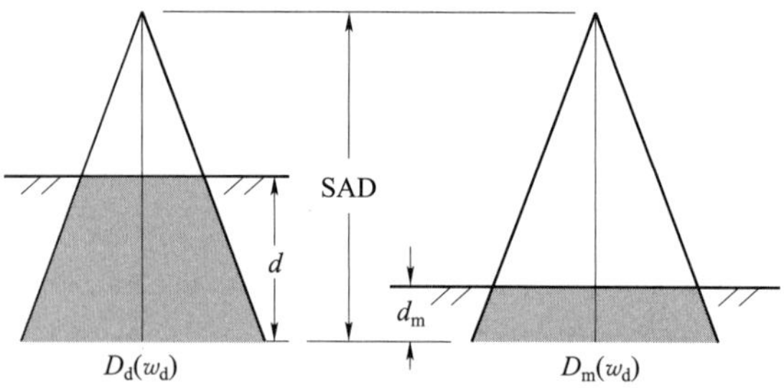

图 7.31 组织-最大比(TMR)概念示意图

$\mathrm{TMR}(d)=D_d(w_d)/D_m(w_d)$

以及该深度上射野的形状和大小 w_d,但与源皮距却无干系。所以,组织-最大比,也宜记作 $\mathrm{TMR}(Q,w_d,d)$。

随辐射线质、皮下深度、射野大小的改变,组织-最大比,也有与组织-空气比类似的变化规律。

包括钴-60 γ 射线在内的,一些高能辐射的组织-最大比的数值表,也可在附录 3 中找到。

5. 深部剂量参数间的相互关系

为计算受照人体内的组织吸收剂量,提出了上面讨论的各种参数,虽然它们是从不同的侧面反映人体深部剂量与不同参考点剂量的联系,然而,这些参数之间,本身就有内在的关系。

若射线束在参考深度 d_m 处的射野面积是 w_m,则与其相应,深度 d 处的射野面积是 w_d。因为拟讨论的是,同一束射线中不同深部剂量参数间的关系,涉及的辐射线质相同,所以,为压缩书写空间,以下列出参数间的关系时,略去了深部剂量参数中代表辐射线质的符号 Q。同样理由,源皮距 SSD 有时会以 S 记之。

(1) 百分深度剂量 PDD 与组织-空气比 TAR 之间的关系

百分深度剂量 $\mathrm{PDD}(d,w_m,S)$ 与组织-空气比 $\mathrm{TAR}(d,w_d)$,数值上存在如下关系:

$$\mathrm{PDD}(d,w_m,S)=[\mathrm{TAR}(d,w_d)/\mathrm{BSF}(w_m)]\cdot[(S+d_m)/(S+d)]^2 \tag{7.31}$$

这一关系的导出过程以及相应的空间位置已在图 7.32 中列出。

(2) 百分深度剂量 PDD 与组织-最大比 TMR 之间的关系

百分深度剂量 $\mathrm{PDD}(d,w_m,S)$ 与组织-最大比 $\mathrm{TMR}(d,w_d)$,数值上存在如下关系:

$$\mathrm{PDD}(d,w_m,S)=\mathrm{TMR}(d,w_d)\cdot[\mathrm{BSF}(w_d)/\mathrm{BSF}(w_m)]\cdot[(S+d_m)/(S+d)]^2 \tag{7.32}$$

图 7.33 中列出了这一关系的导出过程以及相关的空间位置。

(3) 组织-空气比 TAR 与组织-最大比 TMR 之间的关系

组织-空气比 $\mathrm{TAR}(d,w_d)$ 与组织-最大比 $\mathrm{TMR}(d,w_d)$,数值上存在如下关系:

$$\mathrm{TAR}(d,w_d)=\mathrm{TMR}(d,w_d)\cdot\mathrm{BSF}(w_d) \tag{7.33}$$

这一关系的导出过程以及相关的空间位置如图 7.34 所示。

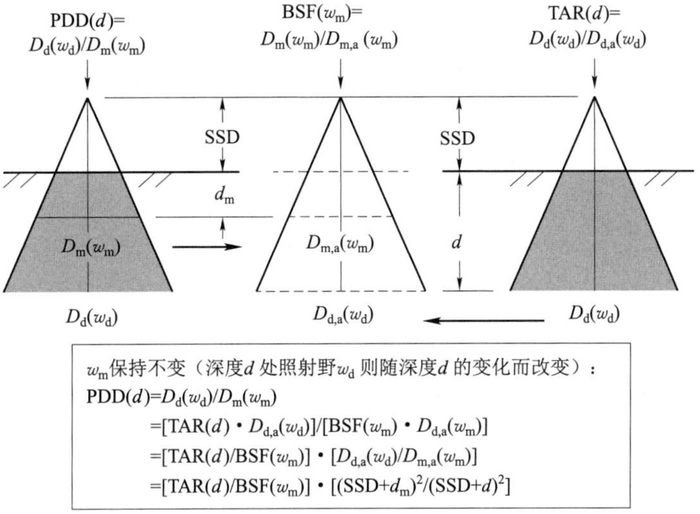

图 7.32　同一深度处，百分深度剂量 PDD(d)与组织-空气比 TAR(d)的数值关系

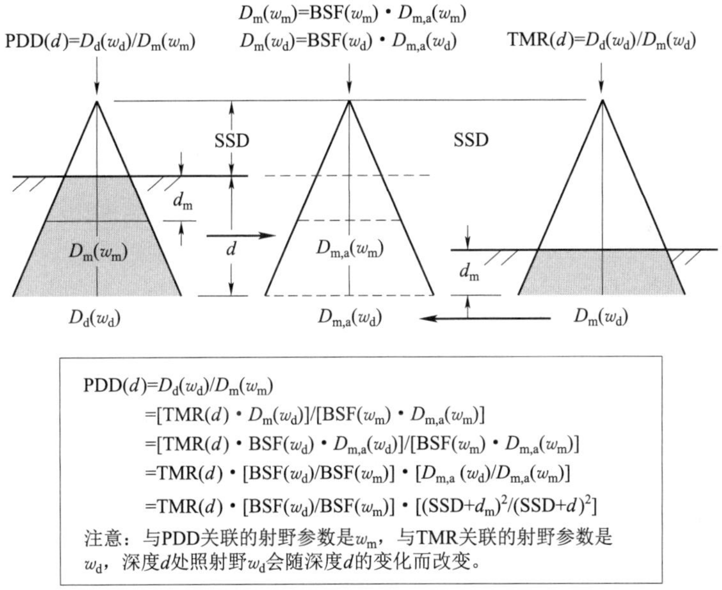

图 7.33　w_d相同时，百分深度剂量 PDD(d)与组织-最大比 TMR(d)的数值关系

(4) 不同源皮距的百分深度剂量之间的关系

对于特定的辐射线质 Q、皮下深度 d、射野面积 w_m，百分深度剂量 PDD 的数值还与源皮距相关。如果参考深度上的照射野保持不变，则由图 7.35 可见，两种源皮距 s_1、s_2情况下的百分深度剂量值 $P(s_1)$、$P(s_2)$存在下列数值关系：

$$P(s_2)/P(s_1)=[\mathrm{TAR}(w_2)/\mathrm{TAR}(w_1)]\times[(s_2+d_m)/(s_2+d)]^2/[(s_1+d_m)/(s_1+d)]^2 \tag{7.34}$$

式中，w_1、w_2分别是参考深度处射野 w_m保持不变情况下，皮下深度 d 处，与源皮距 s_1、s_2对应的射野面积，TAR(w_2)和 TAR(w_1)是相应的组织-空气比。

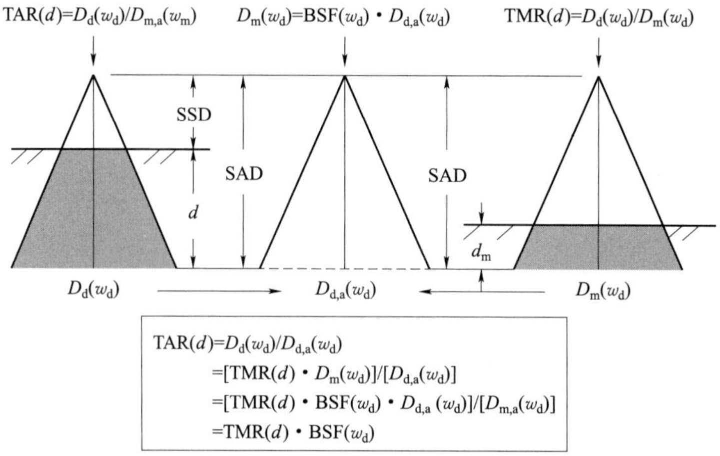

图 7.34 组织-空气比 TAR(d)与组织-最大比 TMR(d)的数值关系

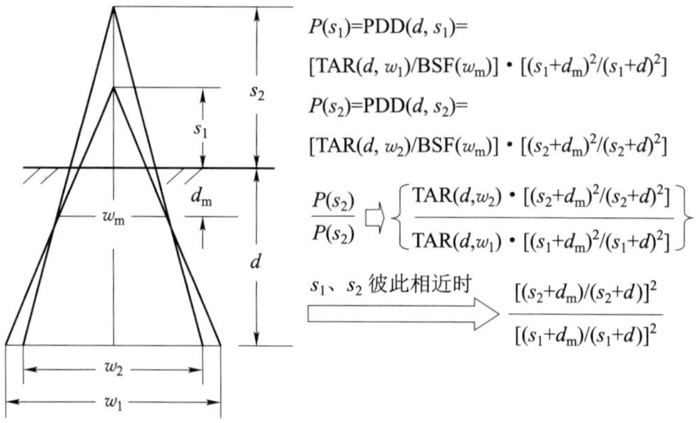

图 7.35 参考深度处射野 w_m、关注深度 d 不变，
不同源皮距 s 的百分深度剂量 $P(s)$ 的数值关系

如果源皮距 s_1、s_2 相差不远，皮下深度 d 处的射野面积 w_1、w_2，差异不会明显(图 7.35)，以至 $\text{TAR}(w_2)\approx\text{TAR}(w_1)$。于是，此种情况下，式(7.34)可写成：

$$P(s_2)/P(s_1)\approx[(s_2+d_m)/(s_2+d)]^2/[(s_1+d_m)/(s_1+d)]^2 \tag{7.35}$$

这就是前面式(7.26)中 F 因子的来历。

射线束在体模中的参考深度 d_m，通常会比源皮距 s_1、s_2 小许多，且假定 $s_2>s_1$，则式(7.35)可进一步简化：

$$\begin{aligned}P(s_2)/P(s_1)&\approx[(s_2+d_m)/(s_2+d)]^2/[(s_1+d_m)/(s_1+d)]^2\\&\approx[s_2/(s_2+d)]^2/[s_1/(s_1+d)]^2\\&=[s_2(s_1+d)]^2/[s_1(s_2+d)]^2\\&=[s_2s_1(1+d/s_1)]^2/[s_1s_2(1+d/s_2)]^2\\&=[(1+d/s_1)/(1+d/s_2)]^2\\&>1(\text{因为 } s_2>s_1\text{，以致 } d/s_2<d/s_1)\end{aligned} \tag{7.36}$$

于是，使“对于特定照射野，同一深度上的百分深度剂量值，会因源皮距的拉大而提升”

这一结论，在数学上得到了进一步的论证。

（三）发散射线束垂直入射时人体组织剂量的计算

根据以上所述的深度剂量参数的定义，沿发散射线束中心轴任一深度上的组织吸收剂量可按下列方法计算。

对于固定 SSD 治疗方法，剂量计算的参考点，位于沿射线束中心轴的参考深度处。参考点剂量即为：峰值剂量 $D_m(w_m)$。

按百分深度剂量 PDD 定义，沿射线束中心轴任一深度 d（射野面积 w_d）上的组织吸收剂量 $D_d(w_d)$ 为：

$$D_d(w_d)=D_m(w_m)\cdot \mathrm{PDD}(Q,\mathrm{SSD},w_m,d) \tag{7.37}$$

式中，w_m是参考深度上的照射野面积；且注意，w_d也决定了该射野中心到点源的距离。

对于旋转照射或固定 SAD 治疗方法，剂量计算的参考点，则在旋转中心。参考点剂量则是：旋转中心处自由空气中的“小块组织吸收剂量”$D_{d,a}(w_d)$；或者是，体模内参考深度上吸收剂量 $D_m(w_d)$的实测值或计算值。

按组织-空气比 TAR 或组织-最大比 TMR 定义，沿射线束中心轴任一深度上的组织吸收剂量 $D_d(w_d)$为：

$$D_d(w_d)=D_{d,a}(w_d)\cdot \mathrm{TAR}(Q,w_d,d) \tag{7.38}$$

或者

$$D_d(w_d)=D_m(w_d)\cdot \mathrm{TMR}(Q,w_d,d) \tag{7.39}$$

若拟用计算方法取得公式（7.37）、公式（7.39）中参考点处的吸收剂量 $D_m(w_m)$或 $D_m(w_d)$，则可利用反散射因子 BSF，通过同一位置上自由空气中的“小块组织吸收剂量” $D_{m,a}(w_m)$或 $D_{m,a}(w_d)$加以估计：

$$D_m(w_m)=D_{m,a}(w_m)\cdot \mathrm{BSF}(Q,w_m) \tag{7.40}$$

或

$$D_m(w_d)=D_{m,a}(w_d)\cdot \mathrm{BSF}(Q,w_d) \tag{7.41}$$

自由空气中“小块组织的吸收剂量”$D_{d,a}(w_d)$、$D_{m,a}(w_d)$或 $D_{m,a}(w_m)$，则可由沿射线束中心轴同一位置（w_m或 w_d）上空气的比释动能 K_a推算，例如 $D_{d,a}(w_d)$为：

$$D_{d,a}(w_d)=K_a(w_d)\cdot(\mu_{en}/\rho)_{组织}/(\mu_{en}/\rho)_{空气} \tag{7.42}$$

至于相关位置上的空气比释动能，则为：

$$K_a=A\cdot\Gamma_{K_a}\cdot t/r^2 \tag{7.43}$$

或者

$$K_a=I\cdot\Delta\cdot t/r^2 \tag{7.44}$$

两式，A 是 γ 点源的放射性活度，Γ_{K_a}是 γ 点源的空气比释动能率常数，Δ 是 X 射线源的发射率常数，r 是所关心位置至辐射源的距离，t 为受照时间。

［例 7.5］

钴-60 γ 点源放射性活度 $A=0.2$ PBq。病人体表，离源 SSD＝150 cm，正方形射野面积 $w_0=200\ \mathrm{cm}^2$，受照时间 $t=1.5$ min。

要求按“固定 SSD 方法”计算：沿射线束中心轴，皮下 $d=10$ cm 处的软组织吸收剂量。

对钴-60,查表 4.3、表 7.3、表 7.4、表 7.7 分别可得:

$$(\mu_{en}/\rho)_{肌肉}/(\mu_{en}/\rho)_{空气}=1.11;\Gamma_{Ka}=85\ aGy\cdot m^2=85\ aGy\cdot m^2/(Bq\cdot s)$$

$$d_m=0.5\ cm;BSF(200\ cm^2)=1.048;PDD(100\ cm,200\ cm^2,10\ cm)=60\%。$$

此时,参考点剂量是,参考深度上的峰值剂量:

参考点离源的距离,应该是:

$$r=SSD+d_m=(150+0.5)\ cm=1.505\ m;$$

参考点处的射野面积:

$$w_m=w_0\cdot[(SSD+d_m)/SSD]^2=200\ cm^2\cdot[1.505\ m/1.5\ m]^2\approx 200\ cm^2$$

参考点处的空气比释动能:

$$\begin{aligned}K_a&=A\cdot\Gamma_{K_a}\cdot t/r^2\\&=0.2\times10^{15}\ Bq\cdot 85\times10^{-18}[aGy\cdot m^2/(Bq\cdot s)]\cdot 1.5\ min\times\\&\quad 60\ (s/min)/(1.505\ m)^2\\&=0.675\ 5\ Gy\end{aligned}$$

参考点处,空气中小块组织的比释动能:

$$\begin{aligned}D_{m,a}&=K_a\cdot(\mu_{en}/\rho)_{肌肉}/(\mu_{en}/\rho)_{空气}\\&=0.675\ 5\ Gy\cdot 1.11\\&=0.749\ 8\ Gy\end{aligned}$$

体模内,参考点处峰值剂量:

$$D_m=D_{m,a}\cdot BSF(w_m)=D_{m,a}\cdot BSF(200\ cm^2)=0.749\ 8\ Gy\cdot 1.048\ =0.785\ 8\ Gy$$

利用 F 因子估计 SSD=150 cm,$w_m=200\ cm^2$,$d=10$ cm 时的百分深度剂量:

$$\begin{aligned}&PDD(150\ cm,200\ cm^2,10\ cm)\\&=PDD(100\ cm,200\ cm^2,10\ cm)\\&\quad\times[(SSD_2+d_m)/(SSD_2+d)]^2/[(SSD_1+d_m)/(SSD_1+d)]^2\\&=60\%\times[(150+0.5)/(150+10)]^2/[(100+0.5)/(100+10)]^2\\&=60\%\times1.06\\&=63.6\%\end{aligned}$$

人体内,沿射线束中心轴,皮下 10 cm 处的软组织吸收剂量:

$$\begin{aligned}D_{10\ cm}&=D_m\cdot PDD(100\ cm,200\ cm^2,10\ cm)\\&=0.785\ 8\ Gy\times63.6\%\\&=0.500\ Gy\end{aligned}$$

[例 7.6]

受照情况同[例 7.5]

要求按"固定 SAD 方法"计算:沿射线束中心轴,皮下 $d=10$ cm 处的软组织吸收剂量。

此时,参考点剂量是,沿射线束中心轴,皮下 $d=10$ cm 处"小块软组织的吸收剂量"。

参考点离源的距离,应该是:

$$r=SSD+d=(150+10)\ cm=1.6\ m;$$

参考点处的射野面积:

$$w_d=w_0\cdot[(SSD+d)/SSD]^2=200\ cm^2\cdot[1.6\ m/1.5\ m]^2\approx228\ cm^2$$

参考点处的空气比释动能:

$$K_a = A \cdot \Gamma_{K_a} \cdot t/r^2$$
$$= 0.2\times10^{15}\ \text{Bq} \cdot 85\times10^{-18}[\text{aGy}\cdot\text{m}^2/(\text{Bq}\cdot\text{s})] \cdot 1.5\ \text{min}\times 60\ (\text{s/min})/(1.6\ \text{m})^2$$
$$= 0.5977\ \text{Gy}$$

参考点处，空气中“小块组织的比释动能”：

$$D_{d,a} = K_a \cdot (\mu_{en}/\rho)_{肌肉}/(\mu_{en}/\rho)_{空气}$$
$$= 0.5977\ \text{Gy} \cdot 1.11$$
$$= 0.6634\ \text{Gy}$$

与参考点处照射野相应的组织-空气比：

由表 7.8 查得：TAR(10 cm，200 cm^2)＝0.75，TAR(10 cm，400 cm^2)＝0.78，

利用数值内插方法估计：TAR(10 cm，228 cm^2)＝0.756

人体内，沿射线束中心轴，皮下 10 cm 处的软组织吸收剂量：

$$D_{10\ \text{cm}} = D_{d,a} \cdot \text{TAR}(10\ \text{cm}, 228\ \text{cm}^2)$$
$$= 0.6634\ \text{Gy}\times0.756$$
$$= 0.502\ \text{Gy}$$

可见，两种方法所得结果十分相近，差别不到 1%：

$$D_{10\ \text{cm}}(\text{固定 SAD 方法})/D_{10\ \text{cm}}(\text{固定 SSD 方法})$$
$$= 0.502/0.500$$
$$= 1.004$$

思考题

1. 外照射的剂量水平，取决于哪些因素？

2. 怎样的辐射源，可当做一个“点源”？

3. 何谓 X 射线的“半价层”、“等效能量”？

4. X 射线的“半价层”与 X 射线的“线衰减系数”有何关系？

利用附录 1 列出的，光子在铝中的“衰减系数”值，估计与“半价层”2 mmAl 相应的 X 射线光子的“等效能量”。

5. 何谓 X 射线源的“发射率常数”？发射率常数值，与哪些因素有关？

6. X 射线源的照射水平，与哪些因素有关？列出 X 射线源初始射线照射水平的计算公式。

7. 何谓 γ 点源的“空气比释动能率常数”、“周围剂量当量率常数”、“定向剂量当量率常数”、“照射量率常数”？

8. γ 点源的照射水平，与哪些因素有关？列出 γ 点源初始射线照射水平的计算公式。

9. 设钴-60 γ 点源的放射性活度为 0.2 PBq，计算：距离该点源 150 cm 处的空气比释动能率、周围剂量当量率。且估计：人体处于该位置时的有效剂量率。

10. 设钴-60 线源长 1 cm，其中均匀分布的放射性活度也为 0.2 PBq，利用式(7.5)计算：沿该线源中垂线，垂直距离为 150 cm 处的空气比释动能率，且与上题计算结果比较，可以得到什么结论？

11. 何谓“反散射因子”、“百分深度剂量”、“组织-空气比”和“组织-最大比”?

12. 如果 X 射线的激发电压大于 8 MV,估计:

(1) 体模内,X 射线束的“反散射因子”有多大?

(2) 再若 SSD=∞,则据式(7.31)、式(7.32)和式(7.33),推测:

1)“百分深度剂量”与“组织-空气比”将成何关系?

2)“百分深度剂量”与“组织-最大比”将成何关系?

3)“组织-最大比”与“组织-空气比”将成何关系?

第八章　放射性药物内照射剂量估算的基本方法

本章引用国际放射防护委员会(ICRP)、美国核医学学会医学内照射辐射剂量委员会(MIRD)推荐的模式，介绍放射性药物内照射剂量的估算方法。

放射性药物的内照射剂量值取决于放射性药物的物理、化学形态，放射性核素的衰变速率、辐射类型和能量，以及进入人体的途径和数量(单位:Bq)；同时，也取决于人的年龄、性别、生活习俗，个体的解剖、生理特征，乃至相关的病理状态。

由于与人相关的诸多因素存在很大个体差异，以致内照射剂量估计值常有较大的误差。尽管如此，这类粗略估计，对于病人健康危害的评价，还是十分需要的。

一般，放射性物质可经多种途径进入人的体内，例如：口、鼻摄入，静脉注入，完好皮肤或伤口吸收。内照射剂量估算中，凡进入口、鼻的放射性核素量，称为摄入量(intake)。食入情况下，放射性核素从胃肠道吸收入血的份额，以 f_1 记之；如果放射性核素从胃直接入血，则认为 $f_1=1$。放射性核素进入体液的过程称为吸收；进入体液的放射性核素量，称为吸收量(uptake)；进入体液的放射性核素分布到某一特定器官、组织(S)中的份额，以 F_S 记之。器官、组织中含有的放射性核素量，称为滞留量(retention or residence)。

一、摄入物质体内滞留的描述方法

(一) 隔室

1. 隔室和物质的代谢参数

内照射剂量估算中，隔室(compartment)是根据物质代谢的动力学数据，能加以区分、且以特定速率 λ_b 廓清滞留物质的代谢池。这里，λ_b 为隔室对滞留物质的生物廓清速率常数(biological clearance rate constant)，它表示因代谢过程，所论隔室中物质滞留量在单位时间内的减少份额，即：

$$\lambda_b=[\Delta A/A(t)]/\Delta t \tag{8.1}$$

式中，$\Delta A/A(t)$ 是在 t 至 $t+\Delta t$ 时间内滞留物质量减少的份额。以下，廓清速率常数都简称为廓清速率，尽管前缀不同，如：生物廓清速率、有效廓清速率，简化的意思雷同。

如果单次吸收后，摄入物质在隔室中的初始滞留量为 $A(0)$，则到 t 时刻，隔室中的物质滞留量 $A(t)$ 为：

$$A(t)=A(0)\cdot e^{-\lambda_b t}=A(0)\cdot e^{-0.693t/T_b} \tag{8.2}$$

或者表示成：

$$A(t)=A(0)\cdot\exp(-\lambda_b t)=A(0)\cdot\exp(-0.693t/T_b) \tag{8.3}$$

式中,$T_b=0.693/\lambda_b$,称为:隔室中滞留物质的半廓清时间(half clearance time)或生物半排期,意即:通过代谢过程,隔室中物质滞留量减半所需的时间。另外,还有 $\tau_b=1/\lambda_b$,称为隔室中物质的平均滞留时间(mean retention time)。

2. 隔室的滞留分数和有效滞留分数

单次吸收后,隔室中物质的初始滞留量 $A(0)$ 到 t 时刻留下的份额,称为隔室中滞留物质的滞留分数(retention fraction)$R(t)$,即:

$$R(t)=A(t)/A(0)=e^{-\lambda_b\cdot t}=\exp(-\lambda_b\cdot t) \tag{8.4}$$

如若摄入物质是放射性的,相应的衰变常数为 λ_r,半衰期为 T_r(以下,凡出现符号 λ_r 或 T_r 的,含意均与此同),则单次吸收后 t 时刻,隔室中的物质滞留量还需作放射性衰变修正,即:

$$\begin{aligned}A(t)&=[A(0)\cdot e^{-\lambda_b\cdot t}]\cdot e^{-\lambda_r\cdot t}\\&=A(0)\cdot e^{-(\lambda_b+\lambda_r)\cdot t}\\&=A(0)\cdot e^{-\lambda_{eff}\cdot t}\end{aligned} \tag{8.5}$$

式中,

$$\lambda_{eff}=\lambda_b+\lambda_r \tag{8.6}$$

称为隔室中滞留物质的有效廓清速率(effective clearance rate),即:因代谢过程和物理衰变,隔室中物质滞留量,在单位时间内减少的份额。与之对应:

$$T_{eff}=0.693/\lambda_{eff}=T_b\cdot T_r/(T_b+T_r) \tag{8.7}$$

称为隔室中滞留物质的有效半减期(effective half clearance time),意指通过代谢过程、物理衰变,隔室中物质滞留量减半经历的时间。

单次吸收后,隔室中放射性物质的初始放射性活度 $A(0)$ 到 t 时刻留下的份额,称为隔室中滞留物质的有效滞留分数(effective retention fraction)$r(t)$,即:

$$\begin{aligned}r(t)&=R(t)\cdot e^{-\lambda_r\cdot t}\\&=e^{-\lambda_b\cdot t}\cdot e^{-\lambda_r\cdot t}\\&=e^{-\lambda_{eff}\cdot t}\\&=\exp(-\lambda_{eff}\cdot t)\end{aligned} \tag{8.8}$$

(二) 隔室模型

1. 隔室模型

隔室模型(compartment model)假定:

人体内摄入物质的滞留会涉及众多隔室;任一器官或组织可能包含若干(例如 n 个)隔室;任一隔室中,摄入物质的滞留量,是以特定廓清速率按简单指数规律减少的。

2. 器官(或组织)的滞留函数和有效滞留函数

若器官、组织(S)中,物质的初始滞留量为 $A_S(0)$,其中,因代谢过程,以廓清速率 $\lambda_{i,b}$ 廓清的份额为 k_i,则按隔室模型,到 t 时刻所论器官、组织中,摄入物质的滞留量 $A_S(t)$ 为:

$$A_S(t)=A_S(0)\cdot\sum_{i=1}^{n}k_i\cdot\exp(-\lambda_{i,b}\cdot t) \tag{8.9}$$

式中,n 是器官、组织(S)中存在的隔室数。

单次吸收后，器官、组织(S)中物质的初始滞留量 $A_S(0)$，因代谢过程，到 t 时刻残留的份额，称器官、组织(S)中物质的滞留函数(retention function)$R_S(t)$，即：

$$R_S(t)=A_S(t)/A_S(0)=\sum_{i=1}^{n}k_i\cdot\exp(-\lambda_{i,b}\cdot t) \tag{8.10}$$

如果器官、组织(S)中滞留的物质是放射性的，则因生理代谢、物理衰变，其中初始滞留量到 t 时刻残留的份额，称该器官、组织(S)中物质的有效滞留函数(effective retention function)$r_S(t)$，即：

$$\begin{aligned}r_S(t)&=R_S(t)\cdot\exp(-\lambda_r\cdot t)\\&=\left[\sum_{i=1}^{n}k_i\cdot\exp(-\lambda_{i,b}\cdot t)\right]\cdot\exp(-\lambda_r\cdot t)\\&=\sum_{i=1}^{n}k_i\cdot\exp[-(\lambda_{i,b}+\lambda_r)\cdot t]\\&=\sum_{i=1}^{n}k_i\cdot\exp(-\lambda_{i,eff}\cdot t)\end{aligned} \tag{8.11}$$

式中，$\lambda_{i,eff}=\lambda_{i,b}+\lambda_r$，是器官、组织(S)中第 i 个隔室的有效廓清速率。

[例 8.1]

单次口服钠盐后，进入体液的份额 $f_1=1$，体液中钠有 30%入骨，即 $F_{骨}=0.3$。在骨中，钠的生物半排期：99.7% 10 d，0.3% 1 100 d。要求列出时间单位以 d(天)计的，稳定钠和放射性钠-24(半衰期 $T_r=15$ h)在骨中的滞留函数和有效滞留函数。

钠-24 的半衰期 $T_r=15$ h/[24(h/d)]$=0.625$ d。按式(8.7)，与生物半排期 10 d、1 100 d 相应的有效半减期 $T_{10\text{ d,eff}}$ 和 $T_{1\,100\text{ d,eff}}$ 分别为：

$$T_{10\text{ d,eff}}=10\times0.625/(10+0.625)=0.588\ \text{d}$$

$$T_{1\,100\text{ d,eff}}=1\,100\times0.625/(1\,100+0.625)=0.625\ \text{d}$$

按式(8.10)，稳定钠在骨中的滞留函数 $R_{骨}(t)$：

$$\begin{aligned}R_{骨}(t)&=\sum_{i=1}^{n}k_i\cdot\exp(-\lambda_{i,b}\cdot t)=\sum_{i=1}^{n}k_i\cdot\exp(-0.693t/T_{i,b})\\&=k_{10\text{ d}}\cdot\exp(-0.693t/T_{10\text{ d}})+k_{1\,100\text{ d}}\cdot\exp(-0.693t/T_{1\,100\text{ d}})]\\&=0.997\cdot\exp(-0.693t/10)+0.003\cdot\exp(-0.693t/1\,100)]\end{aligned}$$

按式(8.11)，钠-24 在骨中的有效滞留函数 $r_{骨}(t)$：

$$\begin{aligned}r_{骨}(t)&=\sum_{i=1}^{n}k_i\cdot\exp(-\lambda_{i,eff}\cdot t)=\sum_{i=1}^{n}k_i\cdot\exp(-0.693\ t/T_{i,eff})\\&=k_{10\text{ d}}\cdot\exp(-0.693t/T_{10\text{d,eff}})+k_{1\,100\text{ d}}\cdot\exp(-0.693t/T_{1\,100\text{ d,eff}})]\\&=0.997\cdot\exp(-0.693t/0.588)+0.003\cdot\exp(-0.693t/0.625)]\end{aligned}$$

二、摄入物质体内转移的描述方法

1. 隔室链

所谓隔室链(compartment chan)就是与摄入物质转移过程相关、前后依次衔接的若干隔室组成的一条隔室串。

2. 隔室链模型

隔室链模型(compartment chan model)假定:从人体一个部位任一隔室清除出来的物质将转移到另一部位,且以一定的份额 a 分配到该部位的某个隔室。可以设想,放射性物质从其进入的那个部位开始,直到所关心的人体某个部位止,物质的转移过程可视为由若干条隔室链构成的。

例如:口服钠离子后,直接经胃吸收入血。假定:血液中,钠有 30%入骨,70%均匀分布到身体的其他器官和组织;在骨中,钠的生物半排期,99.7% 10 d,0.3% 1 100 d;在其他器官和组织,钠的生物半排期均为 10 d;从骨和其他器官、组织廓清出来的钠,全部经肾随尿排出。

与上述口服钠在体内吸收、转移关联的隔室链,如图 8.1 中所示。

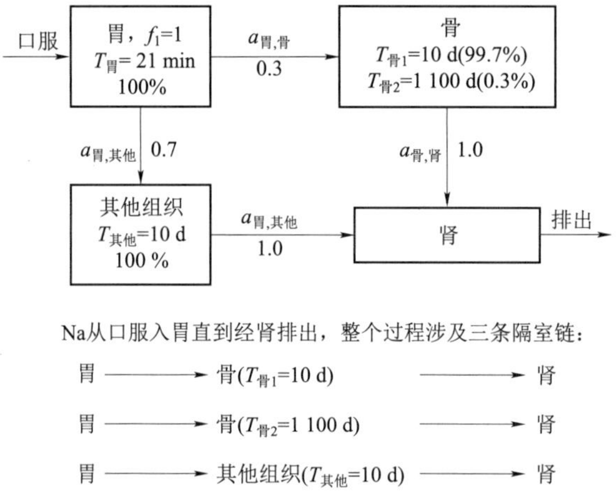

图 8.1 口服后,Na 离子在体内吸收、转移的模式图

3. 隔室的链动力学方程和它的解

依上所述,摄入物质在体内的转移,常可分解为若干(例如 m 条)隔室链,其中任一条隔室链又将包含若干(例如 n 个)隔室。图 8.2 则示出与摄入物质转移关联的一条隔室链。图中,A_0表示放射性核素分布到起始隔室 1 所在部位的数量,其中分配到起始隔室 1 的份额为 a_1。在起始隔室 1,物质的生物廓清速率为 λ_1。设 t 时刻,起始隔室 1 中放射性核素量为 $A_1(t)$,则单位时间内,从其中廓清出来的核素量为 $\lambda_1 A_1(t)$。从起始隔室 1 廓清出来的核素,向第 2 隔室转移的份额为 a_2,第 2 隔室的生物廓清速率记为 λ_2,依次类推。

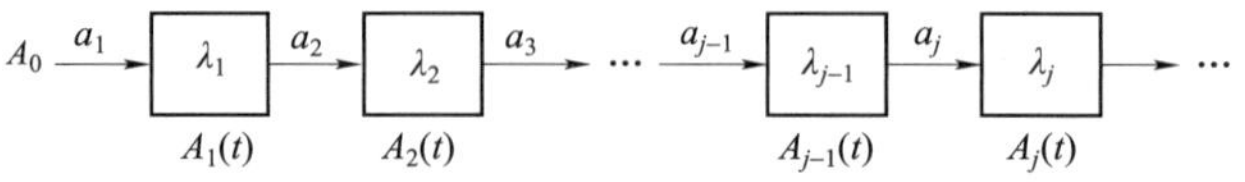

图 8.2 与摄入物质转移关联的一条隔室链

现在考察 t 时刻单位时间内,其中第 j 个隔室中放射性核素量的变化。

第 j 个隔室中的放射性核素,来自其上游的第 $j-1$ 个隔室。t 时刻单位时间内,通过第 $j-1$ 个隔室的生物廓清,进入第 j 个隔室的核素量为:$a_j \cdot \lambda_{j-1} \cdot A_{j-1}(t)$。这里,$A_{j-1}(t)$ 是 t 时刻第 $j-1$ 个隔室内核素的滞留量,λ_{j-1}是该隔室的生物廓清速率。因此,$\lambda_{j-1} \cdot$

$A_{j-1}(t)$ 代表单位时间内，从第 $j-1$ 个隔室中廓清出来的核素量；这些核素量未必未会全部向第 j 个隔室转移，分配到第 j 个隔室的份额，也许只有 a_j。

另一方面，t 时刻，第 j 个隔室中，放射性核素原来的数量是 $A_j(t)$，由于其自身的生物廓清以及放射性核素的衰变，t 时刻单位时间内，第 j 个隔室中，放射性核素量，将减少：$\lambda_j \cdot A_j(t)$。

因此，综上所述，t 时刻单位时间内，第 j 个隔室中，放射性核素的净增量 $dA_j(t)/dt$ 为：

$$dA_j(t)/dt = a_j \cdot \lambda_{j-1} \cdot A_{j-1}(t) - \lambda_j \cdot A_j(t) \tag{8.12}$$

这是一个微分方程，它的解是：

$$A_j(t) = A_0 \cdot \prod_{p=1}^{j} a_p \cdot \prod_{p=1}^{j-1} \lambda_p \cdot \sum_{p=1}^{j} \exp(-\lambda_{p,\mathrm{eff}} \cdot t) / \prod_{\substack{q=1 \\ q \neq p}}^{j} (\lambda_q - \lambda_p) \tag{8.13}$$

根据通式(8.13)，可得 t 时刻上述隔室链中：

第 1 个隔室中放射性核素滞留量 $A_1(t)$：

$$A_1(t) = A_0 \cdot a_1 \cdot \exp(-\lambda_{1,\mathrm{eff}} \cdot t) \tag{8.14}$$

第 2 个隔室中放射性核素滞留量 $A_2(t)$：

$$A_2(t) = A_0 \cdot a_1 \cdot a_2 \cdot \lambda_1 \cdot [\exp(-\lambda_{1,\mathrm{eff}} \cdot t)/(\lambda_2 - \lambda_1) + \exp(-\lambda_{2,\mathrm{eff}} \cdot t)/(\lambda_1 - \lambda_2)] \tag{8.15}$$

第 3 个隔室中放射性核素滞留量 $A_3(t)$：

$$\begin{aligned} A_3(t) = A_0 \cdot a_1 \cdot a_2 \cdot a_3 \cdot \lambda_1 \cdot \lambda_2 \cdot & \{\exp(-\lambda_{1,\mathrm{eff}} \cdot t)/[(\lambda_2 - \lambda_1)(\lambda_3 - \lambda_1)] \\ & + \exp(-\lambda_{2,\mathrm{eff}} \cdot t)/[(\lambda_1 - \lambda_2)(\lambda_3 - \lambda_2)] \\ & + \exp(-\lambda_{3,\mathrm{eff}} \cdot t)/[(\lambda_1 - \lambda_3)(\lambda_2 - \lambda_3)]\} \end{aligned} \tag{8.16}$$

等等。

[**例 8.2**]

已知：吸入后，DTPA（二乙基三胺五乙酸）在肺中的生物半排期为 1 h，且迅即经血全部进入身体的其他器官或组织（即：$a_{肺,其他}=1$），之后随尿排出。在其他器官、组织中，DTPA 的生物半排期：99%，0.07 d；1%，7 d。

要求列出：单次吸入 ^{99m}Tc（锝-99 m，半衰期 6.02 h）标记的 DTPA 后：

(1) 在体内代谢、分布的模式图；

(2) 与物质转移关联的隔室链；

(3) 计算单次吸入 1 MBq 后，$t=1$ d 时，肺和其他器官、组织中，^{99m}Tc 的放射性活度 $A_{肺}(t)$ 和 $A_{其他}(t)$。

解：

(1) 吸入后 DTPA 在体内的代谢、分布模式图：

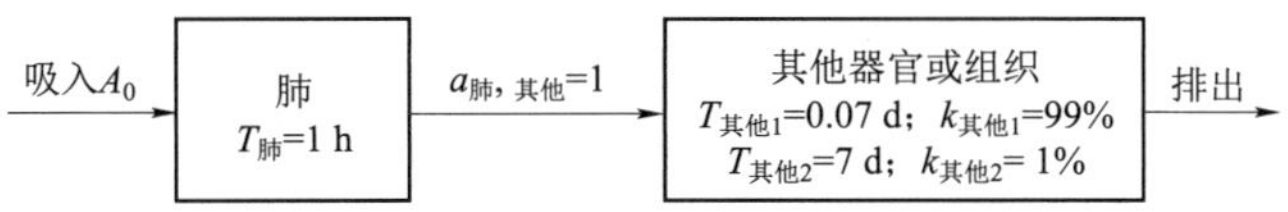

(2) 相关隔室链（共 2 条）及物质转移参数：

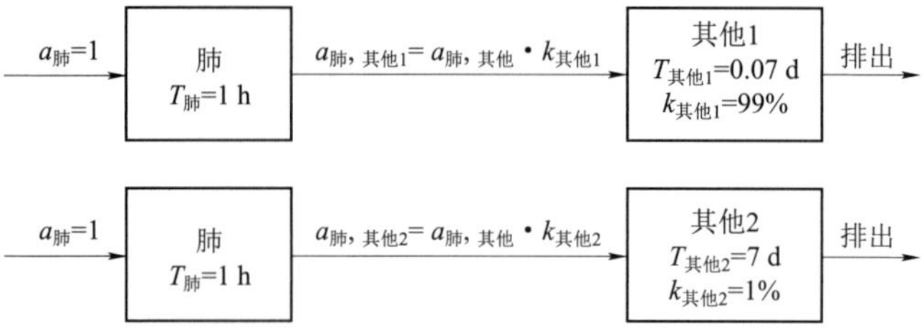

(3) 计算单次吸入 1 MBq 后，$t=1$ d 时，肺和其他器官、组织中，^{99m}Tc 的放射性活度 $A_{肺}(t)$和 $A_{其他}(t)$：

首先要统一上列核素半衰期、生物半排期的时间单位，然后计算相关隔室的有效半减期或有效廓清速率，如下表所列：

相关隔室的有效半减期或有效廓清速率

T	λ/d^{-1}	$\lambda_{\mathrm{eff}}/\mathrm{d}^{-1}$	$T_{\mathrm{eff}}/\mathrm{d}$
^{99m}Tc：6.02 h	2.76		
肺：1 h	16.63	19.4	0.035 7
其他 1：0.07 d	9.90	12.7	0.054 6
其他 2：7 d	0.099	2.86	0.242

根据隔室链动力学方程解通式：

t 时刻，肺中^{99m}Tc 的滞留量为：

$$A_{肺}(t)=A_0\cdot a_{肺}\cdot \exp(-\lambda_{肺,\mathrm{eff}}\cdot t)$$

代入具体数值：

$$A_{肺}(1\ \mathrm{d})=1\ \mathrm{MBq}\times 1\times \exp(-19.4\times 1)\approx 0$$

t 时刻，^{99m}Tc 在隔室"其他 1"中的滞留量为：

$$A_{其他1}(t)=A_0\cdot a_{肺}\cdot a_{其他1}\cdot \lambda_{肺}\cdot$$
$$[\exp(-\lambda_{肺,\mathrm{eff}}\cdot t)/(\lambda_{其他1}-\lambda_{肺})+\exp(-\lambda_{其他1,\mathrm{eff}}\cdot t)/(\lambda_{肺}-\lambda_{其他1})]$$

代入具体数值：

$$A_{其他1}(1\ \mathrm{d})=1\ \mathrm{MBq}\times 1\times 0.99\times 16.63\times$$
$$[\exp(-19.4\times 1)/(9.9-16.63)+\exp(-12.7\times 1)/(16.63-9.9)]\approx 0$$

t 时刻，^{99m}Tc 在隔室"其他 2"中的滞留量为：

$$A_{其他2}(t)=A_0\cdot a_{肺}\cdot a_{其他2}\cdot \lambda_{肺}\cdot$$
$$[\exp(-\lambda_{肺,\mathrm{eff}}\cdot t)/(\lambda_{其他2}-\lambda_{肺})+\exp(-\lambda_{其他2,\mathrm{eff}}\cdot t)/(\lambda_{肺}-\lambda_{其他2})]$$

代入具体数值：

$$A_{其他2}(1\ \mathrm{d})=1\ \mathrm{MBq}\times 1\times 0.01\times 16.63\times$$
$$[\exp(-19.4\times 1)/(0.099-16.63)+\exp(-2.86\times 1)/(16.63-0.099)]$$
$$=1\ \mathrm{MBq}\times 0.166\ 3\times[0+\exp(-2.86)/(16.63-0.099)]$$
$$=1\ \mathrm{MBq}\times 0.166\ 3\times 3.46\times 10^{-3}=576\ \mathrm{Bq}$$

单次吸入后 1 d，其他器官、组织中^{99m}Tc 的总活度为：

$$A_{其他}(1\ d)=A_{其他1}(1\ d)+A_{其他2}(1\ d)=0+576\ Bq=576\ Bq$$

三、参考人

1. 源器官和靶器官

内照射剂量估算中，把人体器官或组织分为两个范畴：

源器官(source organ)——含有放射性核素的器官或组织，以 S 记之；

靶器官(target organ)——吸收辐射能量、且预期发生随机性效应的那些器官、组织或者这些器官、组织内辐射敏感细胞所在的特定区域，以 T 记之。

显然，源器官本身就是一个靶器官。

表 8.1 列出了内照射剂量估算中需要关注的靶器官。

表 8.1　内照射剂量估算中关注的靶器官

任何情况都要计算剂量的靶器官				明显受照时才需计算剂量的靶器官		
红骨髓	骨表面	乳腺	肺	脑	脊髓	心壁
肝	肾	脾	肾上腺			
唾液腺	胰腺	胸腺	甲状腺			
子宫	卵巢	睾丸	膀胱壁			
胆囊壁	胃壁	小肠壁	上部大肠壁			
下部大肠壁	其他组织(肌肉等)					

2. 参考人

年龄不同，人体的解剖、生理参数，会有明显差异。因此，即使从同一途径，摄入相同数量的同类放射性核素，内照射剂量会因性别、年龄的差异而改变。为剂量估算目的，目前把人群按性别、年龄分为 6 个亚群，即：新生儿、1 岁、5 岁、10 岁、15 岁(含男子、成年妇女)和成年男性。

然而，即使同属一个亚群，人体的解剖、生理特征，依然存在很大的个体差异。为取得有代表性的剂量估算值，内照射剂量，通常是针对同一亚群中具有平均解剖、生理特征的个体计算的。由此，引入了参考人概念。

所谓参考人(reference man)，就是为剂量估算目的，由一整套描述人体解剖、生理特征的参数平均值规定的一个人体。

目前已有关于上述 6 个亚群参考人的解剖、生理参数。

表 8.2 列出的是，关于成年男性参考人主要源、靶器官的质量。

表 8.2 成年男性参考人主要源、靶器官的质量

靶器官	质量/g	源器官	质量/g
卵巢	11	卵巢	11
睾丸	35	睾丸	35
肌肉	28 000	肌肉	28 000
红骨髓	1 500	红骨髓	1 500
肺	1 000	肺	1 000
甲状腺	20	甲状腺	20
骨表面	120	胃内容物	250
胃壁	150	小肠内容物	400
小肠壁	640	上部大肠内容物	220
上部大肠壁	210	下部大肠内容物	135
下部大肠壁	160	肾	310
肾	310	肝	1 800
肝	1 800	胰腺	100
胰腺	100	皮质骨	4 000
皮肤	2 600	小梁骨	1 000
脾	180	皮肤	2 600
胸腺	20	脾	180
子宫	80	肾上腺	14
肾上腺	14	膀胱内容物	200
膀胱壁	45	全身	70 000

四、内照射剂量估算的基本公式

1. 内照射剂量估算的两个要素

人体内,任一含有放射性核素的源器官 S 对特定靶器官 T 产生的待积当量剂量 $H(\mathrm{T} \leftarrow \mathrm{S})$可按下式计算:

$$H(\mathrm{T} \leftarrow \mathrm{S}) = 1.6 \times 10^{-10} \times \tilde{A}_{\mathrm{S}}(\tau) \times \mathrm{SEE}(\mathrm{T} \leftarrow \mathrm{S}) \tag{8.17}$$

式中,1.6×10^{-10}是单位换算系数,因此,内剂量估算有两个要素,即:

1) $\tilde{A}_{\mathrm{S}}(\tau)$—— 源器官 S 中放射性核素的累积活度(accumulative activity);

2) $\mathrm{SEE}(\mathrm{T} \leftarrow \mathrm{S})$——源器官 S 中放射性核素一次核衰变对靶器官 T 产生的当量剂量,单位为(MeV/g)/衰变,称为源器官 S 对靶器官 T 的比有效能量(specific effective energy)。

2. 源器官 S 中放射性核素的累积活度 $\tilde{A}_{\mathrm{S}}(\tau)$

累积活度值的大小,与摄入物质在体内的代谢过程有关。

其实,累积活度 $\tilde{A}_{\mathrm{S}}(\tau)$就是单次吸收后,源器官 S 中放射性核素在 τ(成人 50 年;儿童

累积到 70 岁)时间内总共发生的衰变数：

$$\tilde{A}_S(\tau)=\int_0^{\tau} A_s(t)\cdot dt \tag{8.18}$$

式中，$A_s(t)$是 t 时刻源器官 S 中放射性核素的滞留量。

如果源器官 S 包含 m 个隔室，则源器官 S 中的累积活度 $\tilde{A}_S(\tau)$为其诸隔室累积活度的总和，即：

$$\tilde{A}_S(\tau)=\sum_{n=1}^{m}\tilde{A}_{S,n}(\tau) \tag{8.19}$$

这里，$\tilde{A}_{S,n}(\tau)$是 S 器官中，与第 n 个隔室相关的累积活度，按隔室链模型，它等于：

$$\tilde{A}_{S,n}(\tau)=A_0\cdot\prod_{P=1}^{j}a_p\cdot\prod_{P=1}^{j-1}\lambda_p\cdot\sum_{P=1}^{j}[1-\exp(-\lambda_{p,eff}\cdot\tau)]/[\lambda_{p,eff}\cdot\prod_{\substack{q=1\\q\neq p}}^{j}(\lambda_q-\lambda_p)] \tag{8.20}$$

式中，j 是 S 器官第 n 隔室所在隔室链中的序号，其他符号含意同前。

如果摄入放射性核素半衰期较短(例如：≪ 3.5 a)，以至乘积 $\lambda_{p,eff}\cdot\tau\gg 10$，即 $\exp(-\lambda_{p,eff}\cdot\tau)\approx 0$，则式(8.20)可简化为如下形式：

$$\tilde{A}_{S,n}(\tau)=A_0\cdot\prod_{p=1}^{j}a_p\cdot\prod_{p=1}^{j-1}\lambda_p/\prod_{p=1}^{j}\lambda_{p,eff} \tag{8.21}$$

或者

$$\tilde{A}_{S,n}(\tau)=\tilde{A}_{j-1}(\tau)\cdot\lambda_{j-1}\cdot a_j/\lambda_{j,eff} \tag{8.22}$$

式中，

$\lambda_{j,eff}$是 S 器官第 j 隔室的有效廓清速率；

$\tilde{A}_{j-1}(\tau)$是相关隔室链中 S 器官第 j 隔室之前一隔室的累积活度；

λ_{j-1}是上述隔室的生物廓清速率，

a_j则是从前一(即，第 $j-1$ 个)隔室廓清出来的物质向 S 器官第 j 隔室转移的份额。

其实，

$\tilde{A}_{j-1}(\tau)\cdot\lambda_{j-1}\cdot a_j$就是从前一隔室廓清出来的物质向 S 器官第 j 隔室转移(亦即：进入 S 器官第 j 隔室)的放射性活度。

[例 8.3]

计算单次吸入 $A_0=1$ Bq 单次吸入^{99m}Tc 标记的 DTPA 后，其在肺和其他器官、组织中的累积活度。

根据图 7.3 中出示的吸入后 DTPA 的代谢、分布方式，计算中用到的各种参数值如下表所列：

源器官 S 或核素	F_S	隔室	k	T	λ 1/d	λ_{eff} 1/d
^{99m}Tc				6.02 h	2.76	
肺	1			1 h	16.6	19.4
其他	1	其他 1	0.99	0.07 d	9.90	12.7
		其他 2	0.01	7 d	0.099	2.86

首先,计算肺的累积活度 $\tilde{A}_{肺}(\tau)$,肺只有一个隔室,且属隔室链之首,按式(8.21):

$$\begin{aligned}\tilde{A}_{肺}(\tau)&=A_0/\lambda_{肺,eff}=1\ \text{Bq}/[19.4/\text{d}]\\&=0.051\,5\ \text{Bq}\cdot\text{d}\\&=1.24\ \text{Bq}\cdot\text{h}\\&=74.2\ \text{Bq}\cdot\text{min}\\&=4\,454\ \text{Bq}\cdot\text{s}\\&=4\,454(\text{次})\text{衰变}\end{aligned}$$

累积活度,若以摄入量 A_0(Bq)归一,即:$\tilde{A}_{肺}(\tau)/A_0$,它表示与单摄入量对应的累积活度。此时,相应的计算结果,就只有时间单位,上面的计算结果将变成:

$$\tilde{A}_{肺}(\tau)/A_0=1/\lambda_{肺,eff}=0.051\,5\ \text{d}=1.24\ \text{h}=74.2\ \text{min}=4\,454\ \text{s}$$

在 ICRP 和 MIRD 的相关报告中,累积活度的计算值,都是以此类方式给出的。

按式(8.22),计算其他 1 隔室中的累积活度 $\tilde{A}_{其他1}(\tau)$。此时,其他 1 是其所在隔室链的第 2 个隔室(见[例 2]),相应的 $\tilde{A}_{j-1}(\tau)=\tilde{A}_{肺}(\tau)$;$\lambda_{j-1}=\lambda_{肺}$;$a_k=F_{肺}\cdot k_{其他1}$;$\lambda_{j,eff}=\lambda_{其他1,eff}$,则:

$$\begin{aligned}\tilde{A}_{其他1}(\tau)&=\tilde{A}_{肺}(\tau)\cdot\lambda_{肺}\cdot(F_{肺}\cdot k_{其他1})/\lambda_{其他1,eff}\\&=0.051\,5\ \text{Bq}\cdot\text{d}\times16.6(1/\text{d})\times(1\times0.99)/[12.7/\text{d}]\\&=0.066\,6\ \text{Bq}\cdot\text{d}\\&=1.60\ \text{Bq}\cdot\text{h}\end{aligned}$$

计算其他 2 隔室中的累积活度 $\tilde{A}_{其他2}(\tau)$。此时,$\tilde{A}_{j-1}(\tau)=\tilde{A}_{肺}(\tau)$;$\lambda_{j-1}=\lambda_{肺}$;$a_k=F_{肺}\cdot k_{其他2}$;$\lambda_{j,eff}=\lambda_{其他2,eff}$,则:

$$\begin{aligned}\tilde{A}_{其他2}(\tau)&=\tilde{A}_{肺}(\tau)\cdot\lambda_{肺}\cdot(F_{肺}\cdot k_{其他2})/\lambda_{其他2,eff}\\&=0.051\,5\ \text{Bq}\cdot\text{d}\times16.6(1/\text{d})\times(1\times0.01)/[2.86/\text{d}]\\&=0.002\,99\ \text{Bq}\cdot\text{d}\\&=0.071\,7\ \text{Bq}\cdot\text{h}\\&=4.30\ \text{Bq}\cdot\text{min}\end{aligned}$$

所以,其他器官、组织中,^{99m}Tc 总的累积活度 $\tilde{A}_{其他}(\tau)$为:

$$\begin{aligned}\tilde{A}_{其他}(\tau)&=\tilde{A}_{其他1}(\tau)+\tilde{A}_{其他2}(\tau)\\&=(0.066\,6+0.002\,99)\text{Bq}\cdot\text{d}\\&=0.069\,6\ \text{Bq}\cdot\text{d}\\&=1.67\ \text{Bq}\cdot\text{h}\end{aligned}$$

上列计算结果若以 $\tilde{A}_S(\tau)/A_0$ 表示,则连同相关参数,一起汇总如下:

源器官 S 或核素	F_S	隔室	k	T	λ 1/d	λ_{eff} 1/d	$\tilde{A}_S(\tau)/A_0$
^{99m}Tc				6.02 h	2.76		
肺	1			1 h	16.60	19.40	1.24 h
其他	1	其他 1	0.99	0.07 d	9.90	12.70	1.60 h
		其他 2	0.01	7 d	0.099	2.86	4.30 min

3. 源器官 S 对靶器官 T 的比有效能量 SEE(T←S)

比有效能量 SEE(T←S)就是指：源器官 S 中放射性核素一次核衰变对靶器官 T 产生的当量剂量，单位为(MeV/g)/衰变：

$$\mathrm{SEE}(\mathrm{T} \leftarrow \mathrm{S}) = \sum y_i E_i AF_i(\mathrm{T} \leftarrow \mathrm{S}) w_{\mathrm{R},i} / M_{\mathrm{T}} \tag{8.23}$$

式中：

M_{T}是靶器官 T 的质量，g；

y_i是辐射产额，意即：放射性核素一次衰变时发出第 i 种辐射的概率；

E_i是第 i 种辐射的平均能量，MeV；

$F_i(\mathrm{T}\leftarrow\mathrm{S})$是源器官 S 发出的第 i 种辐射的能量被靶器官 T 吸收的份额，简称吸收分数(absorption fraction)，其值与辐射的类型、能量以及相关人体的解剖学特征有关。不过，对于大多数器官和贯穿能力较弱的 α、β 射线，其数值为：

$$F_i(\mathrm{T}\leftarrow\mathrm{S}) = \begin{cases} 1 & \text{当 } \mathrm{T}=S \text{ 时} \\ 0 & \text{当 } \mathrm{T}\neq S \text{ 时} \end{cases}$$

$w_{\mathrm{R},i}$是粒子能量为 E_i 的第 i 种辐射的辐射权重因子。

因为临床核医学检查应用的核素，多为 β、γ 放射性核素，与之相应的辐射权重因子值均为 1，因此，源器官 S 中放射性核素一次衰变对靶器官 T 的剂量计算便简化为：

$$S(\mathrm{T}\leftarrow\mathrm{S}) = \sum y_i E_i AF_i(\mathrm{T}\leftarrow\mathrm{S}) / M_{\mathrm{T}} \tag{8.24}$$

由此得到的结果，核医学界称为 S 值，其单位是 Gy/衰变。对于各种放射性核素和源、靶器官的 SEE(T←S)和 S(T←S)的数值，分别可在 ICRP 和 MIRD 的相关出版物中找到。作为一个例子，附录 4 列出了对于核医学检查中最常用的锝-99m(^{99m}Tc)，成年男性参考人的 S 值。

4. 靶器官 T 总的待积当量剂量

如上所述，摄入人体的放射性核素，往往会分布到多个器官或组织。因此，对于特定靶器官，将会受到多个源器官的照射，其总的待积当量剂量 H_{T}应该是：

$$H_{\mathrm{T}} = \sum_{S} H(\mathrm{T} \leftarrow \mathrm{S}) \tag{8.25}$$

5. 内照射危害的评价指标

内照射情况下，会牵连众多靶器官，且靶器官的辐射敏感性、受照水平，不尽相同。所以，为评价内照射危害，需采用前面已经论及的待积有效剂量 E，这里不再赘述。

内照射导致的罹癌危险，与待积有效剂量成正比。

五、内照射剂量估算中用到的一些剂量学模型

针对放射性核素进入人体的不同途径、摄入物质特定的分布、代谢方式，ICRP 和 MIRD 提出了一系列剂量学模型。

这些模型有着大量广泛的实验研究基础，同时也包含了某些假定。诚然，人体解剖、生理特征本身有着很大个体差异，因此，模型中用到的一些参数，未必切合某些个体的实际情况。但是，内照射情况下，作为获取平均的照射水平，这些模型仍不失为一种有用的方法。

1. 胃肠道剂量学模型

认为整个胃肠道由 4 段组成(见图 8.3):胃(ST)、小肠(SI)、上部大肠(ULI)、下部大肠(LLI);其中每一段均为一独立的隔室,它们对其内容物的廓清速率分别记作 λ_{ST}、λ_{SI}、λ_{ULI}、λ_{LLI};计算剂量时,相关胃肠壁当做 4 个独立靶器官。若食入物质从胃肠进入体液的份额为 f_1,则其从小肠进入体液的速率 λ_B 为:

$$\lambda_B = \lambda_{SI} \cdot f_1/(1-f_1) \tag{8.26}$$

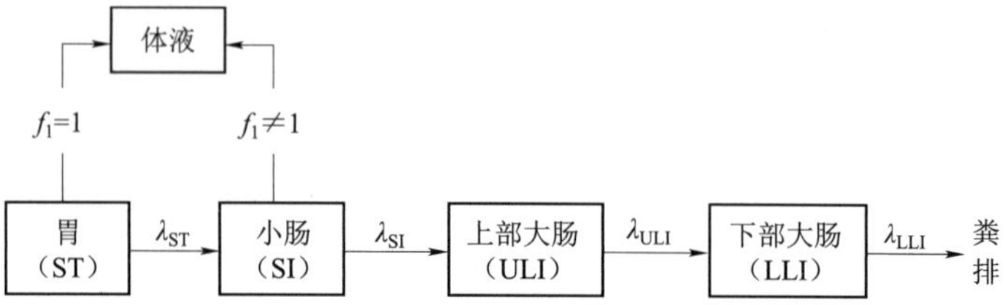

图 8.3 胃肠道剂量学模型示意图

若 $f_1=1$,则表示物质由胃直接进入体液。该模型示意图见图 8.3,相关参数见表 8.3。

表 8.3 胃肠道剂量学模型的动力学的相关参数(ICRP)

胃肠道分段		壁质量/	内容物质量/	平均滞留时间	廓清速率
序号	名称	kg	kg	T_C/h	λ/(1/h)
1	胃(ST)	0.150	0.250	1[1)]	1.000 0
2	小肠(SI)	0.640	0.400	4	0.250 0
3	上部大肠(ULI)	0.210	0.220	13	0.076 9
4	下部大肠(LLI)	0.160	0.135	24	0.041 7

注:1) 对于"不吸收的标志物",平均滞留时间,液体为 0.55 h,固体为 2.1 h,相应的转移速率(1/h)分别为 1.82 和 0.476 。

2. 肾-膀胱排泄的剂量学模型

该模型,适用于经尿排泄的所有放射性物质。

通常,经尿排泄的物质,首先通过肾脏,然后流向膀胱,待到膀胱容积充满尿液,随即向体外排出,一段时间后,膀胱又被尿液充满,再次向体外排出,如此周而复始,直到体内放射性物质因衰变、代谢全部消失为止。可以预料此种情形下膀胱壁会受到明显的照射。

进入体液的物质在经肾-膀胱排出前,一般已在某些器官或组织中经历了一个依次衔接的转移过程,涉及若干(假定 n)条隔室链,设其中第 i 条隔室链进入肾-膀胱前的那个隔室的累积活度、生物廓清速率分别为 $\tilde{A}_i$、λ_i。

放射性物质在肾中通过的平均时间 T_k 与肾的病理状态有关。肾-膀胱模型假定:肾功能正常者 $T_k=5$ min,肾功能异常者 $T_k=20$ min。成人排尿的平均周期 $T_v=3.5$ h。假定,临床核医学受检查人员,第 1 次排尿出现在给药后的 3.5 h。

放射性核素在肾尿路中的累积活度 $\tilde{A}_k$ 为:

$$\tilde{A}_k = \{1-\exp(-\lambda_r T_k)/\lambda_r\} \sum_{i=1}^{n} \tilde{A}_i \lambda_i \tag{8.27}$$

放射性核素在膀胱内容物中的累积活度 $\tilde{A}_B$ 为:

$$\tilde{A}_{\mathrm{B}}=\sum_{i=1}^{n}\tilde{A}_{i}\lambda_{i}\{[1-\exp(-\lambda_{\mathrm{r}}T_{\mathrm{v}})]/\lambda_{\mathrm{r}}-[1-\exp(-\lambda_{i,\mathrm{eff}}T_{\mathrm{v}})]/\lambda_{i,\mathrm{eff}}\}/[1-\exp(-\lambda_{i}T_{\mathrm{v}})] \quad (8.28)$$

3. 肝-胆排泄的剂量学模型

该模型用于能被肝主动吸收、经胆道排入小肠的放射性物质。如临床核医学应用的 $^{99\mathrm{m}}$Tc 标记的一大批亚氨基二乙酸(IDA)衍生物均属此类。

肝-胆排泄剂量学模型如图 8.4 所示。

设在血液、肝中,物质代谢的隔室数分别为 m、n 个。放射性核素在肾尿路、膀胱内容物、肝中的累积活度,以及从肝向小肠转移的活度可按前述方法计算,不过,此种情况下,物质从肝向小肠转移的份额应取:$1-F_{胆}/F_{肝}$。

胆囊第 p 次排放胆汁前一瞬间($t=t_{\mathrm{p}}$),其中内容物的放射性活度 $A_{胆}(t_{\mathrm{p}})$,可按下式计算:

$$A_{胆}(t_{\mathrm{p}})=F_{胆}\cdot\sum_{i=1}^{m}(k_{血i}\cdot\lambda_{血i})\cdot\sum_{i=1}^{n}(k_{肝j}\cdot\lambda_{肝j})\cdot[G(血_{i,\mathrm{p}})-G(肝_{j,\mathrm{p}})]/(\lambda_{肝j}-\lambda_{血i})+0.25\cdot A_{胆}(t_{\mathrm{p}0})\cdot\exp(-\lambda_{r}\Delta t_{\mathrm{p}}) \quad (8.29)$$

式中:

$$G(血_{i,\mathrm{p}})=\exp(-\lambda_{血i,\mathrm{eff}}\cdot t_{\mathrm{p}0})\cdot[\exp(-\lambda_{\mathrm{r}}t_{\mathrm{p}})-\exp(-\lambda_{血i,\mathrm{eff}}\cdot t_{\mathrm{p}})]/\lambda_{血i};$$

$$G(肝_{j,\mathrm{p}})=\exp(-\lambda_{肝j,\mathrm{eff}}\cdot t_{\mathrm{p}0})\cdot[\exp(-\lambda_{\mathrm{r}}t_{\mathrm{p}})-\exp(-\lambda_{肝j,\mathrm{eff}}\cdot t_{\mathrm{p}})]/\lambda_{肝j};$$

相关物质在体内的动力学模型如图 8.4 所示。

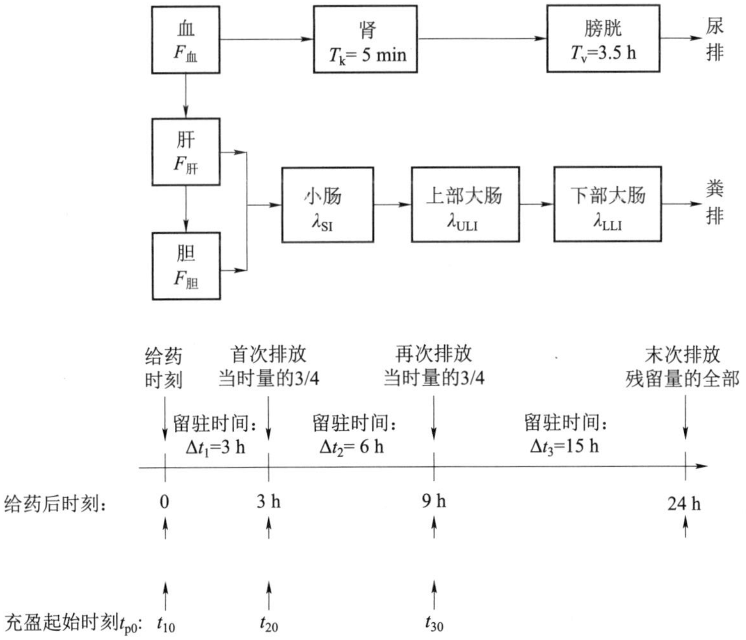

图 8.4 肝-胆排泄剂量学模型的示意图

第 p 次排放前,胆汁充盈时间(Δt_{p})内,胆囊内容物的累积活度 $\tilde{A}_{胆}(\Delta t_{\mathrm{p}})$,则按下式计算:

$$\tilde{A}_{胆}(\Delta t_p)=F_{胆}\cdot\sum_{i=1}^{m}(k_{血i}\cdot\lambda_{血i})\cdot\sum_{j=1}^{n}(k_{肝j}\cdot\lambda_{肝j})\cdot[H(血_{i,p})-H(肝_{j,p})]/(\lambda_{肝j}-\lambda_{血i})$$
$$+0.25\cdot A_{胆}(t_{p0})\cdot[1-\exp(-\lambda_r\Delta t_p)]/\lambda_r \quad (8.30)$$

式中：

$$H(血_{i,p})=\exp(-\lambda_{血i,\mathrm{eff}}\cdot t_{p0})\cdot$$
$$\{[1-\exp(-\lambda_r\Delta t_p)]/\lambda_r-[1-\exp(-\lambda_{血i,\mathrm{eff}}\cdot\Delta t_p)]/\lambda_{血i,\mathrm{eff}}\}/\lambda_{血i}$$
$$H(肝_{j,p})=\exp(-\lambda_{肝j,\mathrm{eff}}\cdot t_{p0})\cdot$$
$$\{[1-\exp(-\lambda_r\Delta t_p)]/\lambda_r-[1-\exp(-\lambda_{肝j,\mathrm{eff}}\cdot\Delta t_p)]/\lambda_{肝j,\mathrm{eff}}\}/\lambda_{肝j}$$

以上计算式中出现的新符号的含意，在图 8.4 中已经明示。

胆囊 3 次排放过程中，其内容物总的累积活度 $\tilde{A}_{胆}$ 及其向小肠(SI)转移的总放射性活度 $A_{胆\to SI}$ 分别为：

$$\tilde{A}_{胆}=\tilde{A}_{胆}(\Delta t_1)+\tilde{A}_{胆}(\Delta t_2)+\tilde{A}_{胆}(\Delta t_3) \quad (8.31)$$

$$A_{胆\to SI}=0.75\cdot A_{胆}(t_1)+0.75\cdot A_{胆}(t_2)+A_{胆}(t_3) \quad (8.32)$$

4. 脑脊髓液腔的剂量学模型

该模型用于经鞘内注入的标记在螯合物(如 DTPA)或蛋白质(如 HAS)上的放射性药物。

就解剖学而言，为剂量估算目的，可将脑脊髓液腔分为 A、B、C 三区(见图 8.5)。A 区：充满脊髓液的圆柱，相当于脊柱内的终末池，容积 28 cm^3；B 区：脊柱的周围空间，假定为一双壁管，双壁间隙充满脊髓液，容积 58 cm^3；C 区：大脑周围的池空间，容积 20 cm^3。脑和脊髓液质量分别为：1 400 g 和 30 g。

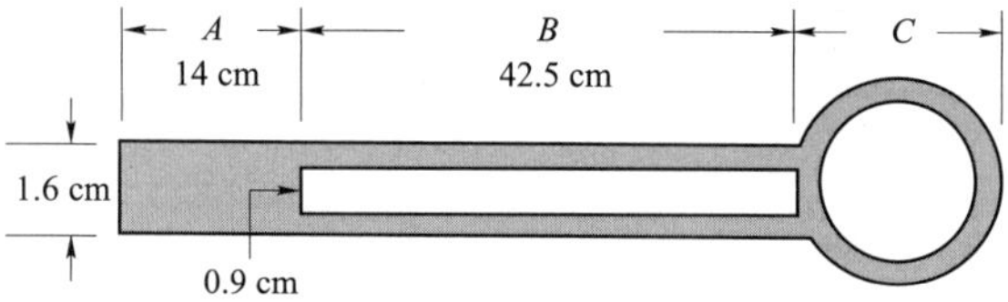

图 8.5　脑脊髓液腔的模式图

(仅作示意，尺寸不成比例)

鞘内注入情况下，药物的分布、代谢有赖于注入部位，图 8.6 和图 8.7 分别示出了该模型假定的腰部注入、脑池注入时，药物的分布、代谢细节。相关的累积活度计算，方法同前。

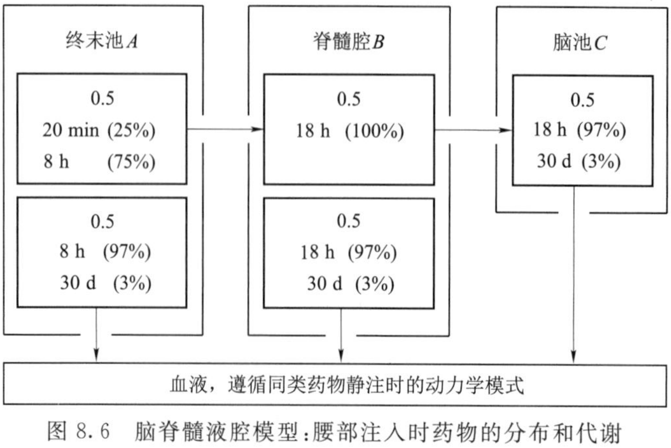

图 8.6　脑脊髓液腔模型：腰部注入时药物的分布和代谢

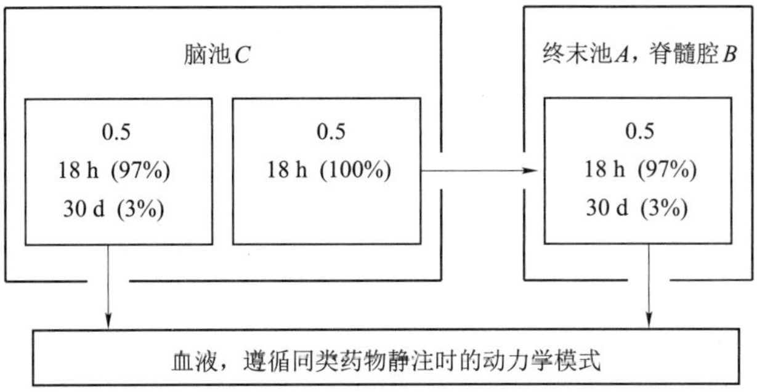

图 8.7　脑脊髓液腔模型：脑池注入时药物的分布和代谢

5. 肝、脾、红骨髓优先吸收的胶体模型

进入血液的胶体能被肝、脾、红骨髓优先吸收，吸收份额与胶体的颗粒大小和肝脏的病理状态有关。

颗粒直径小于 0.1 μm 的称为"小颗粒胶体"，如：^{198}Au 金胶体，^{99m}Tc 标记的硫化锑胶体、微小颗粒聚集白蛋白等。

颗粒直径介于 0.1～1 μm 的称为"大颗粒胶体"，如：^{113m}In 标记的氢氧化物；^{99m}Tc、^{123}I、^{131}I 标记的小颗粒聚集白蛋白；^{99m}Tc 标记的硫胶体和锡胶体及植酸等。

器官质量及其对胶体的吸收与肝脏的病理状态有关，表 8.4、表 8.5 分别列出了与肝脏不同病理状态，即正常肝(Ⅰ)，早、中期弥漫性实质性肝病(Ⅱ)和中、晚期弥漫性实质性肝病(Ⅲ)相关的肝、脾、红骨髓对胶体的吸收份额 F_S 以及相应器官质量的变化。

表 8.4　肝脏不同病理状态下，肝、脾、红骨髓对胶体的吸收份额 F_S

胶体类型(直径/μm)	器　官 S	肝脏病理状态 Ⅰ	Ⅱ	Ⅲ
大颗粒胶体(0.1～1)	肝	0.70	0.50	0.30
	脾	0.10	0.20	0.30
	红骨髓	0.10	0.15	0.25
	其他组织	0.10	0.15	0.15
小颗粒胶体(<0.1)	肝	0.70	0.50	0.30
	脾	0.10	0.20	0.30
	红骨髓	0.15	0.25	0.30
	其他组织	0.05	0.05	0.10

剂量计算时，假定胶体入血后，即刻被上列器官所吸收，且除碘标记的小颗粒聚集白蛋白外，不再向体外排出，即：生物廓清速率 $\lambda_b=0$，相应的生物半排期 $T_b=\infty$。

器官、组织中碘标记的小颗粒聚集白蛋白代谢分解的半减期：80%为 3 h，20%为 5 d。若甲状腺吸收已被阻断，则释放的游离碘在其他组织稍事停留(半廓清时间 8 h)后，全部随尿排出，其细节详见图 8.8。相关器官、组织中，累积活度的计算，方法同前。

表 8.5 肝脏不同病理状态下,相关器官的质量变化 kg

器官	肝脏病理状态		
	Ⅰ	Ⅱ	Ⅲ
全身	70	70	70
肝	1.80	2.40	1.40
脾	0.17	0.25	0.40
红骨髓	1.50	1.50	1.50

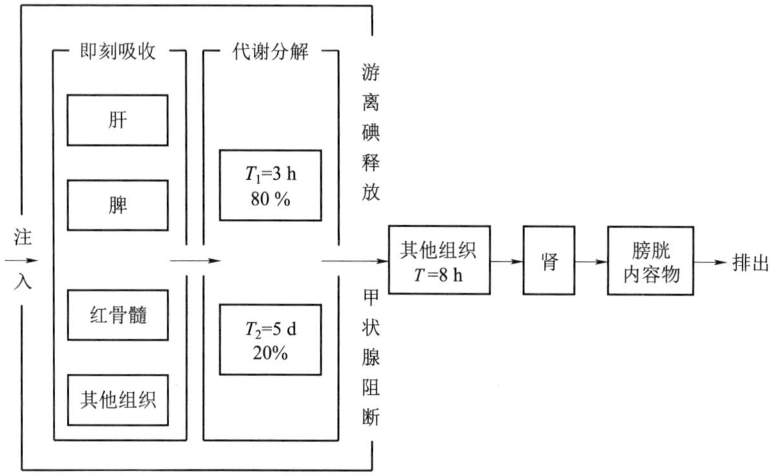

图 8.8 碘标记的小颗粒白蛋白的代谢分解和排出

六、核医学诊断检查中放射性药物的指导水平

核医学检查和治疗,在为病人提供诊断信息、减轻病痛同时,也给病人附加了辐射危险,因此,必须重视对病人的放射防护。

对于医疗照射,放射防护的基本原则有二:

(1) 医疗照射的正当性

医疗照射给病人带来的利益必须大于由此造成的辐射危害。因此,国际上认为:凡与临床指征无关的任何放射学、核医学检查都是不正当的。此外,若检出阳性率很低、检出的疾病尚无有效的治疗方法,相应的医疗照射也认为是不正当的。

(2) 医疗照射防护的最优化

若医疗照射对疾病的诊、治是正当的,那么,相关的检查、治疗措施应该是最优的。亦即应以适当的剂量达到临床目的。

就诊断而言,剂量太小影像质量太差,不易作出正确诊断,然而剂量太大,则会增加辐射致癌危险。对于核医学检查,国际原子能机构(IAEA)1996 年发布了核医学检查中各种药物放射性活度的指导水平。

指导水平是指经与放射防护相关审管机构商定，由专业团体选定的药物放射性活度，用以提示实施检查的临床医生，在决定使用高于指导水平的放射性活度时，应该根据特定情况，借助正确的临床经验，慎重考虑此类决定的必要性。

指导水平是在广泛调查基础上得到的经验资料，它代表了当前核医学检查良好的操作条件、技术规范。采用指导水平提示的放射性活度，可满足临床诊断的要求，也不会使受检者蒙受不适当的剂量。为便于应用，附录5列出的是放射性药物单位给药量对应的有效剂量 E 和受照最甚的器官或组织。附录6列出了各种核医学检查中相关药物放射性活度的指导水平。

思考题

1. 放射性药物的内照射剂量值取决于哪些因素？

2. 何谓放射性物质的“摄入量”、“吸收量”、“滞留量”？

3. 内照射剂量估算中，采用什么方法描述摄入物质在体内的滞留？

4. 内照射剂量估算中，又采用什么方法描述摄入物质在体内的转移？

5. 何谓“隔室”？如何理解隔室中，放射性物质的：“廓清速率”、“半滞留时间(半排期)”、“平均滞留时间”、“有效廓清速率”、“有效半减期”？

6. 如何理解隔室中，放射性物质的“滞留分数”、“有效滞留分数”？

7. 对放射性药物在器官、组织中的滞留，隔室模型提出了哪些假定？

8. 如何理解器官、组织中，放射性物质的“滞留函数”、“有效滞留函数”？

9. 静脉注入 ^{99m}Tc 标记的葡萄糖酸盐，在全身的生物半排期：35% 20 min，30% 2.4 h，其他为3.7 d。列出单次注入后 ^{99m}Tc 标记的葡萄糖酸盐在全身的滞留分数、有效滞留分数的数学表达式。

10. 何谓源器官、靶器官、参考人？为什么要提出参考人的概念？

11. 计算放射性药物对靶器官产生的辐射剂量有哪两个要素？分别指出它们的含意。

12. 根据第2题中给出的代谢参数，计算 ^{99m}Tc 标记的葡萄糖酸盐单次注入后，^{99m}Tc 在全身发生的衰变数。

13. 为评价内照射危害，需采用哪个剂量学指标？

14. 医疗照射放射防护的基本原则包含了哪些内容？

15. 何谓药物放射性活度的指导水平？有何实践意义？

附录1 电离辐射与物质的相互作用系数值

1.1 物质对质子的质量碰撞阻止本领值

1.1.1 皮肤、脂肪组织、聚乙烯、尼龙-6、肌肉、水、固体水、聚苯乙烯、A-150、有机玻璃

表 1.1.1 物质对质子的质量碰撞阻止本领 S_{col}/ρ MeV·cm²/g

质子能量/MeV	皮 肤	脂肪组织	聚乙烯	尼龙-6	肌 肉	水	固体水WT1	聚苯乙烯	A150	有机玻璃
1.00E+00	2.59E+02	2.72E+02	2.91E+02	2.68E+02	2.58E+02	2.60E+02	2.57E+02	2.61E+02	2.69E+02	2.56E+02
1.50E+00	1.94E+02	2.04E+02	2.17E+02	2.00E+02	1.94E+02	1.95E+02	1.93E+02	1.96E+02	2.01E+02	1.92E+02
2.00E+00	1.58E+02	1.65E+02	1.75E+02	1.62E+02	1.57E+02	1.58E+02	1.57E+02	1.59E+02	1.63E+02	1.56E+02
3.00E+00	1.16E+02	1.22E+02	1.29E+02	1.20E+02	1.16E+02	1.17E+02	1.16E+02	1.17E+02	1.20E+02	1.15E+02
4.00E+00	9.34E+01	9.73E+01	1.03E+02	9.59E+01	9.33E+01	9.39E+01	9.28E+01	9.38E+01	9.63E+01	9.25E+01
5.00E+00	7.85E+01	8.17E+01	8.63E+01	8.05E+01	7.85E+01	7.90E+01	7.80E+01	7.88E+01	8.08E+01	7.78E+01
6.00E+00	6.81E+01	7.07E+01	7.46E+01	6.97E+01	6.80E+01	6.85E+01	6.76E+01	6.82E+01	7.00E+01	6.74E+01
8.00E+00	5.42E+01	5.62E+01	5.92E+01	5.54E+01	5.41E+01	5.45E+01	5.38E+01	5.42E+01	5.56E+01	5.36E+01
1.00E+01	4.53E+01	4.70E+01	4.94E+01	4.63E+01	4.53E+01	4.56E+01	4.49E+01	4.53E+01	4.64E+01	4.48E+01
1.50E+01	3.26E+01	3.38E+01	3.55E+01	3.33E+01	3.26E+01	3.29E+01	3.24E+01	3.26E+01	3.34E+01	3.23E+01
2.00E+01	2.58E+01	2.67E+01	2.80E+01	2.63E+01	2.58E+01	2.60E+01	2.56E+01	2.58E+01	2.64E+01	2.55E+01

续表

质子能量/MeV	皮　肤	脂肪组织	聚乙烯	尼龙-6	肌　肉	水	固体水 WT1	聚苯乙烯	A150	有机玻璃
3.00E+01	1.86E+01	1.92E+01	2.01E+01	1.89E+01	1.86E+01	1.87E+01	2.84E+01	1.85E+01	1.90E+01	1.84E+01
4.00E+01	1.48E+01	1.52E+01	1.59E+01	1.50E+01	1.48E+01	1.49E+01	1.46E+01	1.47E+01	1.50E+01	1.46E+01
5.00E+01	1.23E+01	1.27E+01	1.33E+01	1.25E+01	1.23E+01	1.24E+01	1.22E+01	1.23E+01	1.26E+01	1.22E+01
6.00E+01	1.07E+01	1.10E+01	1.15E+01	1.09E+01	1.07E+01	1.08E+01	1.06E+01	1.06E+01	1.09E+01	1.06E+01
8.00E+01	8.55E+00	8.80E+00	9.19E+00	8.67E+00	8.55E+00	8.62E+00	8.45E+00	8.49E+00	8.70E+00	8.44E+00
1.00E+02	7.22E+00	7.43E+00	7.76E+00	7.33E+00	7.23E+00	7.28E+00	7.14E+00	7.17E+00	7.35E+00	7.13E+00
1.50E+02	5.40E+00	5.55E+00	5.79E+00	5.47E+00	5.40E+00	5.44E+00	5.33E+00	5.35E+00	5.48E+00	5.32E+00
2.00E+02	4.45E+00	4.58E+00	4.77E+00	4.51E+00	4.45E+00	4.49E+00	4.40E+00	4.42E+00	4.52E+00	4.39E+00
3.00E+02	3.49E+00	3.58E+00	3.73E+00	3.53E+00	3.49E+00	3.48E+00	3.45E+00	3.46E+00	3.54E+00	3.44E+00
4.00E+02	3.00E+00	3.09E+00	3.21E+00	3.04E+00	3.01E+00	3.00E+00	2.97E+00	2.98E+00	3.05E+00	2.96E+00
5.00E+02	2.72E+00	2.79E+00	2.91E+00	2.75E+00	2.72E+00	2.71E+00	2.69E+00	2.69E+00	2.76E+00	2.68E+00

1.1.2　MixD、血液、皮质骨、铝、B100、肺、LN10/75、空气、石墨、C552

表 1.1.2　物质对质子的质量碰撞阻止本领 S_{col}/ρ　　$MeV \cdot cm^2/g$

质子能量/MeV	MixD	血　液	皮质骨	铝	B100	肺	LN10/75	空　气	石　墨	C552
1.00E+00	2.82E+02	2.58E+02	2.13E+02	1.72E+02	2.39E+02	2.58E+02	2.54E+02	2.23E+02	2.30E+02	2.22E+02
1.50E+00	2.11E+02	1.94E+02	1.61E+02	1.33E+02	1.80E+02	1.94E+02	1.91E+02	1.68E+02	1.73E+02	1.68E+02
2.00E+00	1.71E+02	1.57E+02	1.32E+02	1.09E+02	1.46E+02	1.57E+02	1.55E+02	1.37E+02	1.41E+02	1.37E+02
3.00E+00	1.25E+02	1.16E+02	9.83E+01	8.25E+01	1.08E+02	1.16E+02	1.15E+02	1.02E+02	1.04E+02	1.02E+02

续表

质子能量/MeV	MixD	血液	皮质骨	铝	B100	肺	LN10/75	空气	石墨	C552
4.00E+00	1.00E+02	9.31E+01	7.94E+01	6.70E+01	8.70E+01	9.32E+01	9.19E+01	8.19E+01	8.40E+01	8.19E+01
5.00E+00	8.42E+01	7.83E+01	6.71E+01	5.69E+01	7.33E+01	7.84E+01	7.73E+01	6.91E+01	7.07E+01	6.90E+01
6.00E+00	7.28E+01	6.79E+01	5.83E+01	4.97E+01	6.36E+01	6.80E+01	6.70E+01	6.00E+01	6.13E+01	6.00E+01
8.00E+00	5.78E+01	5.41E+01	4.67E+01	4.00E+01	5.07E+01	5.41E+01	5.33E+01	4.78E+01	4.88E+01	4.78E+01
1.00E+01	4.83E+01	4.52E+01	3.92E+01	3.38E+01	4.24E+01	4.53E+01	4.46E+01	4.00E+01	4.08E+01	4.00E+01
1.50E+01	3.47E+01	3.26E+01	2.84E+01	2.47E+01	3.06E+01	3.26E+01	3.21E+01	2.89E+01	2.95E+01	2.89E+01
2.00E+01	2.74E+01	2.59E+01	2.26E+01	1.97E+01	2.43E+01	2.58E+01	2.54E+01	2.29E+01	2.33E+01	2.29E+01
3.00E+01	1.97E+01	1.86E+01	1.63E+01	1.43E+01	1.75E+01	1.86E+01	1.83E+01	1.65E+01	1.68E+01	1.65E+01
4.00E+01	1.56E+01	1.47E+01	1.30E+01	1.14E+01	1.39E+01	1.47E+01	1.45E+01	1.31E+01	1.33E+01	1.31E+01
5.00E+01	1.30E+01	1.23E+01	1.09E+01	9.59E+00	1.16E+01	1.23E+01	1.21E+01	1.10E+01	1.11E+01	1.10E+01
6.00E+01	1.13E+01	1.07E+01	9.44E+00	8.33E+00	1.01E+01	1.07E+01	1.05E+01	9.52E+00	9.65E+00	9.51E+00
8.00E+01	9.02E+00	8.54E+00	7.57E+00	6.70E+00	8.07E+00	8.55E+00	8.41E+00	7.62E+00	7.72E+00	7.62E+00
1.00E+02	7.62E+00	7.22E+00	6.41E+00	5.68E+00	6.82E+00	7.22E+00	7.11E+00	6.44E+00	6.52E+00	6.44E+00
1.50E+02	5.68E+00	5.39E+00	4.80E+00	4.26E+00	5.10E+00	5.40E+00	5.31E+00	4.82E+00	4.87E+00	4.81E+00
2.00E+02	4.69E+00	4.45E+00	3.97E+00	3.53E+00	4.21E+00	4.45E+00	4.38E+00	3.98E+00	4.01E+00	3.97E+00
3.00E+02	3.67E+00	3.49E+00	3.12E+00	2.78E+00	3.30E+00	3.49E+00	3.43E+00	3.12E+00	3.14E+00	3.12E+00
4.00E+02	3.16E+00	3.00E+00	2.69E+00	2.40E+00	2.84E+00	3.01E+00	2.96E+00	2.69E+00	2.70E+00	2.69E+00
5.00E+02	2.86E+00	2.72E+00	2.43E+00	2.18E+00	2.57E+00	2.72E+00	2.67E+00	2.42E+00	2.44E+00	2.43E+00

1.2 物质对电子的质量阻止本领值

1.2.1 皮肤、肌肉、水

表 1.2.1 物质对电子的质量阻止本领 S/ρ

MeV · cm^2/g

电子能量/MeV	皮肤			肌肉			水		
	S_{col}/ρ	S_{rad}/ρ	S/ρ	S_{col}/ρ	S_{rad}/ρ	S/ρ	S_{col}/ρ	S_{rad}/ρ	S/ρ
1.00E-02	2.24E+01	3.71E-03	2.24E+01	2.23E+01	3.82E-03	2.23E+01	2.26E+01	3.89E-03	2.26E+01
1.50E-02	1.63E+01	3.74E-03	1.63E+01	1.63E+01	3.86E-03	1.63E+01	1.65E+01	3.93E-03	1.65E+01
2.00E-02	1.31E+01	3.76E-03	1.31E+01	1.31E+01	3.88E-03	1.31E+01	1.32E+01	3.94E-03	1.32E+01
3.00E-02	9.58E+00	3.78E-03	9.58E+00	9.56E+00	3.90E-03	9.56E+00	9.65E+00	3.96E-03	9.65E+00
4.00E-02	7.71E+00	3.80E-03	7.71E+00	7.70E+00	3.93E-03	7.70E+00	7.77E+00	3.99E-03	7.77E+00
5.00E-02	6.55E+00	3.83E-03	6.55E+00	6.54E+00	3.95E-03	6.54E+00	6.60E+00	4.01E-03	6.60E+00
6.00E-02	5.75E+00	3.86E-03	5.75E+00	5.74E+00	3.98E-03	5.74E+00	5.79E+00	4.04E-03	5.79E+00
8.00E-02	4.72E+00	3.94E-03	4.72E+00	4.71E+00	4.06E-03	4.71E+00	4.76E+00	4.12E-03	4.76E+00
1.00E-01	4.08E+00	4.02E-03	4.08E+00	4.08E+00	4.15E-03	4.08E+00	4.11E+00	4.21E-03	4.11E+00
1.50E-01	3.21E+00	4.28E-03	3.21E+00	3.21E+00	4.41E-03	3.21E+00	3.24E+00	4.47E-03	3.24E+00
2.00E-01	2.77E+00	4.56E-03	2.77E+00	2.77E+00	4.70E-03	2.77E+00	2.79E+00	4.77E-03	2.79E+00
3.00E-01	2.33E+00	5.25E-03	2.34E+00	2.33E+00	5.41E-03	2.34E+00	2.35E+00	5.48E-03	2.36E+00
4.00E-01	2.13E+00	6.04E-03	2.14E+00	2.13E+00	6.22E-03	2.14E+00	2.15E+00	6.31E-03	2.16E+00
5.00E-01	2.01E+00	6.93E-03	2.02E+00	2.01E+00	7.13E-03	2.02E+00	2.03E+00	7.23E-03	2.04E+00

续表

电子能量/MeV	皮肤			肌肉			水		
	S_{col}/ρ	S_{rad}/ρ	S/ρ	S_{col}/ρ	S_{rad}/ρ	S/ρ	S_{col}/ρ	S_{rad}/ρ	S/ρ
6.00E-01	1.94E+00	7.88E-03	1.95E+00	1.94E+00	8.11E-03	1.95E+00	1.96E+00	8.22E-03	1.97E+00
8.00E-01	1.86E+00	9.96E-03	1.87E+00	1.87E+00	1.03E-02	1.88E+00	1.89E+00	1.04E-02	1.90E+00
1.00E+00	1.83E+00	1.22E-02	1.84E+00	1.83E+00	1.26E-02	1.84E+00	1.85E+00	1.28E-02	1.86E+00
1.50E+00	1.80E+00	1.86E-02	1.82E+00	1.80E+00	1.91E-02	1.82E+00	1.82E+00	1.93E-02	1.84E+00
2.00E+00	1.80E+00	2.56E-02	1.83E+00	1.80E+00	2.63E-02	1.83E+00	1.82E+00	2.67E-02	1.85E+00
3.00E+00	1.82E+00	4.12E-02	1.86E+00	1.83E+00	4.23E-02	1.87E+00	1.85E+00	4.29E-02	1.89E+00
4.00E+00	1.85E+00	5.82E-02	1.91E+00	1.85E+00	5.97E-02	1.91E+00	1.87E+00	6.06E-02	1.93E+00
5.00E+00	1.87E+00	7.62E-02	1.95E+00	1.87E+00	7.81E-02	1.95E+00	1.89E+00	7.92E-02	1.97E+00
6.00E+00	1.89E+00	9.48E-02	1.98E+00	1.89E+00	9.72E-02	1.99E+00	1.91E+00	9.86E-02	2.01E+00
8.00E+00	1.92E+00	1.34E-01	2.05E+00	1.92E+00	1.37E-01	2.06E+00	1.94E+00	1.39E-01	2.08E+00
1.00E+01	1.94E+00	1.75E-01	2.12E+00	1.95E+00	1.79E-01	2.13E+00	1.97E+00	1.82E-01	2.15E+00
1.50E+01	1.99E+00	2.81E-01	2.27E+00	1.99E+00	2.88E-01	2.28E+00	2.01E+00	2.92E-01	2.30E+00
2.00E+01	2.02E+00	3.93E-01	2.41E+00	2.02E+00	4.02E-01	2.42E+00	2.05E+00	4.08E-01	2.46E+00
3.00E+01	2.06E+00	6.23E-01	2.68E+00	2.07E+00	6.38E-01	2.71E+00	2.09E+00	6.47E-01	2.74E+00
4.00E+01	2.09E+00	8.61E-01	2.95E+00	2.10E+00	8.81E-01	2.98E+00	2.12E+00	8.94E-01	3.01E+00
5.00E+01	2.11E+00	1.10E+00	3.21E+00	2.12E+00	1.13E+00	3.25E+00	2.14E+00	1.14E+00	3.28E+00
6.00E+01	2.13E+00	1.35E+00	3.48E+00	2.13E+00	1.38E+00	3.51E+00	2.16E+00	1.40E+00	3.56E+00
8.00E+01	2.15E+00	1.85E+00	4.00E+00	2.16E+00	1.89E+00	4.05E+00	2.18E+00	1.91E+00	4.09E+00
1.00E+02	2.17E+00	2.35E+00	4.52E+00	2.18E+00	2.41E+00	4.59E+00	2.20E+00	2.44E+00	4.64E+00

1.2.2　固体水、聚苯乙烯、A-150

表 1.2.2　物质对电子的质量阻止本领 S/ρ　　$MeV \cdot cm^2/g$

能　量/MeV	固体水,WT1			聚苯乙烯			A150		
	S_{col}/ρ	S_{rad}/ρ	S/ρ	S_{col}/ρ	S_{rad}/ρ	S/ρ	S_{col}/ρ	S_{rad}/ρ	S/ρ
1.00E-02	2.22E+01	3.36E-03	2.22E+01	2.24E+01	2.97E-03	2.24E+01	2.30E+01	3.15E-03	2.30E+01
1.50E-02	1.62E+01	3.40E-03	1.62E+01	1.63E+01	2.99E-03	1.63E+01	1.67E+01	3.17E-03	1.67E+01
2.00E-02	1.30E+01	3.42E-03	1.30E+01	1.30E+01	3.00E-03	1.30E+01	1.34E+01	3.19E-03	1.34E+01
3.00E-02	9.48E+00	3.44E-03	9.48E+00	9.54E+00	3.02E-03	9.54E+00	9.78E+00	3.27E-03	9.78E+00
4.00E-02	7.64E+00	3.47E-03	7.64E+00	7.68E+00	3.04E-03	7.68E+00	7.87E+00	3.24E-03	7.87E+00
5.00E-02	6.48E+00	3.50E-03	6.48E+00	6.52E+00	3.06E-03	6.52E+00	6.68E+00	3.27E-03	6.68E+00
6.00E-02	5.69E+00	3.53E-03	5.69E+00	5.72E+00	3.09E-03	5.72E+00	5.86E+00	3.30E-03	5.86E+00
8.00E-02	4.67E+00	3.60E-03	4.67E+00	4.69E+00	3.16E-03	4.69E+00	4.81E+00	3.37E-03	4.81E+00
1.00E-01	4.04E+00	3.69E-03	4.04E+00	4.06E+00	3.23E-03	4.06E+00	4.16E+00	3.45E-03	4.16E+00
1.50E-01	3.17E+00	3.92E-03	3.17E+00	3.19E+00	3.44E-03	3.19E+00	3.27E+00	3.67E-03	3.27E+00
2.00E-01	2.74E+00	4.19E-03	2.74E+00	2.75E+00	3.69E-03	2.75E+00	2.82E+00	3.93E-03	2.82E+00
3.00E-01	2.31E+00	4.83E-03	2.31E+00	2.32E+00	4.26E-03	2.32E+00	2.37E+00	4.53E-03	2.37E+00
4.00E-01	2.10E+00	5.56E-03	2.11E+00	2.11E+00	4.92E-03	2.11E+00	2.16E+00	5.23E-03	2.17E+00
5.00E-01	1.99E+00	6.38E-03	2.00E+00	1.99E+00	5.66E-03	2.00E+00	2.03E+00	6.00E-03	2.04E+00
6.00E-01	1.92E+00	7.26E-03	1.93E+00	1.92E+00	6.45E-03	1.93E+00	1.96E+00	6.84E-03	1.97E+00
8.00E-01	1.84E+00	9.19E-03	1.85E+00	1.84E+00	8.19E-03	1.85E+00	1.88E+00	8.67E-03	1.89E+00
1.00E+00	1.80E+00	1.13E-02	1.81E+00	1.80E+00	1.01E-02	1.81E+00	1.84E+00	1.07E-02	1.85E+00
1.50E+00	1.77E+00	1.72E-02	1.79E+00	1.77E+00	1.54E-02	1.79E+00	1.80E+00	1.62E-02	1.82E+00
2.00E+00	1.77E+00	2.37E-02	1.79E+00	1.77E+00	2.12E-02	1.79E+00	1.81E+00	2.24E-02	1.83E+00

续表

能　量/MeV	固体水,WT1			聚苯乙烯			A150		
	S_{col}/ρ	S_{rad}/ρ	S/ρ	S_{col}/ρ	S_{rad}/ρ	S/ρ	S_{col}/ρ	S_{rad}/ρ	S/ρ
3.00E+00	1.80E+00	2.81E-02	1.83E+00	1.79E+00	3.43E-02	1.82E+00	1.83E+00	3.61E-02	1.87E+00
4.00E+00	1.82E+00	5.38E-02	1.87E+00	1.82E+00	4.85E-02	1.87E+00	1.85E+00	5.11E-02	1.90E+00
5.00E+00	1.84E+00	7.05E-02	1.91E+00	1.84E+00	6.36E-02	1.90E+00	1.88E+00	6.69E-02	1.95E+00
6.00E+00	1.86E+00	8.78E-02	1.95E+00	1.86E+00	7.93E-02	1.94E+00	1.89E+00	8.34E-02	1.97E+00
8.00E+00	1.90E+00	1.24E-01	2.02E+00	1.89E+00	1.12E-01	2.00E+00	1.93E+00	1.18E-01	2.05E+00
1.00E+01	1.92E+00	1.62E-01	2.08E+00	1.92E+00	1.47E-01	2.07E+00	1.95E+00	1.54E-01	2.10E+00
1.50E+01	1.97E+00	2.61E-01	2.23E+00	1.96E+00	2.37E-01	2.20E+00	2.00E+00	2.49E-01	2.25E+00
2.00E+01	2.00E+00	3.64E-01	2.36E+00	1.99E+00	3.31E-01	2.32E+00	2.02E+00	3.47E-01	2.37E+00
3.00E+01	2.04E+00	5.79E-01	2.62E+00	2.03E+00	5.26E-01	2.56E+00	2.06E+00	5.52E-01	2.61E+00
4.00E+01	2.06E+00	8.00E-01	2.86E+00	2.05E+00	7.28E-01	2.78E+00	2.09E+00	7.63E-01	2.85E+00
5.00E+01	2.08E+00	1.03E+00	3.11E+00	2.07E+00	9.33E-01	3.00E+00	2.11E+00	9.78E-01	3.09E+00
6.00E+01	2.10E+00	1.25E+00	3.35E+00	2.09E+00	1.14E+00	3.23E+00	2.13E+00	1.20E+00	3.33E+00
8.00E+01	2.12E+00	1.72E+00	3.84E+00	2.11E+00	1.56E+00	3.67E+00	2.15E+00	1.64E+00	3.79E+00
1.00E+02	2.14E+00	2.19E+00	4.33E+00	2.13E+00	1.99E+00	4.12E+00	2.17E+00	2.09E+00	4.26E+00

1.2.3 脂肪组织、聚乙烯、尼龙-6

表 1.2.3 物质对电子的质量阻止本领 S/ρ　　$MeV \cdot cm^2/g$

电子能量/MeV	脂肪组织			聚 乙 烯			尼龙-6		
	S_{col}/ρ	S_{rad}/ρ	S/ρ	S_{col}/ρ	S_{rad}/ρ	S/ρ	S_{col}/ρ	S_{rad}/ρ	S/ρ
1.00E-02	2.33E+01	3.22E-03	2.33E+01	2.45E+01	2.83E-03	2.45E+01	2.29E+01	3.16E-03	2.29E+01
1.50E-02	1.69E+01	3.24E-03	1.69E+01	1.78E+01	2.84E-03	1.78E+01	1.67E+01	3.17E-03	1.67E+01

续表

电子能量/MeV	脂肪组织			聚乙烯			尼龙-6		
	S_{col}/ρ	S_{rad}/ρ	S/ρ	S_{col}/ρ	S_{rad}/ρ	S/ρ	S_{col}/ρ	S_{rad}/ρ	S/ρ
2.00E-02	1.35E+01	3.25E-03	1.35E+01	1.42E+01	2.85E-03	1.42E+01	1.33E+01	3.18E-03	1.33E+01
3.00E-02	9.90E+00	3.28E-03	9.90E+00	1.94E+01	2.87E-03	1.94E+01	9.75E+00	3.20E-03	9.75E+00
4.00E-02	7.97E+00	3.30E-03	7.97E+00	8.35E+00	2.89E-03	8.35E+00	7.85E+00	3.22E-03	7.85E+00
5.00E-02	6.76E+00	3.32E-03	6.76E+00	7.08E+00	2.92E-03	7.08E+00	6.66E+00	3.25E-03	6.66E+00
6.00E-02	5.93E+00	3.35E-03	5.93E+00	6.21E+00	2.95E-03	6.21E+00	5.84E+00	3.28E-03	5.84E+00
8.00E-02	4.86E+00	3.42E-03	4.86E+00	5.09E+00	3.01E-03	5.09E+00	4.79E+00	3.35E-03	4.79E+00
1.00E-01	4.20E+00	3.50E-03	4.20E+00	4.40E+00	3.08E-03	4.40E+00	4.14E+00	3.43E-03	4.14E+00
1.50E-01	3.30E+00	3.73E-03	3.30E+00	3.45E+00	3.29E-03	3.45E+00	3.26E+00	3.65E-03	3.26E+00
2.00E-01	2.65E+00	3.99E-03	2.65E+00	2.97E+00	3.53E-03	2.97E+00	2.81E+00	3.90E-03	2.81E+00
3.00E-01	2.40E+00	4.60E-03	2.40E+00	2.50E+00	4.08E-03	2.50E+00	2.36E+00	4.50E-03	2.36E+00
4.00E-01	2.19E+00	5.31E-03	2.20E+00	2.28E+00	4.73E-03	2.28E+00	2.15E+00	5.20E-03	2.16E+00
5.00E-01	2.07E+00	6.10E-03	2.08E+00	2.15E+00	5.44E-03	2.16E+00	2.03E+00	5.97E-03	2.04E+00
6.00E-01	1.99E+00	6.95E-03	2.00E+00	2.07E+00	6.21E-03	2.08E+00	1.95E+00	6.81E-03	1.96E+00
8.00E-01	1.91E+00	8.80E-03	1.92E+00	1.98E+00	7.89E-03	1.99E+00	1.87E+00	8.63E-03	1.88E+00
1.00E+00	1.87E+00	1.08E-02	1.88E+00	1.93E+00	9.72E-03	1.94E+00	1.83E+00	1.06E-02	1.84E+00
1.50E+00	1.84E+00	1.65E-02	1.86E+00	1.90E+00	1.48E-02	1.91E+00	1.80E+00	1.62E-02	1.82E+00
2.00E+00	1.84E+00	2.28E-02	1.86E+00	1.90E+00	2.05E-02	1.92E+00	1.80E+00	2.23E-02	1.82E+00
3.00E+00	1.86E+00	3.67E-02	1.90E+00	1.92E+00	3.32E-02	1.95E+00	1.82E+00	3.60E-02	1.86E+00
4.00E+00	1.89E+00	5.19E-02	1.94E+00	1.95E+00	4.70E-02	2.00E+00	1.85E+00	5.10E-02	1.90E+00
5.00E+00	1.91E+00	6.81E-02	1.98E+00	1.97E+00	6.17E-02	2.03E+00	1.87E+00	6.68E-02	1.94E+00
6.00E+00	1.93E+00	8.48E-02	2.01E+00	1.99E+00	7.70E-02	2.07E+00	1.89E+00	8.33E-02	1.97E+00

续表

电子能量/MeV	脂肪组织			聚乙烯			尼龙-6		
	S_{col}/ρ	S_{rad}/ρ	S/ρ	S_{col}/ρ	S_{rad}/ρ	S/ρ	S_{col}/ρ	S_{rad}/ρ	S/ρ
8.00E+00	1.96E+00	1.20E-01	2.08E+00	2.02E+00	1.09E-01	2.13E+00	1.92E+00	1.18E-01	2.04E+00
1.00E+01	1.98E+00	1.57E-01	2.14E+00	2.05E+00	1.42E-01	2.19E+00	1.95E+00	1.54E-01	2.10E+00
1.50E+01	2.03E+00	2.53E-01	2.28E+00	2.09E+00	2.30E-01	2.32E+00	1.99E+00	2.48E-01	2.24E+00
2.00E+01	2.06E+00	3.53E-01	2.41E+00	2.12E+00	3.22E-01	2.44E+00	2.02E+00	3.47E-01	2.37E+00
3.00E+01	2.10E+00	5.61E-01	2.66E+00	2.16E+00	5.13E-01	2.67E+00	2.06E+00	5.51E-01	2.61E+00
4.00E+01	2.13E+00	7.76E-01	2.91E+00	2.19E+00	7.09E-01	2.90E+00	2.09E+00	7.62E-01	2.85E+00
5.00E+01	2.15E+00	9.94E-01	3.14E+00	2.21E+00	9.10E-01	3.12E+00	2.11E+00	9.77E-01	3.09E+00
6.00E+01	2.17E+00	1.22E+00	3.39E+00	2.22E+00	1.11E+00	3.33E+00	2.12E+00	1.20E+00	3.32E+00
8.00E+01	2.19E+00	1.67E+00	3.86E+00	2.25E+00	1.53E+00	3.78E+00	2.15E+00	1.64E+00	3.79E+00
1.00E+02	2.21E+00	2.12E+00	4.33E+00	2.27E+00	1.95E+00	4.22E+00	2.17E+00	2.09E+00	4.26E+00

1.2.4 皮质骨、铝、B100

表 1.2.4 物质对电子的质量阻止本领 S/ρ MeV · cm^2/g

电子能量/MeV	皮质骨			铝			B100		
	S_{col}/ρ	S_{rad}/ρ	S/ρ	S_{col}/ρ	S_{rad}/ρ	S/ρ	S_{col}/ρ	S_{rad}/ρ	S/ρ
1.00E-02	1.93E+01	5.59E-03	1.93E+01	1.65E+01	6.61E-03	1.65E+01	2.09E+01	4.49E-03	2.09E+01
1.50E-02	1.41E+01	5.79E-03	1.41E+01	1.22E+01	6.83E-03	1.22E+01	1.53E+01	4.62E-03	1.53E+01
2.00E-02	1.14E+01	5.90E-03	1.14E+01	9.88E+00	6.92E-03	9.89E+00	1.23E+01	4.69E-03	1.23E+01
3.00E-02	8.37E+00	6.02E-03	8.38E+00	7.29E+00	7.03E-03	7.30E+00	9.00E+00	4.78E-03	9.00E+00
4.00E-02	6.76E+00	6.09E-03	6.77E+00	5.91E+00	7.08E-03	5.92E+00	7.25E+00	4.83E-03	7.25E+00

续表

电子能量/MeV	皮质骨			铝			B100		
	S_{ccl}/ρ	S_{rad}/ρ	S/ρ	S_{col}/ρ	S_{rad}/ρ	S/ρ	S_{col}/ρ	S_{rad}/ρ	S/ρ
5.00E-02	5.75E+00	6.14E-03	5.76E+00	5.04E+00	7.13E-03	5.05E+00	6.16E+00	4.88E-03	6.16E+00
6.00E-02	5.06E+00	6.20E-03	5.07E+00	4.44E+00	7.17E-03	4.45E+00	5.41E+00	4.93E-03	5.41E+00
8.00E-02	4.16E+00	6.33E-03	4.17E+00	3.66E+00	7.29E-03	3.67E+00	4.45E+00	5.03E-03	4.46E+00
1.00E-01	3.61E+00	6.46E-03	3.62E+00	3.18E+00	7.43E-03	3.19E+00	3.85E+00	5.14E-03	3.86E+00
1.50E-01	2.85E+00	6.83E-03	2.86E+00	2.51E+00	7.84E-03	2.52E+00	3.03E+00	5.45E-03	3.04E+00
2.00E-01	2.46E+00	7.26E-03	2.47E+00	2.17E+00	8.32E-03	2.18E+00	2.62E+00	5.80E-03	2.63E+00
3.00E-01	2.08E+00	8.26E-03	2.09E+00	1.84E+00	9.45E-03	1.85E+00	2.21E+00	6.63E-03	2.22E+00
4.00E-01	1.90E+00	9.43E-03	1.91E+00	1.68E+00	1.08E-02	1.69E+00	2.01E+00	7.59E-03	2.02E+00
5.00E-01	1.79E+00	1.07E-02	1.80E+00	1.59E+00	1.22E-02	1.60E+00	1.90E+00	8.66E-03	1.91E+00
6.00E-01	1.73E+00	1.21E-02	1.74E+00	1.54E+00	1.38E-02	1.55E+00	1.83E+00	9.81E-03	1.84E+00
8.00E-01	1.66E+00	1.52E-02	1.68E+00	1.49E+00	1.73E-02	1.51E+00	1.75E+00	1.23E-02	1.76E+00
1.00E+00	1.63E+00	1.85E-02	1.65E+00	1.47E+00	2.11E-02	1.49E+00	1.72E+00	1.51E-02	1.74E+00
1.50E+00	1.61E+00	2.78E-02	1.64E+00	1.46E+00	3.17E-02	1.49E+00	1.69E+00	2.27E-02	1.71E+00
2.00E+00	1.62E+00	3.81E-02	1.66E+00	1.48E+00	4.33E-02	1.52E+00	1.70E+00	3.12E-02	1.73E+00
3.00E+00	1.64E+00	6.07E-02	1.70E+00	1.51E+00	6.89E-02	1.58E+00	1.72E+00	4.98E-02	1.77E+00
4.00E+00	1.67E+00	8.52E-02	1.76E+00	1.54E+00	9.66E-02	1.64E+00	1.75E+00	7.00E-02	1.82E+00
5.00E+00	1.69E+00	1.11E-01	1.80E+00	1.56E+00	1.26E-01	1.69E+00	1.77E+00	9.14E-02	1.86E+00
6.00E+00	1.72E+00	1.38E-01	1.86E+00	1.58E+00	1.56E-01	1.74E+00	1.79E+00	1.14E-01	1.90E+00
8.00E+00	1.75E+00	1.93E-01	1.94E+00	1.61E+00	2.19E-01	1.83E+00	1.82E+00	1.60E-01	1.98E+00
1.00E+01	1.77E+00	2.51E-01	2.02E+00	1.64E+00	2.84E-01	1.92E+00	1.85E+00	2.08E-01	2.06E+00
1.50E+01	1.82E+00	4.02E-01	2.22E+00	1.68E+00	4.54E-01	2.13E+00	1.89E+00	3.33E-01	2.22E+00

续表

电子能量/MeV	皮质骨			铝			B100		
	S_{col}/ρ	S_{rad}/ρ	S/ρ	S_{col}/ρ	S_{rad}/ρ	S/ρ	S_{col}/ρ	S_{rad}/ρ	S/ρ
2.00E+01	1.85E+00	5.58E-01	2.41E+00	1.70E+00	6.30E-01	2.33E+00	1.92E+00	4.64E-01	2.38E+00
3.00E+01	1.89E+00	8.82E-01	2.77E+00	1.74E+00	9.95E-01	2.74E+00	1.96E+00	7.35E-01	2.70E+00
4.00E+01	1.92E+00	1.22E+00	3.14E+00	1.77E+00	1.37E+00	3.14E+00	1.99E+00	1.01E+00	3.00E+00
5.00E+01	1.94E+00	1.56E+00	3.50E+00	1.79E+00	1.75E+00	3.54E+00	2.01E+00	1.30E+00	3.31E+00
6.00E+01	1.95E+00	1.90E+00	3.85E+00	1.81E+00	2.14E+00	3.95E+00	2.02E+00	1.58E+00	3.60E+00
8.00E+01	1.98E+00	2.59E+00	4.57E+00	1.83E+00	2.92E+00	4.75E+00	2.05E+00	2.17E+00	4.22E+00
1.00E+02	2.00E+00	3.30E+00	5.30E+00	1.85E+00	3.71E+00	5.56E+00	2.07E+00	2.76E+00	4.83E+00

1.2.5 血液、肺、LN10/75

表 1.2.5 物质对电子的质量阻止本领 S/ρ

MeV · cm²/g

电子能量/MeV	血液			肺			LN10/75		
	S_{col}/ρ	S_{rad}/ρ	S/ρ	S_{col}/ρ	S_{rad}/ρ	S/ρ	S_{col}/ρ	S_{rad}/ρ	S/ρ
1.00E-02	2.23E+01	3.82E-03	2.23E+01	2.24E+01	3.83E-03	2.24E+01	2.20E+01	3.55E-03	2.20E+01
1.50E-02	1.63E+01	3.86E-03	1.63E+01	1.63E+01	3.87E-03	1.63E+01	1.61E+01	3.59E-03	1.61E+01
2.00E-02	1.31E+01	3.88E-03	1.31E+01	1.31E+01	3.88E-03	1.31E+01	1.29E+01	3.61E-03	1.29E+01
3.00E-02	9.56E+00	3.90E-03	9.56E+00	9.57E+00	3.91E-03	9.57E+00	9.42E+00	3.64E-03	9.42E+00
4.00E-02	7.70E+00	3.93E-03	7.70E+00	7.71E+00	3.93E-03	7.71E+00	7.59E+00	3.66E-03	7.59E+00
5.00E-02	6.54E+00	3.95E-03	6.54E+00	6.55E+00	3.96E-03	6.55E+00	6.44E+00	3.69E-03	6.44E+00
6.00E-02	5.74E+00	3.98E-03	5.74E+00	5.75E+00	3.99E-03	5.75E+00	5.66E+00	3.72E-03	5.66E+00
8.00E-02	4.71E+00	4.06E-03	4.71E+00	4.72E+00	4.07E-03	4.72E+00	4.66E+00	3.80E-03	4.66E+00

续表

电子能量/MeV	血　液			肺			LN10/75		
	S_{col}/ρ	S_{rad}/ρ	S/ρ	S_{col}/ρ	S_{rad}/ρ	S/ρ	S_{col}/ρ	S_{rad}/ρ	S/ρ
1.00E-01	4.08E+00	4.15E-03	4.08E+00	4.08E+00	4.15E-03	4.08E+00	4.01E+00	3.88E-03	4.01E+00
1.50E-01	3.21E+00	4.41E-03	3.21E+00	3.21E+00	4.41E-03	3.21E+00	3.16E+00	4.13E-03	3.16E+00
2.00E-01	2.77E+00	4.70E-03	2.77E+00	2.77E+00	4.71E-03	2.77E+00	2.72E+00	4.41E-03	2.72E+00
3.00E-01	2.33E+00	5.41E-03	2.34E+00	2.34E+00	5.41E-03	2.35E+00	2.30E+00	5.07E-03	2.31E+00
4.00E-01	2.13E+00	6.22E-03	2.14E+00	2.13E+00	6.23E-03	2.14E+00	2.09E+00	5.83E-03	2.10E+00
5.00E-01	2.01E+00	7.13E-03	2.02E+00	2.02E+00	7.13E-03	2.03E+00	1.98E+00	6.69E-03	1.99E+00
6.00E-01	1.94E+00	8.11E-03	1.95E+00	1.95E+00	8.11E-03	1.96E+00	1.92E+00	7.61E-03	1.93E+00
8.00E-01	1.87E+00	1.03E-02	1.88E+00	1.88E+00	1.03E-02	1.89E+00	1.85E+00	9.62E-03	1.86E+00
1.00E+00	1.83E+00	1.26E-02	1.84E+00	1.86E+00	1.26E-02	1.87E+00	1.83E+00	1.18E-02	1.84E+00
1.50E+00	1.80E+00	1.91E-02	1.82E+00	1.85E+00	1.91E-02	1.87E+00	1.82E+00	1.79E-02	1.84E+00
2.00E+00	1.80E+00	2.63E-02	1.83E+00	1.87E+00	2.63E-02	1.90E+00	1.83E+00	2.47E-02	1.85E+00
3.00E+00	1.83E+00	4.23E-02	1.87E+00	1.90E+00	4.23E-02	1.94E+00	1.86E+00	3.98E-02	1.90E+00
4.00E+00	1.85E+00	5.97E-02	1.91E+00	1.93E+00	5.98E-02	1.99E+00	1.89E+00	5.62E-02	1.95E+00
5.00E+00	1.87E+00	7.81E-02	1.95E+00	1.95E+00	7.82E-02	2.03E+00	1.91E+00	7.36E-02	1.98E+00
6.00E+00	1.89E+00	9.73E-02	1.99E+00	1.98E+00	9.74E-02	2.08E+00	1.94E+00	9.16E-02	2.03E+00
8.00E+00	1.92E+00	1.37E-01	2.06E+00	2.02E+00	1.37E-01	2.16E+00	1.97E+00	1.29E-01	2.10E+00
1.00E+01	1.95E+00	1.79E-01	2.13E+00	2.04E+00	1.79E-01	2.22E+00	2.00E+00	1.69E-01	2.17E+00
1.50E+01	1.99E+00	2.88E-01	2.28E+00	2.09E+00	2.89E-01	2.38E+00	2.05E+00	2.72E-01	2.32E+00
2.00E+01	2.02E+00	4.02E-01	2.42E+00	1.12E+00	4.03E-01	1.52E+00	2.08E+00	3.79E-01	2.46E+00
3.00E+01	2.07E+00	6.38E-01	2.71E+00	2.17E+00	6.39E-01	2.81E+00	2.13E+00	6.02E-01	2.73E+00
4.00E+01	2.10E+00	8.81E-01	2.98E+00	2.20E+00	8.82E-01	3.08E+00	2.16E+00	8.32E-01	2.99E+00

续表

电子能量/MeV	血液			肺			LN10/75		
	S_{col}/ρ	S_{rad}/ρ	S/ρ	S_{col}/ρ	S_{rad}/ρ	S/ρ	S_{col}/ρ	S_{rad}/ρ	S/ρ
5.00E+01	2.12E+00	1.13E+00	3.25E+00	2.23E+00	1.13E+00	3.36E+00	2.18E+00	1.07E+00	3.25E+00
6.00E+01	2.13E+00	1.38E+00	3.51E+00	2.25E+00	1.38E+00	3.63E+00	2.20E+00	1.30E+00	3.50E+00
8.00E+01	2.16E+00	1.89E+00	4.05E+00	2.27E+00	1.89E+00	4.16E+00	2.22E+00	1.78E+00	4.00E+00
1.00E+02	2.18E+00	2.41E+00	4.59E+00	2.30E+00	2.41E+00	4.71E+00	2.24E+00	2.27E+00	4.51E+00

1.2.6 有机玻璃、MixD、空气

表 1.2.6 物质对电子的质量阻止本领 S/ρ

$MeV \cdot cm^2/g$

电子能量/MeV	有机玻璃(PMMA)			MixD			空气		
	S_{col}/ρ	S_{rad}/ρ	S/ρ	S_{col}/ρ	S_{rad}/ρ	S/ρ	S_{col}/ρ	S_{rad}/ρ	S/ρ
1.00E-02	2.22E+01	3.33E-03	2.22E+01	2.39E+01	3.11E-03	2.39E+01	1.98E+01	3.89E-04	1.98E+01
1.50E-02	1.62E+01	3.35E-03	1.62E+01	1.74E+01	3.14E-03	1.74E+01	1.45E+01	3.92E-04	1.45E+01
2.00E-02	1.29E+01	3.36E-03	1.29E+01	1.39E+01	3.16E-03	1.39E+01	1.16E+01	3.93E-04	1.16E+01
3.00E-02	9.46E+00	3.38E-03	9.46E+00	1.02E+01	3.18E-03	1.02E+01	8.49E+00	3.96E-04	8.49E+00
4.00E-02	7.62E+00	3.40E-03	7.62E+00	8.18E+00	3.21E-03	8.18E+00	6.85E+00	3.98E-04	6.85E+00
5.00E-02	6.47E+00	3.42E-03	6.47E+00	6.94E+00	3.24E-03	6.94E+00	5.82E+00	4.01E-04	5.82E+00
6.00E-02	5.68E+00	3.46E-03	5.68E+00	6.08E+00	3.27E-03	6.08E+00	5.11E+00	4.04E-04	5.11E+00
8.00E-02	4.66E+00	3.53E-03	4.66E+00	4.99E+00	3.34E-03	4.99E+00	4.20E+00	4.12E-04	4.20E+00
1.00E-01	4.03E+00	3.61E-03	4.03E+00	4.31E+00	3.42E-03	4.31E+00	3.63E+00	4.21E-04	3.63E+00
1.50E-01	3.17E+00	3.84E-03	3.17E+00	3.39E+00	3.64E-03	3.39E+00	2.86E+00	4.46E-04	2.86E+00
2.00E-01	2.73E+00	4.10E-03	2.73E+00	2.92E+00	3.90E-03	2.92E+00	2.47E+00	4.76E-04	2.47E+00

续表

电子能量/MeV	有机玻璃(PMMA)			MixD			空　气		
	S_{col}/ρ	S_{rad}/ρ	S/ρ	S_{col}/ρ	S_{rad}/ρ	S/ρ	S_{col}/ρ	S_{rad}/ρ	S/ρ
3.00E-01	2.30E+00	4.73E-03	2.30E+00	2.46E+00	4.50E-03	2.46E+00	2.08E+00	5.47E-04	2.08E+00
4.00E-01	2.10E+00	5.45E-03	2.11E+00	2.24E+00	5.19E-03	2.25E+00	1.90E+00	6.29E-04	1.90E+00
5.00E-01	1.98E+00	6.26E-03	1.99E+00	2.11E+00	5.96E-03	2.12E+00	1.80E+00	7.20E-04	1.80E+00
6.00E-01	1.91E+00	7.12E-03	1.92E+00	2.03E+00	6.79E-03	2.04E+00	1.74E+00	8.18E-04	1.74E+00
8.00E-01	1.83E+00	9.03E-03	1.84E+00	1.94E+00	8.61E-03	1.95E+00	1.68E+00	1.03E-03	1.68E+00
1.00E+00	1.79E+00	1.11E-02	1.80E+00	1.90E+00	1.06E-02	1.91E+00	1.66E+00	1.27E-02	1.67E+00
1.50E+00	1.76E+00	1.69E-02	1.78E+00	1.87E+00	1.61E-02	1.89E+00	1.66E+00	1.92E-02	1.68E+00
2.00E+00	1.76E+00	2.33E-02	1.78E+00	1.87E+00	2.23E-02	1.89E+00	1.68E+00	2.64E-02	1.71E+00
3.00E+00	1.79E+00	3.75E-02	1.83E+00	1.89E+00	3.59E-02	1.93E+00	1.74E+00	4.25E-02	1.78E+00
4.00E+00	1.81E+00	5.31E-02	1.86E+00	1.92E+00	5.08E-02	1.97E+00	1.79E+00	6.00E-02	1.85E+00
5.00E+00	1.83E+00	6.95E-02	1.90E+00	1.94E+00	6.66E-02	2.01E+00	1.83E+00	7.84E-02	1.91E+00
6.00E+00	1.85E+00	8.66E-02	1.94E+00	1.96E+00	8.30E-02	2.04E+00	1.87E+00	9.76E-02	1.97E+00
8.00E+00	1.89E+00	1.22E-01	2.01E+00	1.99E+00	1.17E-01	2.11E+00	1.93E+00	1.38E-01	2.07E+00
1.00E+01	1.91E+00	1.60E-01	2.07E+00	2.02E+00	1.53E-01	2.17E+00	1.98E+00	1.80E-01	2.16E+00
1.50E+01	1.95E+00	2.58E-01	2.21E+00	2.06E+00	2.47E-01	2.31E+00	2.07E+00	2.89E-01	2.36E+00
2.00E+01	1.98E+00	3.60E-01	2.34E+00	2.09E+00	3.45E-01	2.44E+00	2.13E+00	4.03E-01	2.53E+00
3.00E+01	2.02E+00	5.72E-01	2.59E+00	2.13E+00	5.49E-01	2.68E+00	2.23E+00	6.40E-01	2.87E+00
4.00E+01	2.05E+00	7.90E-01	2.84E+00	2.16E+00	7.59E-01	2.92E+00	2.28E+00	8.83E-01	3.16E+00
5.00E+01	2.07E+00	1.01E+00	3.08E+00	2.18E+00	9.74E-01	3.15E+00	2.32E+00	1.13E+00	3.45E+00
6.00E+01	2.09E+00	1.24E+00	3.33E+00	2.20E+00	1.19E+00	3.39E+00	2.35E+00	1.38E+00	3.73E+00
8.00E+01	2.11E+00	1.70E+00	3.81E+00	2.22E+00	1.63E+00	3.85E+00	2.39E+00	1.89E+00	4.28E+00
1.00E+02	2.13E+00	2.16E+00	4.29E+00	2.24E+00	2.08E+00	4.32E+00	2.42E+00	2.41E+00	4.83E+00

1.2.7 石墨、C552

表 1.2.7 物质对电子的质量阻止本领 S/ρ

MeV · cm²/g

电子能量/MeV	石墨 S_{col}/ρ	石墨 S_{rad}/ρ	石墨 S/ρ	C552 S_{col}/ρ	C552 S_{rad}/ρ	C552 S/ρ
1.00E-02	2.01E+01	3.15E-03	2.01E+01	1.97E+01	3.77E-03	1.97E+01
1.50E-02	1.47E+01	3.17E-03	1.47E+01	1.44E+01	3.81E-03	1.44E+01
2.00E-02	1.18E+01	3.18E-03	1.18E+01	1.16E+01	3.83E-03	1.16E+01
3.00E-02	8.63E+00	3.19E-03	8.63E+00	8.48E+00	3.86E-03	8.48E+00
4.00E-02	6.95E+00	3.22E-03	6.95E+00	6.84E+00	3.88E-03	6.84E+00
5.00E-02	5.90E+00	3.24E-03	5.90E+00	5.81E+00	3.91E-03	5.81E+00
6.00E-02	5.18E+00	3.27E-03	5.18E+00	5.11E+00	3.94E-03	5.11E+00
8.00E-02	4.25E+00	3.34E-03	4.25E+00	4.19E+00	4.01E-03	4.19E+00
1.00E-01	3.67E+00	3.41E-03	3.67E+00	3.63E+00	4.09E-03	3.63E+00
1.50E-01	2.89E+00	3.64E-03	2.89E+00	2.86E+00	4.35E-03	2.86E+00
2.00E-01	2.49E+00	3.90E-03	2.49E+00	2.47E+00	4.64E-03	2.47E+00
3.00E-01	2.09E+00	4.49E-03	2.09E+00	2.08E+00	5.34E-03	2.09E+00
4.00E-01	1.90E+00	5.17E-03	1.91E+00	1.90E+00	6.13E-03	1.91E+00
5.00E-01	1.79E+00	5.94E-03	1.80E+00	1.79E+00	7.02E-03	1.80E+00
6.00E-01	1.72E+00	6.75E-03	1.73E+00	1.73E+00	7.98E-03	1.74E+00
8.00E-01	1.65E+00	8.56E-03	1.66E+00	1.66E+00	1.01E-02	1.67E+00
1.00E+00	1.62E+00	1.05E-02	1.63E+00	1.63E+00	1.23E-02	1.64E+00

续表

电子能量/MeV	石墨			C552		
	S_{col}/ρ	S_{rad}/ρ	S/ρ	S_{col}/ρ	S_{rad}/ρ	S/ρ
1.50E+00	1.59E+00	1.60E-02	1.61E+00	1.60E+00	1.87E-02	1.62E+00
2.00E+00	1.60E+00	2.21E-02	1.62E+00	1.61E+00	2.58E-02	1.64E+00
3.00E+00	1.62E+00	3.56E-02	1.66E+00	1.63E+00	4.14E-02	1.67E+00
4.00E+00	1.65E+00	5.03E-02	1.70E+00	1.65E+00	5.84E-02	1.71E+00
5.00E+00	1.67E+00	6.58E-02	1.74E+00	1.67E+00	7.63E-02	1.75E+00
6.00E+00	1.69E+00	8.19E-02	1.77E+00	1.69E+00	9.50E-02	1.79E+00
8.00E+00	1.72E+00	1.16E-01	1.84E+00	1.72E+00	1.34E-01	1.85E+00
1.00E+01	1.75E+00	1.51E-01	1.90E+00	1.74E+00	1.75E-01	1.92E+00
1.50E+01	1.79E+00	2.44E-01	2.03E+00	1.78E+00	2.82E-01	2.06E+00
2.00E+01	1.82E+00	3.42E-01	2.16E+00	1.81E+00	3.93E-01	2.20E+00
3.00E+01	1.85E+00	5.44E-01	2.39E+00	1.85E+00	6.24E-01	2.47E+00
4.00E+01	1.88E+00	7.51E-01	2.63E+00	1.87E+00	8.60E-01	2.73E+00
5.00E+01	1.90E+00	9.62E-01	2.86E+00	1.89E+00	1.10E+00	2.99E+00
6.00E+01	1.91E+00	1.18E+00	3.09E+00	1.91E+00	1.34E+00	3.25E+00
8.00E+01	1.93E+00	1.61E+00	3.54E+00	1.93E+00	1.84E+00	3.77E+00
1.00E+02	1.95E+00	2.05E+00	4.00E+00	1.95E+00	2.34E+00	4.29E+00

1.3 物质对光子的衰减系数和能量吸收系数

1.3.1 皮肤、脂肪组织、聚乙烯、尼龙-6

表 1.3.1 物质对光子的衰减系数 μ/ρ 和能量吸收系数 μ_{en}/ρ

cm^2/g

光子能量/MeV	皮肤		脂肪组织		聚乙烯		尼龙-6	
	μ/ρ	μ_{en}/ρ	μ/ρ	μ_{en}/ρ	μ/ρ	μ_{en}/ρ	μ/ρ	μ_{en}/ρ
1.00E-02	4.95E+00	4.47E+00	3.27E+00	2.85E+00	2.09E+00	1.72E+00	2.87E+00	2.47E+00
1.50E-02	1.57E+00	1.25E+00	1.08E+00	7.87E-01	7.45E-01	4.66E-01	9.63E-01	6.76E-01
2.00E-02	7.68E-01	5.02E-01	5.68E-01	3.16E-01	4.32E-01	1.87E-01	5.16E-01	2.70E-01
3.00E-02	3.63E-01	1.44E-01	3.06E-01	9.25E-02	2.71E-01	5.76E-02	2.89E-01	7.97E-02
4.00E-02	2.62E-01	6.49E-02	2.40E-01	4.48E-02	2.28E-01	3.13E-02	2.31E-01	3.96E-02
5.00E-02	2.23E-01	4.00E-02	2.12E-01	3.04E-02	2.08E-01	2.41E-02	2.07E-01	2.77E-02
6.00E-02	2.03E-01	3.06E-02	1.97E-01	2.54E-02	1.97E-01	2.22E-02	1.93E-01	2.38E-02
8.00E-02	1.81E-01	2.54E-02	1.80E-01	2.35E-02	1.82E-01	2.26E-02	1.77E-01	2.27E-02
1.00E-01	1.69E-01	2.50E-02	1.69E-01	2.43E-02	1.72E-01	2.42E-02	1.66E-01	2.37E-02
1.50E-01	1.49E-01	2.73E-02	1.50E-01	2.74E-02	1.53E-01	2.79E-02	1.48E-01	2.69E-02
2.00E-01	1.35E-01	2.93E-02	1.37E-01	2.96E-02	1.40E-01	3.03E-02	1.35E-01	2.91E-02
3.00E-01	1.17E-01	3.16E-02	1.19E-01	3.19E-02	1.22E-01	3.28E-02	1.17E-01	3.15E-02
4.00E-01	1.05E-01	3.24E-02	1.06E-01	3.28E-02	1.09E-01	3.37E-02	1.05E-01	3.24E-02
5.00E-01	9.58E-02	3.26E-02	9.70E-02	3.30E-02	9.95E-02	3.39E-02	9.56E-02	3.26E-02
6.00E-01	8.86E-02	3.25E-02	8.97E-02	3.29E-02	9.20E-02	3.38E-02	8.84E-02	3.24E-02

续表

光子能量/MeV	皮　肤		脂肪组织		聚乙烯		尼龙-6	
	μ/ρ	μ_{en}/ρ	μ/ρ	μ_{en}/ρ	μ/ρ	μ_{en}/ρ	μ/ρ	μ_{en}/ρ
8.00E-01	7.78E-02	3.17E-02	7.87E-02	3.21E-02	8.08E-02	3.30E-02	7.76E-02	3.16E-02
1.00E+00	6.99E-02	3.07E-02	7.08E-02	3.11E-02	7.26E-02	3.19E-02	6.98E-02	3.06E-02
1.50E+00	5.59E-02	2.80E-02	5.76E-02	2.84E-02	5.91E-02	2.91E-02	5.68E-02	2.80E-02
2.00E+00	4.89E-02	2.58E-02	4.94E-02	2.61E-02	5.07E-02	2.68E-02	4.87E-02	2.57E-02
3.00E+00	3.92E-02	2.25E-02	3.96E-02	2.27E-02	4.05E-02	2.33E-02	3.90E-02	2.24E-02
4.00E+00	3.36E-02	2.04E-02	3.38E-02	2.05E-02	3.44E-02	2.09E-02	3.33E-02	2.02E-02
5.00E+00	2.99E-02	1.89E-02	3.00E-02	1.89E-02	3.05E-02	1.92E-02	2.95E-02	1.86E-02
6.00E+00	2.73E-02	1.78E-02	2.72E-02	1.77E-02	2.76E-02	1.79E-02	2.68E-02	1.74E-02
8.00E+00	2.39E-02	1.63E-02	2.37E-02	1.61E-02	2.38E-02	1.62E-02	2.33E-02	1.59E-02
1.00E+01	2.18E-02	1.54E-02	2.14E-02	1.51E-02	2.15E-02	1.50E-02	2.11E-02	1.48E-02
1.50E+01	1.90E-02	1.41E-02	1.84E-02	1.36E-02	1.82E-02	1.34E-02	1.81E-02	1.34E-02
2.00E+01	1.77E-02	1.35E-02	1.70E-02	1.29E-02	1.66E-02	1.26E-02	1.67E-02	1.27E-02
3.00E+01	1.66E-02	1.29E-02	1.57E-02	1.22E-02	1.51E-02	1.18E-02	1.55E-02	1.21E-02
4.00E+01	1.63E-02	1.27E-02	1.52E-02	1.20E-02	1.45E-02	1.15E-02	1.50E-02	1.18E-02
5.00E+01	1.62E-02	1.25E-02	1.51E-02	1.17E-02	1.42E-02	1.12E-02	1.48E-02	1.15E-02
6.00E+01	1.63E-02	1.22E-02	1.50E-02	1.15E-02	1.41E-02	1.09E-02	1.48E-02	1.13E-02
8.00E+01	1.65E-02	1.20E-02	1.51E-02	1.13E-02	1.41E-02	1.07E-02	1.48E-02	1.11E-02
1.00E+02	1.67E-02	1.18E-02	1.53E-02	1.11E-02	1.42E-02	1.06E-02	1.50E-02	1.10E-02

1.3.2 血液、皮质骨、铝、B100

表 1.3.2 物质对光子的衰减系数 μ/ρ 和能量吸收系数 μ_{en}/ρ cm^2/g

光子能量/MeV	血液		皮质骨		铝		B100	
	μ/ρ	μ_{en}/ρ	μ/ρ	μ_{en}/ρ	μ/ρ	μ_{en}/ρ	μ/ρ	μ_{en}/ρ
1.00E-02	5.52E+00	4.99E+00	2.85E+01	2.64E+01	2.62E+01	2.50E+01	1.95E+01	1.79E+01
1.50E-02	1.74E+00	1.41E+00	9.03E+00	8.28E+00	7.95E+00	7.38E+00	6.23E+00	5.63E+00
2.00E-02	8.43E-01	5.70E-01	4.00E+00	3.55E+00	3.44E+00	3.06E+00	2.80E+00	2.42E+00
3.00E-02	3.85E-02	1.63E-01	1.33E+00	1.06E+00	1.13E+00	8.65E-01	9.76E-01	7.27E-01
4.00E-02	2.71E-01	7.30E-02	6.66E-01	4.46E-01	5.68E-01	3.56E-01	5.18E-01	3.09E-01
5.00E-02	2.28E-01	4.41E-02	4.24E-01	2.31E-01	3.68E-01	1.82E-01	3.51E-01	1.63E-01
6.00E-02	2.06E-01	3.29E-02	3.15E-01	1.38E-01	2.78E-01	1.09E-01	2.74E-01	1.00E-01
8.00E-02	1.83E-01	2.63E-02	2.23E-01	6.84E-02	2.02E-01	5.46E-02	2.08E-01	5.34E-02
1.00E-01	1.70E-01	2.55E-02	1.86E-01	4.56E-02	1.70E-01	3.77E-02	1.79E-01	3.85E-02
1.50E-01	1.49E-01	2.75E-02	1.48E-01	3.18E-02	1.38E-01	2.82E-02	1.48E-01	3.03E-02
2.00E-01	1.36E-01	2.94E-02	1.31E-01	3.00E-02	1.22E-01	2.75E-02	1.33E-01	2.99E-02
3.00E-01	1.18E-01	3.16E-02	1.11E-01	3.03E-02	1.04E-01	2.82E-02	1.14E-01	3.09E-02
4.00E-01	1.05E-01	3.25E-02	9.91E-02	3.07E-02	9.28E-02	2.86E-02	1.01E-01	3.14E-02
5.00E-01	9.60E-02	3.27E-02	9.02E-02	3.07E-02	8.44E-02	2.87E-02	9.23E-02	3.15E-02
6.00E-01	8.87E-02	3.25E-02	8.33E-02	3.05E-02	7.80E-02	2.85E-02	8.53E-02	3.13E-02
8.00E-01	7.79E-02	3.18E-02	7.31E-02	2.97E-02	6.84E-02	2.78E-02	7.48E-02	3.05E-02
1.00E+00	7.01E-02	3.07E-02	6.57E-02	2.87E-02	6.15E-02	2.68E-02	6.73E-02	2.95E-02
1.50E+00	5.70E-02	2.80E-02	5.35E-02	2.62E-02	5.01E-02	2.45E-02	5.48E-02	2.69E-02
2.00E+00	4.90E-02	2.58E-02	4.61E-02	2.42E-02	4.32E-02	2.26E-02	4.71E-02	2.48E-02

续表

光子能量/MeV	血液		皮质骨		铝		B100	
	μ/ρ	μ_{en}/ρ	μ/ρ	μ_{en}/ρ	μ/ρ	μ_{en}/ρ	μ/ρ	μ_{en}/ρ
3.00E+00	3.93E-02	2.26E-02	3.74E-02	2.14E-02	3.54E-02	2.02E-02	3.80E-02	2.18E-02
4.00E+00	3.37E-02	2.04E-02	3.26E-02	1.97E-02	3.11E-02	1.88E-02	3.28E-02	1.99E-02
5.00E+00	3.00E-02	1.89E-02	2.95E-02	1.86E-02	2.84E-02	1.79E-02	2.94E-02	1.86E-02
6.00E+00	2.74E-02	1.79E-02	2.73E-02	1.78E-02	2.66E-02	1.74E-02	2.70E-02	1.76E-02
8.00E+00	2.40E-02	1.64E-02	2.47E-02	1.69E-02	2.44E-02	1.67E-02	2.40E-02	1.64E-02
1.00E+01	2.20E-02	1.55E-02	2.31E-02	1.64E-02	2.32E-02	1.65E-02	2.22E-02	1.57E-02
1.50E+01	1.92E-02	1.43E-02	2.13E-02	1.58E-02	2.19E-02	1.63E-02	1.99E-02	1.47E-02
2.00E+01	1.79E-02	1.37E-02	2.07E-02	1.56E-02	2.17E-02	1.64E-02	1.89E-02	1.43E-02
3.00E+01	1.69E-02	1.31E-02	2.05E-02	1.53E-02	2.20E-02	1.65E-02	1.82E-02	1.38E-02
4.00E+01	1.66E-02	1.28E-02	2.07E-02	1.53E-02	2.25E-02	1.65E-02	1.82E-02	1.37E-02
5.00E+01	1.65E-02	1.27E-02	2.11E-02	1.51E-02	2.31E-02	1.63E-02	1.83E-02	1.34E-02
6.00E+01	1.66E-02	1.24E-02	2.14E-02	1.49E-02	2.36E-02	1.61E-02	1.84E-02	1.32E-02
8.00E+01	1.68E-02	1.22E-02	2.20E-02	1.46E-02	2.45E-02	1.58E-02	1.88E-02	1.29E-02
1.00E+02	1.70E-02	1.20E-02	2.26E-02	1.43E-02	2.52E-02	1.56E-02	1.92E-02	1.27E-02

1.3.3　肺、LN10/75、肌肉、水

表 1.3.3　物质对光子的衰减系数 μ/ρ 和能量吸收系数 μ_{en}/ρ　　cm^2/g

光子能量/MeV	肺		LN10/75		肌肉		水	
	μ/ρ	μ_{en}/ρ	μ/ρ	μ_{en}/ρ	μ/ρ	μ_{en}/ρ	μ/ρ	μ_{en}/ρ
1.00E-02	5.46E+00	4.96E+00	5.26E+00	4.77E+00	5.36E+00	4.86E+00	5.33E+00	4.84E+00
1.50E-02	1.72E+00	1.39E+00	1.67E+00	1.35E+00	1.69E+00	1.36E+00	1.67E+00	1.34E+00

续表

光子能量/MeV	肺		LN10/75		肌 肉		水	
	μ/ρ	μ_{en}/ρ	μ/ρ	μ_{en}/ρ	μ/ρ	μ_{en}/ρ	μ/ρ	μ_{en}/ρ
2.00E-02	8.32E-01	5.60E-01	8.12E-01	5.50E-01	8.21E-01	5.50E-01	8.10E-01	5.37E-01
3.00E-02	3.83E-01	1.60E-01	3.74E-01	1.58E-01	3.78E-01	1.57E-01	3.76E-01	1.52E-01
4.00E-02	2.70E-01	7.14E+02	2.65E-01	7.11E-02	2.69E-01	7.05E-02	2.68E-01	6.80E-02
5.00E-02	2.27E-01	4.32E-02	2.23E-01	4.30E-02	2.26E-01	4.28E-02	2.27E-01	4.15E-02
6.00E-02	2.05E-01	3.24E-02	2.01E-01	3.22E-02	2.05E-01	3.22E-02	2.06E-01	3.15E-02
8.00E-02	1.83E-01	2.61E-02	1.79E-01	2.58E-02	1.82E-01	2.60E-02	1.84E-01	2.58E-02
1.00E-01	1.70E-01	2.54E-02	1.66E-01	2.50E-02	1.69E-01	2.54E-02	1.71E-01	2.54E-02
1.50E-01	1.49E-01	2.75E-02	1.47E-01	2.70E-02	1.49E-01	2.74E-02	1.51E-01	2.76E-02
2.00E-01	1.36E-01	2.94E-02	1.33E-01	2.89E-02	1.36E-01	2.94E-02	1.37E-01	2.97E-02
3.00E-01	1.18E-01	3.17E-02	1.15E-01	3.11E-02	1.18E-01	3.16E-02	1.19E-01	3.19E-02
4.00E-01	1.05E-01	3.25E-02	1.03E-01	3.19E-02	1.05E-01	3.25E-02	1.06E-01	3.28E-02
5.00E-01	9.61E-02	3.27E-02	9.43E-02	3.21E-02	9.60E-02	3.27E-02	9.69E-02	3.20E-02
6.00E-01	8.88E-02	3.26E-02	8.72E-02	3.20E-02	8.87E-02	3.25E-02	8.96E-02	3.28E-02
8.00E-01	7.80E-02	3.18E-02	7.66E-02	3.12E-02	7.79E-02	3.18E-02	7.87E-02	3.21E-02
1.00E+00	7.01E-02	3.08E-02	6.88E-02	3.02E-02	7.01E-02	3.07E-02	7.07E-02	3.10E-02
1.50E+00	5.71E-02	2.81E-02	5.60E-02	2.76E-02	5.70E-02	2.80E-02	5.75E-02	2.83E-02
2.00E+00	4.90E-02	2.58E-02	4.81E-02	2.53E-02	4.90E-02	2.58E-02	4.94E-02	2.60E-02
3.00E+00	3.94E-02	2.26E-02	3.86E-02	2.21E-02	3.93E-02	2.26E-02	3.97E-02	2.28E-02
4.00E+00	3.37E-02	2.05E-02	3.30E-02	2.00E-02	3.37E-02	2.04E-02	3.40E-02	2.06E-02
5.00E+00	3.00E-02	1.90E-02	2.94E-02	1.85E-02	3.00E-02	1.89E-02	3.03E-02	1.91E-02
6.00E+00	2.75E-02	1.79E-02	2.68E-02	1.74E-02	2.74E-02	1.78E-02	2.77E-02	1.80E-02

续表

光子能量/MeV	肺		LN10/75		肌 肉		水	
	μ/ρ	μ_{en}/ρ	μ/ρ	μ_{en}/ρ	μ/ρ	μ_{en}/ρ	μ/ρ	μ_{en}/ρ
8.00E+00	2.41E-02	1.64E-02	2.34E-02	1.60E-02	2.40E-02	1.64E-02	2.43E-02	1.66E-02
1.00E+01	2.20E-02	1.55E-02	2.14E-02	1.50E-02	2.19E-02	1.55E-02	2.22E-02	1.57E-02
1.50E+01	1.92E-02	1.43E-02	1.86E-02	1.38E-02	1.91E-02	1.42E-02	1.94E-02	1.44E-02
2.00E+01	1.79E-02	1.37E-02	1.73E-02	1.32E-02	1.79E-02	1.36E-02	1.81E-02	1.39E-02
3.00E+01	1.69E-02	1.31E-02	1.62E-02	1.26E-02	1.68E-02	1.30E-02	1.71E-02	1.32E-02
4.00E+01	1.66E-02	1.29E-02	1.59E-02	1.23E-02	1.65E-02	1.28E-02	1.68E-02	1.30E-02
5.00E+01	1.65E-02	1.27E-02	1.58E-02	1.21E-02	1.64E-02	1.26E-02	1.67E-02	1.28E-02
6.00E+01	1.66E-02	1.24E-02	1.58E-02	1.19E-02	1.65E-02	1.24E-02	1.68E-02	1.26E-02
8.00E+01	1.38E-02	1.22E-02	1.60E-02	1.17E-02	1.67E-02	1.21E-02	1.70E-02	1.23E-02
1.00E+02	1.71E-02	1.20E-02	1.62E-02	1.15E-02	1.69E-02	1.19E-02	1.73E-02	1.21E-02

1.3.4 固体水、A150、聚苯乙烯、MixD

表 1.3.4 物质对光子的衰减系数 μ/ρ 和能量吸收系数 μ_{en}/ρ cm^2/g

光子能量/MeV	固体水,WT1		A150		聚苯乙烯		MixD	
	μ/ρ	μ_{en}/ρ	μ/ρ	μ_{en}/ρ	μ/ρ	μ_{en}/ρ	μ/ρ	μ_{en}/ρ
1.00E-02	5.11E+00	4.55E+00	4.15E+00	3.64E+00	2.22E+00	1.85E+00	4.48E+00	3.91E+00
1.50E-02	1.67E+00	1.34E+00	1.38E+00	1.07E+00	7.74E-01	5.02E-01	1.49E+00	1.16E+00
2.00E-02	8.22E-01	5.60E-01	7.02E-01	4.45E-01	4.36E-01	2.00E-01	7.53E-01	4.88E-01
3.00E-02	3.80E-01	1.66E-01	3.47E-01	1.34E-01	2.64E-01	6.06E-02	3.66E-01	1.47E-01
4.00E-02	2.68E-01	7.56E-02	2.56E-01	6.24E-02	2.18E-01	3.19E-02	2.67E-01	6.84E-02

续表

光子能量/MeV	固体水,WT1		A150		聚苯乙烯		MixD	
	μ/ρ	μ_{en}/ρ	μ/ρ	μ_{en}/ρ	μ/ρ	μ_{en}/ρ	μ/ρ	μ_{en}/ρ
5.00E-02	2.24E-01	4.57E-02	2.19E-01	3.93E-02	1.99E-01	2.39E-02	2.28E-01	4.26E-02
6.00E-02	2.02E-01	3.39E-02	2.01E-01	3.05E-02	1.87E-01	2.15E-02	2.08E-01	3.26E-02
8.00E-02	1.79E-01	2.66E-02	1.80E-01	2.54E-02	1.72E-01	2.15E-02	1.86E-01	2.67E-02
1.00E-01	1.66E-01	2.55E-02	1.68E-01	2.51E-02	1.62E-01	2.29E-02	1.73E-01	2.61E-02
1.50E-01	1.46E-01	2.71E-02	1.48E-01	2.73E-02	1.45E-01	2.63E-02	1.53E-01	2.82E-02
2.00E-01	1.33E-01	2.89E-02	1.35E-01	2.93E-02	1.32E-01	2.86E-02	1.39E-01	3.02E-02
3.00E-01	1.15E-01	3.11E-02	1.17E-01	3.15E-02	1.15E-01	3.09E-02	1.21E-01	3.25E-02
4.00E-01	1.03E-01	3.19E-02	1.05E-01	3.24E-02	1.03E-01	3.17E-02	1.08E-01	3.34E-02
5.00E-01	9.42E-02	3.21E-02	9.58E-02	3.26E-02	9.38E-02	3.19E-02	9.85E-02	3.36E-02
6.00E-01	8.70E-02	3.19E-02	8.86E-02	3.24E-02	8.67E-02	3.18E-02	9.11E-02	3.34E-02
8.00E-01	7.64E-02	3.12E-02	7.78E-02	3.17E-02	7.61E-02	3.10E-02	8.00E-02	3.26E-02
1.00E+00	6.87E-02	3.02E-02	6.99E-02	3.07E-02	6.84E-02	3.00E-02	7.19E-02	3.16E-02
1.50E+00	5.59E-02	2.75E-02	5.69E-02	2.80E-02	5.57E-02	2.74E-02	5.85E-02	2.88E-02
2.00E+00	4.80E-02	2.53E-02	4.88E-02	2.57E-02	4.78E-02	2.52E-02	5.02E-02	2.65E-02
3.00E+00	3.85E-02	2.21E-02	3.91E-02	2.24E-02	3.82E-02	2.19E-02	4.02E-02	2.31E-02
4.00E+00	3.29E-02	1.99E-02	3.33E-02	2.02E-02	3.26E-02	1.98E-02	3.43E-02	2.08E-02
5.00E+00	2.92E-02	1.84E-02	2.96E-02	1.86E-02	2.89E-02	1.82E-02	3.03E-02	1.91E-02
6.00E+00	2.66E-02	1.73E-02	2.69E-02	1.75E-02	2.63E-02	1.71E-02	2.76E-02	1.79E-02
8.00E+00	2.32E-02	1.58E-02	2.34E-02	1.59E-02	2.28E-02	1.55E-02	2.39E-02	1.62E-02
1.00E+01	2.11E-02	1.49E-02	2.12E-02	1.48E-02	2.06E-02	1.45E-02	2.16E-02	1.52E-02
1.50E+01	1.83E-02	1.35E-02	1.82E-02	1.34E-02	1.76E-02	1.30E-02	1.85E-02	1.37E-02

续表

光子能量/MeV	固体水,WT1		A150		聚苯乙烯		MixD	
	μ/ρ	μ_{en}/ρ	μ/ρ	μ_{en}/ρ	μ/ρ	μ_{en}/ρ	μ/ρ	μ_{en}/ρ
2.00E+01	1.69E-02	1.29E-02	1.67E-02	1.27E-02	1.62E-02	1.23E-02	1.70E-02	1.29E-02
3.00E+01	1.58E-02	1.23E-02	1.55E-02	1.21E-02	1.49E-02	1.17E-02	1.56E-02	1.22E-02
4.00E+01	1.54E-02	1.20E-02	1.50E-02	1.18E-02	1.44E-02	1.14E-02	1.51E-02	1.18E-02
5.00E+01	1.53E-02	1.18E-02	1.48E-02	1.15E-02	1.43E-02	1.12E-02	1.49E-02	1.16E-02
6.00E+01	1.53E-02	1.16E-02	1.48E-02	1.13E-02	1.42E-02	1.09E-02	1.49E-02	1.13E-02
8.00E+01	1.54E-02	1.14E-02	1.49E-02	1.11E-02	1.42E-02	1.08E-02	1.49E-02	1.11E-02
1.00E+02	1.56E-02	1.12E-02	1.50E-02	1.10E-02	1.44E-02	1.07E-02	1.50E-02	1.10E-02

1.3.5 有机玻璃、空气、石墨、C552

表 1.3.5 物质对光子的衰减系数 μ/ρ 和能量吸收系数 μ_{en}/ρ

cm^2/g

光子能量/MeV	有机玻璃		空气		石墨		C552	
	μ/ρ	μ_{en}/ρ	μ/ρ	μ_{en}/ρ	μ/ρ	μ_{en}/ρ	μ/ρ	μ_{en}/ρ
1.00E-02	3.36E+00	2.95E+00	5.13E+00	4.65E+00	2.30E+00	2.00E+00	5.06E+00	4.70E+00
1.50E-02	1.10E+00	8.09E-01	1.62E+00	1.30E+00	7.87E-01	5.43E-01	1.59E+00	1.31E+00
2.00E-02	5.72E-01	3.23E-01	7.79E-01	5.27E-01	4.34E-01	2.16E-01	7.66E-01	5.28E-01
3.00E-02	3.03E-01	9.40E-02	3.54E-01	1.50E-01	2.54E-01	6.41E-02	3.50E-01	1.50E-01
4.00E-02	2.35E-01	4.50E-02	2.49E-01	6.71E-02	2.07E-01	3.27E-02	2.47E-01	6.64E-02
5.00E-02	2.07E-01	3.02E-02	2.08E-01	4.04E-02	1.87E-01	2.36E-02	2.07E-01	4.00E-02
6.00E-02	1.92E-01	2.50E-02	1.88E-01	3.01E-02	1.75E-01	2.08E-02	1.87E-01	2.98E-02
8.00E-02	1.75E-01	2.29E-02	1.66E-01	2.40E-02	1.61E-01	2.03E-02	1.66E-01	2.38E-02

续表

光子能量/MeV	有机玻璃		空 气		石 墨		C552	
	μ/ρ	μ_{en}/ρ	μ/ρ	μ_{en}/ρ	μ/ρ	μ_{en}/ρ	μ/ρ	μ_{en}/ρ
1.00E-01	1.64E-01	2.36E-02	1.54E-01	2.32E-02	1.51E-01	2.14E-02	1.54E-01	2.31E-02
1.50E-01	1.46E-01	2.66E-02	1.36E-01	2.49E-02	1.35E-01	2.45E-02	1.36E-01	2.50E-02
2.00E-01	1.33E-01	2.87E-02	1.23E-01	2.67E-02	1.23E-01	2.67E-02	1.24E-01	2.67E-02
3.00E-01	1.15E-01	3.10E-02	1.07E-01	2.87E-02	1.07E-01	2.87E-02	1.07E-01	2.88E-02
4.00E-01	1.03E-01	3.18E-02	9.55E-02	2.95E-02	9.55E-02	2.95E-02	9.56E-02	2.95E-02
5.00E-01	9.41E-02	3.20E-02	8.71E-02	2.97E-02	8.71E-02	2.97E-02	8.72E-02	2.97E-02
6.00E-01	8.70E-02	3.19E-02	8.06E-02	2.95E-02	8.06E-02	2.96E-02	8.07E-02	2.96E-02
8.00E-01	7.64E-02	3.11E-02	7.07E-02	2.88E-02	7.08E-02	2.89E-02	7.08E-02	2.89E-02
1.00E+00	6.87E-02	3.01E-02	6.36E-02	2.79E-02	6.06E-02	2.79E-02	6.37E-02	2.79E-02
1.50E+00	5.59E-02	2.75E-02	5.17E-02	2.54E-02	5.18E-02	2.55E-02	5.18E-02	2.55E-02
2.00E+00	4.79E-02	2.53E-02	4.45E-02	2.34E-02	4.44E-02	2.34E-02	4.45E-02	2.35E-02
3.00E+00	3.84E-02	2.21E-02	3.58E-02	2.05E-02	3.56E-02	2.05E-02	3.58E-02	2.05E-02
4.00E+00	3.28E-02	1.99E-02	3.08E-02	1.87E-02	3.05E-02	1.85E-02	3.08E-02	1.87E-02
5.00E+00	2.92E-02	1.84E-02	2.75E-02	1.74E-02	2.71E-02	1.71E-02	2.75E-02	1.73E-02
6.00E+00	2.66E-02	1.73E-02	2.52E-02	1.64E-02	2.47E-02	1.61E-02	2.52E-02	1.64E-02
8.00E+00	2.32E-02	1.58E-02	2.23E-02	1.52E-02	2.15E-02	1.47E-02	2.22E-02	1.51E-02
1.00E+01	2.10E-02	1.48E-02	2.04E-02	1.45E-02	1.96E-02	1.38E-02	2.03E-02	1.43E-02
1.50E+01	1.82E-02	1.35E-02	1.81E-02	1.35E-02	1.70E-02	1.26E-02	1.79E-02	1.33E-02
2.00E+01	1.68E-02	1.28E-02	1.71E-02	1.31E-02	1.58E-02	1.20E-02	1.68E-02	1.29E-02
3.00E+01	1.57E-02	1.22E-02	1.63E-02	1.28E-02				
4.00E+01	1.53E-02	1.20E-02	1.61E-02	1.25E-02				
5.00E+01	1.51E-02	1.17E-02	1.61E-02	1.24E-02				
6.00E+01	1.51E-02	1.15E-02	1.63E-02	1.22E-02				
8.00E+01	1.53E-02	1.14E-02	1.65E-02	1.20E-02				
1.00E+02	1.54E-02	1.12E-02	1.68E-02	1.19E-02				

1.4　中子在物质中的比释动能系数

1.4.1　皮肤、脂肪组织、聚乙烯、尼龙-6、肌肉、水、固体水、聚苯乙烯、A-150

表 1.4.1　中子在物质中的比释动能系数 f_K　fGy · m²

中子能量/MeV	皮　肤	脂肪组织	聚乙烯	尼龙-6	肌　肉	水	固体水 WT1	聚苯乙烯	A150
2.53E-08	3.36E-02	6.04E-03	6.07E-04	9.78E-02	2.72E-02	4.70E-04	1.93E-02	3.26E-04	2.79E-02
3.60E-08	2.85E-02	5.12E-03	5.13E-04	8.29E-02	2.31E-02	3.98E-04	1.64E-02	2.75E-04	2.37E-02
6.30E-08	2.15E-02	3.87E-03	3.89E-04	6.25E-02	1.74E-02	3.01E-04	1.23E-02	2.09E-04	1.79E-02
1.10E-07	1.63E-02	2.93E-03	2.95E-04	4.73E-02	1.32E-02	2.29E-04	9.34E-03	1.58E-04	1.35E-02
2.00E-07	1.21E-02	2.17E-03	2.21E-04	3.51E-02	9.78E-03	1.71E-04	6.95E-03	1.19E-04	1.01E-02
3.60E-07	8.99E-03	1.62E-03	1.68E-04	2.62E-02	7.29E-03	1.30E-04	5.18E-03	9.01E-05	7.49E-03
6.30E-07	6.81E-03	1.23E-03	1.32E-04	1.98E-02	5.52E-03	1.02E-04	3.93E-03	7.08E-05	5.68E-03
1.10E-06	5.15E-03	9.37E-04	1.09E-04	1.50E-02	4.17E-03	8.41E-05	2.98E-03	5.86E-05	4.30E-03
2.00E-06	3.85E-03	7.12E-04	9.79E-05	1.12E-02	3.12E-03	7.57E-05	2.23E-03	5.30E-05	3.22E-03
3.60E-06	2.88E-03	5.53E-04	1.04E-04	8.32E-03	2.34E-03	8.00E-05	1.68E-03	5.64E-05	2.42E-03
6.30E-06	2.21E-03	4.59E-04	1.31E-04	6.31E-03	1.81E-03	1.01E-04	1.31E-03	7.15E-05	1.87E-03
1.10E-05	1.74E-03	4.20E-04	1.90E-04	4.84E-03	1.43E-03	1.46E-04	1.05E-03	1.04E-04	1.48E-03
2.00E-05	1.41E-03	4.49E-04	3.13E-04	3.72E-03	1.19E-03	2.41E-04	8.84E-04	1.73E-04	1.23E-03
3.60E-05	1.27E-03	5.79E-04	5.41E-04	2.99E-03	1.10E-03	4.16E-04	8.42E-04	2.98E-04	1.14E-03

续表

中子能量/MeV	皮肤	脂肪组织	聚乙烯	尼龙-6	肌肉	水	固体水WT1	聚苯乙烯	A150
6.30E-05	1.31E-03	8.51E-04	9.29E-04	2.61E-03	1.20E-03	7.14E-04	9.39E-04	5.13E-04	1.23E-03
1.10E-04	1.62E-03	1.36E-03	1.61E-03	2.60E-03	1.55E-03	1.23E-03	1.24E-03	8.87E-04	1.58E-03
2.00E-04	2.40E-03	2.38E-03	2.92E-03	3.13E-03	2.36E-03	2.24E-03	1.91E-03	1.61E-03	2.41E-03
3.60E-04	3.97E-03	4.22E-03	5.24E-03	4.45E-03	3.94E-03	4.02E-03	3.21E-03	2.89E-03	3.98E-03
6.30E-04	6.57E-03	7.30E-03	9.14E-03	6.94E-03	6.62E-03	7.02E-03	5.40E-03	5.04E-03	6.69E-03
1.10E-03	1.12E-02	1.27E-02	1.59E-02	1.15E-02	1.14E-02	1.22E-02	9.26E-03	8.79E-03	1.15E-02
2.00E-03	2.00E-02	2.28E-02	2.87E-02	2.02E-02	2.04E-02	2.21E-02	1.66E-02	1.59E-02	2.05E-02
3.60E-03	3.57E-02	4.08E-02	5.13E-02	3.58E-02	3.63E-02	3.94E-02	2.96E-02	2.84E-02	3.66E-02
6.30E-03	6.13E-02	7.01E-02	8.83E-02	6.12E-02	6.23E-02	6.78E-02	5.08E-02	4.88E-02	6.29E-02
1.10E-02	1.03E-01	1.18E-01	1.49E-01	1.03E-01	1.05E-01	1.14E-01	8.58E-02	8.25E-02	1.06E-01
2.00E-02	1.80E-01	2.06E-01	2.60E-01	1.80E-01	1.83E-01	1.99E-01	1.49E-01	1.44E-01	1.85E-01
3.60E-02	2.98E-01	3.41E-01	4.30E-01	2.97E-01	3.03E-01	3.30E-01	2.48E-01	2.39E-01	3.06E-01
6.30E-02	4.62E-01	5.30E-01	6.67E-01	4.62E-01	4.70E-01	5.11E-01	3.85E-01	3.72E+02	4.76E-01
8.20E-02	5.58E-01	6.41E-01	8.06E-01	5.58E-01	5.68E-01	6.18E-01	4.66E-01	4.50E-01	5.75E-01
8.60E-02	5.78E-01	6.63E-01	8.34E-01	5.77E-01	5.87E-01	6.39E-01	4.82E-01	4.66E-01	5.95E-01
9.00E-02	5.96E-01	6.84E-01	8.60E-01	5.95E-01	6.06E-01	6.59E-01	4.09E-01	4.81E-01	6.14E-01
9.40E-02	6.14E-01	7.04E-01	8.86E-01	6.13E-01	6.24E-01	6.79E-01	5.13E-01	4.96E-01	6.33E-01
9.80E-02	6.31E-01	7.24E-01	9.10E-01	6.31E-01	6.41E-01	6.98E-01	5.27E-01	5.10E-01	6.52E-01
1.05E-01	6.61E-01	7.58E-01	9.53E-01	6.60E-01	6.72E-01	7.31E-01	5.53E-01	5.34E-01	6.82E-01
1.15E-01	7.02E-01	8.05E-01	1.01E+00	7.01E-01	7.13E-01	7.76E-01	5.87E-01	5.68E-01	7.24E-01
1.25E-01	7.40E-01	8.50E-01	1.07E+00	7.40E-01	7.52E-01	8.18E-01	6.20E-01	5.99E-01	7.63E-01

续表

中子能量/MeV	皮　肤	脂肪组织	聚乙烯	尼龙-6	肌　肉	水	固体水 WT1	聚苯乙烯	A150
1.35E-01	7.77E-01	8.92E-01	1.12E+00	7.77E-01	7.90E-01	8.59E-01	6.51E-01	6.30E-01	8.02E-01
1.45E-01	8.13E-01	9.38E-01	1.17E+00	8.13E-01	8.26E-01	8.98E-01	6.81E-01	6.59E-01	8.38E-01
1.55E-01	8.47E-01	9.71E-01	1.22E+00	8.47E-01	8.60E-01	9.35E-01	7.10E-01	6.87E-01	8.73E-01
1.65E-01	8.78E-01	1.01E+00	1.27E+00	8.78E-01	8.92E-01	9.70E-01	7.37E-01	7.13E-01	9.06E-01
1.75E-01	9.10E-01	1.04E+00	1.31E+00	9.10E-01	9.25E-01	1.01E+00	7.63E-01	7.39E-01	9.39E-01
1.85E-01	9.39E-01	1.08E+00	1.35E+00	9.39E-01	9.54E-01	1.04E+00	7.88E-01	7.63E-01	9.68E-01
1.95E-01	9.68E-01	1.11E+00	1.39E+00	9.67E-01	9.83E-01	1.07E+00	8.12E-01	7.87E-01	9.98E-01
2.10E-01	1.01E+00	1.16E+00	1.45E+00	1.01E+00	1.03E+00	1.12E+00	8.48E-01	8.21E-01	1.04E+00
2.30E-01	1.06E+00	1.22E+00	1.53E+00	1.06E+00	1.08E+00	1.17E+00	8.93E-01	8.65E-01	1.10E+00
2.50E-01	1.11E+00	1.27E+00	1.59E+00	1.11E+00	1.13E+00	1.23E+00	9.33E-01	9.03E-01	1.14E+00
2.70E-01	1.17E+00	1.33E+00	1.67E+00	1.16E+00	1.19E+00	1.29E+00	9.79E-01	9.48E-01	1.20E+00
2.90E-01	1.21E+00	1.39E+00	1.73E+00	1.21E+00	1.23E+00	1.34E+00	1.02E+00	9.85E-01	1.25E+00
3.10E-01	1.26E+00	1.44E+00	1.80E+00	1.25E+00	1.28E+00	1.39E+00	1.06E+00	1.02E+00	1.29E+00
3.30E-01	1.30E+00	1.48E+00	1.85E+00	1.29E+00	1.32E+00	1.44E+00	1.09E+00	1.05E+00	1.33E+00
3.50E-01	1.35E+00	1.53E+00	1.91E+00	1.34E+00	1.37E+00	1.49E+00	1.13E+00	1.09E+00	1.38E+00
3.70E-01	1.39E+00	1.58E+00	1.96E+00	1.37E+00	1.42E+00	1.55E+00	1.16E+00	1.12E+00	1.41E+00
3.90E-01	1.46E+00	1.64E+00	2.02E+00	1.42E+00	1.49E+00	1.62E+00	1.20E+00	1.15E+00	1.46E+00
4.20E-01	1.58E+00	1.72E+00	2.09E+00	1.49E+00	1.62E+00	1.78E+00	1.27E+00	1.19E+00	1.51E+00
4.60E-01	1.60E+00	1.78E+00	2.18E+00	1.54E+00	1.64E+00	1.79E+00	1.31E+00	1.25E+00	1.58E+00
5.00E-01	1.58E+00	1.82E+00	2.28E+00	1.59E+00	1.60E+00	1.73E+00	1.34E+00	1.30E+00	1.64E+00
5.40E-01	1.63E+00	1.89E+00	2.37E+00	1.65E+00	1.66E+00	1.79E+00	1.39E+00	1.36E+00	1.71E+00

续表

中子能量/MeV	皮　肤	脂肪组织	聚 乙 烯	尼龙-6	肌　肉	水	固体水 WT1	聚苯乙烯	A150
5.80E-01	1.69E+00	1.95E+00	2.45E+00	1.71E+00	1.71E+00	1.86E+00	1.44E+00	1.41E+00	1.77E+00
6.20E-01	1.75E+00	2.02E+00	2.53E+00	1.77E+00	1.77E+00	1.92E+00	1.49E+00	1.45E+00	1.83E+00
6.60E-01	1.81E+00	2.08E+00	2.61E+00	1.84E+00	1.84E+00	1.98E+00	1.54E+00	1.50E+00	1.89E+00
7.00E-01	1.86E+00	2.15E+00	2.69E+00	1.88E+00	1.89E+00	2.05E+00	1.58E+00	1.54E+00	1.94E+00
7.40E-01	1.91E+00	2.20E+00	2.75E+00	1.92E+00	1.94E+00	2.10E+00	1.62E+00	1.58E+00	1.99E+00
7.80E-01	1.97E+00	2.26E+00	2.83E+00	1.98E+00	2.00E+00	2.16E+00	1.67E+00	1.63E+00	2.04E+00
8.20E-01	2.02E+00	2.31E+00	2.89E+00	2.02E+00	2.05E+00	2.22E+00	1.71E+00	1.66E+00	2.09E+00
8.60E-01	2.07E+00	2.37E+00	2.96E+00	2.06E+00	2.10E+00	2.28E+00	1.75E+00	1.70E+00	2.13E+00
9.00E-01	2.13E+00	2.43E+00	3.02E+00	2.11E+00	2.16E+00	2.35E+00	1.79E+00	1.74E+00	2.18E+00
9.40E-01	2.22E+00	2.50E+00	3.08E+00	2.16E+00	2.27E+00	2.47E+00	1.84E+00	1.77E+00	2.23E+00
9.80E-01	2.39E+00	2.60E+00	3.14E+00	2.24E+00	2.44E+00	2.69E+00	1.92E+00	1.81E+00	2.29E+00
1.05E+00	2.43E+00	2.67E+00	3.25E+00	2.31E+00	2.48E+00	2.72E+00	1.97E+00	1.87E+00	2.36E+00
1.15E+00	2.42E+00	2.74E+00	3.39E+00	2.38E+00	2.46E+00	2.67E+00	2.02E+00	1.95E+00	2.45E+00
1.25E+00	2.52E+00	2.85E+00	3.53E+00	2.48E+00	2.56E+00	2.78E+00	2.10E+00	2.03E+00	2.55E+00
1.35E+00	2.61E+00	2.95E+00	3.65E+00	2.59E+00	2.65E+00	2.87E+00	2.18E+00	2.10E+00	2.65E+00
1.45E+00	2.65E+00	3.03E+00	3.78E+00	2.67E+00	2.69E+00	2.91E+00	2.24E+00	2.17E+00	2.74E+00
1.55E+00	2.72E+00	3.11E+00	3.89E+00	2.73E+00	2.76E+00	2.99E+00	2.30E+00	2.23E+00	2.81E+00
1.65E+00	2.83E+00	3.21E+00	3.99E+00	2.81E+00	2.87E+00	3.12E+00	2.37E+00	2.30E+00	2.89E+00
1.75E+00	2.87E+00	3.28E+00	4.10E+00	2.90E+00	2.91E+00	3.15E+00	2.43E+00	2.36E+00	2.97E+00
1.85E+00	2.98E+00	3.39E+00	4.21E+00	2.97E+00	3.03E+00	3.29E+00	2.50E+00	2.42E+00	3.05E+00
1.95E+00	3.00E+00	3.44E+00	4.31E+00	3.02E+00	3.05E+00	3.30E+00	2.55E+00	2.48E+00	3.11E+00

续表

中子能量/MeV	皮肤	脂肪组织	聚乙烯	尼龙-6	肌肉	水	固体水WT1	聚苯乙烯	A150
2.10E+00	3.10E+00	3.59E+00	4.51E+00	3.17E+00	3.14E+00	3.38E+00	2.68E+00	2.62E+00	3.27E+00
2.30E+00	3.15E+00	3.67E+00	4.64E+00	3.25E+00	3.19E+00	3.43E+00	2.72E+00	2.67E+00	3.35E+00
2.50E+00	3.28E+00	3.82E+00	4.82E+00	3.39E+00	3.31E+00	3.56E+00	2.85E+00	2.80E+00	3.50E+00
2.70E+00	3.43E+00	4.01E+00	5.05E+00	3.58E+00	3.47E+00	3.71E+00	3.01E+00	2.97E+00	3.69E+00
2.90E+00	3.58E+00	4.25E+00	5.38E+00	3.83E+00	3.60E+00	3.82E+00	3.24E+00	3.25E+00	3.96E+00
3.10E+00	3.69E+00	4.25E+00	5.32E+00	3.82E+00	3.74E+00	4.00E+00	3.19E+00	3.12E+00	3.90E+00
3.30E+00	4.03E+00	4.62E+00	5.72E+00	4.16E+00	4.07E+00	4.34E+00	3.54E+00	3.48E+00	4.25E+00
3.50E+00	4.12E+00	4.78E+00	5.94E+00	4.35E+00	4.15E+00	4.40E+00	3.69E+00	3.66E+00	4.44E+00
3.70E+00	4.21E+00	4.85E+00	6.01E+00	4.38E+00	4.25E+00	4.52E+00	3.73E+00	3.68E+00	4.48E+00
3.90E+00	4.16E+00	4.82E+00	6.02E+00	4.39E+00	4.19E+00	4.44E+00	3.69E+00	3.64E+00	4.47E+00
4.20E+00	4.27E+00	4.84E+00	6.01E+00	4.41E+00	4.31E+00	4.60E+00	3.67E+00	3.56E+00	4.45E+00
4.60E+00	4.26E+00	4.82E+00	6.00E+00	4.34E+00	4.31E+00	4.64E+00	3.61E+00	3.47E+00	4.40E+00
5.00E+00	4.47E+00	4.97E+00	6.12E+00	4.41E+00	4.55E+00	4.93E+00	3.70E+00	3.51E+00	4.48E+00
5.40E+00	4.38E+00	5.00E+00	6.25E+00	4.45E+00	4.44E+00	4.78E+00	3.72E+00	3.59E+00	4.55E+00
5.80E+00	4.57E+00	5.15E+00	6.38E+00	4.56E+00	4.65E+00	5.02E+00	3.84E+00	3.67E+00	4.66E+00
6.20E+00	4.70E+00	5.37E+00	6.67E+00	4.80E+00	4.76E+00	5.11E+00	4.05E+00	3.93E+00	4.91E+00
6.60E+00	4.79E+00	5.29E+00	6.49E+00	4.64E+00	4.88E+00	5.32E+00	3.91E+00	3.68E+00	4.73E+00
7.00E+00	4.98E+00	5.40E+00	6.55E+00	4.73E+00	5.08E+00	5.56E+00	3.99E+00	3.71E+00	4.78E+00
7.40E+00	5.26E+00	5.73E+00	6.91E+00	5.06E+00	5.36E+00	5.83E+00	4.31E+00	4.07E+00	5.13E+00
7.80E+00	5.25E+00	6.03E+00	7.44E+00	5.40E+00	5.30E+00	5.65E+00	4.66E+00	4.59E+00	5.57E+00
8.20E+00	5.17E+00	5.82E+00	7.15E+00	5.17E+00	5.25E+00	5.66E+00	4.41E+00	4.25E+00	5.29E+00

续表

中子能量/MeV	皮　肤	脂肪组织	聚乙烯	尼龙-6	肌　肉	水	固体水WT1	聚苯乙烯	A150
8.60E+00	5.31E+00	5.81E+00	7.05E+00	5.12E+00	5.41E+00	5.88E+00	4.36E+00	4.12E+00	5.21E+00
9.00E+00	5.44E+00	6.11E+00	7.47E+00	5.44E+00	5.51E+00	5.92E+00	4.69E+00	4.55E+00	5.58E+00
9.40E+00	5.51E+00	6.33E+00	7.80E+00	5.68E+00	5.56E+00	5.92E+00	4.93E+00	4.87E+00	5.87E+00
9.80E+00	5.60E+00	6.25E+00	7.61E+00	5.58E+00	5.68E+00	6.11E+00	4.81E+00	4.65E+00	5.71E+00
1.05E+01	5.73E+00	6.32E+00	7.65E+00	5.64E+00	5.82E+00	6.27E+00	4.85E+00	4.65E+00	5.74E+00
1.15E+01	6.12E+00	6.63E+00	7.90E+00	5.92E+00	6.23E+00	6.72E+00	5.14E+00	4.89E+00	6.00E+00
1.25E+01	6.15E+00	6.86E+00	8.27E+00	6.21E+00	6.22E+00	6.62E+00	5.40E+00	5.27E+00	6.34E+00
1.35E+01	6.38E+00	7.07E+00	8.47E+00	6.42E+00	6.46E+00	6.87E+00	5.61E+00	5.47E+00	6.54E+00
1.45E+01	6.64E+00	7.39E+00	8.83E+00	6.74E+00	6.71E+00	7.10E+00	5.93E+00	5.83E+00	6.87E+00
1.55E+01	6.84E+00	7.76E+00	9.30E+00	7.13E+00	6.88E+00	7.21E+00	6.33E+00	6.34E+00	7.31E+00
1.65E+01	6.95E+00	7.98E+00	9.60E+00	7.37E+00	6.97E+00	7.27E+00	6.57E+00	6.65E+00	7.59E+00
1.75E+01	7.04E+00	8.06E+00	9.67E+00	7.46E+00	7.06E+00	7.35E+00	6.65E+00	6.74E+00	7.67E+00
1.85E+01	7.15E+00	8.19E+00	9.81E+00	7.60E+00	7.17E+00	7.45E+00	6.79E+00	6.90E+00	7.81E+00
1.95E+01	7.28E+00	8.30E+00	9.90E+00	7.71E+00	7.29E+00	7.58E+00	6.90E+00	7.00E+00	7.90E+00
2.10E+01	7.44E+00	8.53E+00	1.02E+01	7.97E+00	7.44E+00	7.69E+00	7.16E+00	7.32E+00	8.18E+00
2.30E+01	7.44E+00	8.63E+00	1.03E+01	8.10E+00	7.42E+00	7.63E+00	7.30E+00	7.51E+00	8.33E+00
2.50E+01	7.41E+00	8.71E+00	1.05E+01	8.22E+00	7.38E+00	7.53E+00	7.43E+00	7.70E+00	8.48E+00
2.70E+01	7.45E+00	8.76E+00	1.05E+01	8.28E+00	7.41E+00	7.54E+00	7.51E+00	7.79E+00	8.56E+00
2.90E+01	7.35E+00	8.79E+00	1.06E+01	8.36E+00	7.28E+00	7.35E+00	7.60E+00	7.96E+00	8.69E+00

1.4.2 有机玻璃、MixD、血液、皮质骨、铝、B100、肺、LN10/75、空气

表 1.4.2 中子的比释动能系数 f_K

fGy·m²

中子能量/MeV	有机玻璃	MixD	血液	皮质骨	铝	B100	肺	LN10/75	空气
2.53E-08	3.37E-04	5.65E-04	2.65E-02	3.34E-02	4.99E-05	1.77E-02	2.50E-02	1.38E-02	5.93E-01
3.60E-08	2.85E-04	4.78E-04	2.25E-02	2.86E-02	4.23E-05	1.53E-02	2.12E-02	1.17E-02	5.02E-01
6.30E-08	2.16E-04	3.62E-04	1.70E-02	2.16E-02	3.20E-05	1.15E-02	1.60E-02	8.80E-03	3.79E-01
1.10E-07	1.64E-04	2.78E-04	1.29E-02	1.63E-02	2.42E-05	8.70E-03	1.21E-02	6.67E-03	2.87E-01
2.00E-07	1.23E-04	2.06E-04	9.54E-03	1.22E-02	1.80E-05	6.56E-03	8.98E-03	4.95E-03	2.13E-01
3.60E-07	9.33E-05	1.56E-04	7.11E-03	9.12E-03	1.34E-05	4.90E-03	6.69E-03	3.69E-03	1.59E-01
6.30E-07	7.33E-05	1.23E-04	5.38E-03	6.98E-03	1.01E-05	3.77E-03	5.07E-03	2.79E-03	1.20E-01
1.10E-06	6.06E-05	1.01E-04	4.07E-03	5.32E-03	7.68E-06	2.89E-03	3.83E-03	2.11E-03	9.06E-02
2.00E-06	5.47E-05	9.12E-05	3.04E-03	4.03E-03	5.75E-06	2.20E-03	2.87E-03	1.58E-03	6.75E-02
3.60E-06	5.82E-05	9.65E-05	2.28E-03	3.07E-03	4.35E-06	1.70E-03	2.15E-03	1.20E-03	5.02E-02
6.30E-06	7.35E-05	1.22E-04	1.76E-03	2.38E-03	3.41E-06	1.35E-03	1.66E-03	9.33E-04	3.79E-02
1.10E-05	1.07E-04	1.76E-04	1.40E-03	1.88E-03	2.79E-06	1.11E-03	1.32E-03	7.60E-04	2.87E-02
2.00E-05	1.77E-04	2.92E-04	1.16E-03	1.51E-03	2.47E-06	9.56E-04	1.11E-03	6.67E-04	2.14E-02
3.60E-05	3.06E-04	5.04E-04	1.08E-03	1.26E-03	2.55E-06	9.04E-04	1.04E-03	6.79E-04	1.59E-02
6.30E-05	5.26E-04	8.65E-04	1.18E-03	1.14E-03	3.12E-06	9.71E-04	1.16E-03	8.20E-04	1.20E-02
1.10E-04	9.09E-04	1.50E-03	1.53E-03	1.14E-03	4.47E-06	1.20E-03	1.52E-03	1.16E-03	9.14E-03
2.00E-04	1.65E-03	2.71E-03	2.35E-03	1.33E-03	7.35E-06	1.75E-03	2.36E-03	1.88E-03	6.88E-03
3.60E-04	2.96E-03	4.87E-03	3.97E-03	1.80E-03	1.26E-05	2.78E-03	3.99E-03	3.23E-03	5.26E-03
6.30E-04	5.17E-03	8.50E-03	6.63E-03	2.69E-03	2.16E-05	4.57E-03	6.68E-03	5.50E-03	4.20E-03
1.10E-03	9.01E-03	1.48E-02	1.13E-02	4.31E-03	3.73E-05	7.72E-03	1.14E-02	9.49E-03	3.57E-03
2.00E-03	1.63E-02	2.67E-02	2.03E-02	7.40E-03	6.75E-05	1.37E-02	2.05E-02	1.71E-02	3.36E-03

续表

中子能量/MeV	有机玻璃	MixD	血　液	皮质骨	铝	B100	肺	LN10/75	空　气
3.60E-03	2.91E-02	4.78E-02	3.63E-02	1.29E-02	1.20E-04	2.43E-02	3.66E-02	3.04E-02	3.70E-03
6.30E-03	5.00E-02	8.22E-02	6.22E-02	2.20E-02	3.05E-04	4.15E-02	6.29E-02	5.23E-02	4.76E-03
1.10E-02	8.44E-02	1.39E-01	1.05E-01	3.69E-02	3.47E-04	7.00E-02	1.06E-01	8.83E-02	6.88E-03
2.00E-02	1.47E-01	2.42E-01	1.83E-01	6.41E-02	4.01E-04	1.22E-01	1.85E-01	1.54E-01	1.08E-02
3.60E-02	2.44E-01	4.00E-01	3.02E-01	1.06E-01	8.21E-03	2.02E-01	3.05E-01	2.55E-01	1.70E-02
6.30E-02	3.80E-01	6.21E-01	4.69E-01	1.65E-01	3.68E-03	3.15E-01	4.74E-01	3.97E-01	2.55E-02
8.20E-02	4.60E-01	7.53E-01	5.67E-01	2.00E-01	1.99E-02	3.80E-01	5.72E-01	4.89E-01	3.07E-02
8.60E-02	4.76E-01	7.80E-01	5.86E-01	2.08E-01	3.76E-02	3.95E-01	5.92E-01	5.07E-01	3.18E-02
9.00E-02	4.91E-01	8.03E-01	6.05E-01	2.14E-01	3.82E-02	4.10E-01	6.10E-01	5.19E-01	3.28E-02
9.40E-02	5.06E-01	8.26E-01	6.23E-01	2.20E-01	2.30E-02	4.27E-01	6.29E-01	5.31E-01	3.38E-02
9.80E-02	5.20E-01	8.48E-01	6.40E-01	2.26E-01	1.49E-02	4.44E-01	6.46E-01	5.45E-01	3.48E-02
1.05E-01	5.45E-01	8.88E-01	6.71E-01	2.37E-01	9.20E-03	4.60E-01	6.77E-01	5.70E-01	3.67E-02
1.15E-01	5.79E-01	9.42E-01	7.12E-01	2.52E-01	1.12E-02	4.81E-01	7.19E-01	6.04E-01	3.94E-02
1.25E-01	6.11E-01	9.94E-01	7.51E-01	2.66E-01	9.45E-03	5.06E-01	7.58E-01	6.37E+02	4.19E-02
1.35E-01	6.42E-01	1.04E+00	7.89E-01	2.82E-01	1.29E-02	5.32E-01	7.96E-01	6.69E-01	4.45E-02
1.45E-01	6.72E-01	1.09E+00	8.25E-01	2.94E-01	3.71E-02	5.55E-01	8.32E-01	7.00E-01	4.71E-02
1.55E-01	7.00E-01	1.14E+00	8.59E-01	3.07E-01	3.89E-02	5.78E-01	8.67E-01	7.30E-01	4.95E-02
1.65E-01	7.26E-01	1.18E+00	8.91E-01	3.18E-01	2.65E-02	6.00E-01	8.99E-01	7.57E-01	5.20E-02
1.75E-01	7.53E-01	1.22E+00	9.24E-01	3.29E-01	1.75E-02	6.20E-01	9.32E-01	7.85E-01	5.44E-02
1.85E-01	7.77E-01	1.26E+00	9.53E-01	3.41E-01	1.47E-02	6.40E-01	9.61E-01	8.10E+01	5.68E-02
1.95E-01	8.01E-01	1.30E+00	9.82E-01	3.51E-01	1.73E-02	6.60E-01	9.91E-01	8.35E-01	5.92E-02
2.10E-01	8.37E-01	1.35E+00	1.02E+00	3.69E-01	2.82E-02	6.90E-01	1.03E+00	8.72E-01	6.27E-02
2.30E-01	8.82E-01	1.42E+00	1.08E+00	3.88E-01	2.07E-02	7.28E-01	1.09E+00	9.19E-01	6.74E-02
2.50E-01	9.21E-01	1.48E+00	1.13E+00	4.10E-01	1.54E-02	7.64E-01	1.14E+00	9.61E-01	7.20E-02

续表

中子能量/MeV	有机玻璃	MixD	血 液	皮质骨	铝	B100	肺	LN10/75	空 气
2.70E-01	9.67E-01	4.56E+00	1.18E+00	4.29E-01	1.30E-02	8.06E-01	1.19E+00	1.01E+00	7.64E-02
2.90E-01	1.01E+00	1.62E+00	1.23E+00	4.47E-01	3.71E-02	8.36E-01	1.24E+00	1.05E+00	8.09E-02
3.10E-01	1.04E+00	1.68E+00	1.28E+00	4.64E-01	3.25E-02	8.66E-01	1.29E+00	1.09E+00	8.56E-02
3.30E-01	1.08E+00	1.72E+00	1.32E+00	4.83E-01	2.40E-02	8.92E-01	1.33E+00	1.12E+00	9.06E-02
3.50E-01	1.12E+00	1.78E+00	1.37E+00	5.04E-01	1.99E-02	9.23E-01	1.38E+00	1.16E+00	9.65E-02
3.70E-01	1.15E+00	1.83E+00	1.42E+00	5.25E-01	4.03E-02	9.47E-01	1.43E+00	1.19E+00	1.04E-01
3.90E-01	1.20E+00	1.89E+00	1.49E+00	5.53E-01	2.26E-02	9.79E-01	1.50E+00	1.23E+00	1.16E-01
4.20E-01	1.27E+00	1.95E+00	1.62E+00	6.23E-01	4.20E-02	1.01E+00	1.64E+00	1.30E+00	1.67E-01
4.60E-01	1.31E+00	2.04E+00	1.64E+00	6.21E-01	4.24E-02	1.05E+00	1.65E+00	1.34E+00	1.33E-01
5.00E-01	1.32E+00	2.12E+00	1.60E+00	5.83E-01	3.68E-02	1.10E+00	1.61E+00	1.37E+00	1.43E-01
5.40E-01	1.37E+00	2.21E+00	1.65E+00	5.98E-01	4.73E-02	1.14E+00	1.67E+00	1.43E+00	9.81E-02
5.80E-01	1.42E+00	2.28E+00	1.71E+00	6.22E-01	4.75E-02	1.18E+00	1.71E+00	1.48E+00	9.98E-02
6.20E-01	1.47E+00	2.36E+00	1.77E+00	6.49E-01	4.14E-02	1.22E+00	1.79E+00	1.52E+00	1.54E-01
6.60E-01	1.51E+00	2.43E+00	1.83E+00	6.73E-01	5.34E-02	1.25E+00	1.85E+00	1.58E+00	2.30E-01
7.00E-01	1.56E+00	2.50E+00	1.89E+00	6.90E-01	4.22E-02	1.29E+00	1.90E+00	1.62E+00	1.66E-01
7.40E-01	1.60E+00	2.56E+00	1.93E+00	7.07E-01	4.51E-02	1.32E+00	1.95E+00	1.66E+00	1.48E-01
7.80E-01	1.65E+00	2.64E+00	1.99E+00	7.30E-01	7.51E-02	1.36E+00	2.01E+00	1.71E+00	1.40E-01
8.20E-01	1.69E+00	2.70E+00	2.04E+00	7.49E-01	6.40E-02	1.39E+00	2.06E+00	1.75E+00	1.36E-01
8.60E-01	1.73E+00	2.76E+00	2.10E+00	7.73E-01	6.75E-02	1.43E+00	2.11E+00	1.79E+00	1.33E-01
9.00E-01	1.77E+00	2.81E+00	2.16E+00	8.04E-01	4.84E-02	1.46E+00	2.18E+00	1.83E+00	1.33E-01
9.40E-01	1.84E+00	2.87E+00	2.27E+00	8.55E-01	5.04E-02	1.49E+00	2.29E+00	1.88E+00	1.41E-01
9.80E-01	1.93E+00	2.94E+00	2.45E+00	9.52E-01	4.88E-02	1.52E+00	2.47E+00	1.95E+00	2.03E-01
1.05E+00	1.98E+00	3.04E+00	2.48E+00	9.56E-01	5.20E-02	1.58E+00	2.51E+00	2.01E+00	2.51E-01
1.15E+00	2.00E+00	3.16E+00	2.46E+00	9.19E-01	7.57E-02	1.64E+00	2.48E+00	2.07E+00	1.93E-01

续表

中子能量/MeV	有机玻璃	MixD	血　液	皮质骨	铝	B100	肺	LN10/75	空　气
1.25E+00	2.09E+00	3.29E+00	2.56E+00	9.58E-01	6.58E-02	1.71E+00	2.58E+00	2.15E+00	1.94E-01
1.35E+00	2.16E+00	3.41E+00	2.65E+00	9.94E-01	6.36E-02	1.77E+00	2.67E+00	2.23E+00	3.78E-01
1.45E+00	2.21E+00	3.52E+00	2.69E+00	1.00E+00	7.56E-02	1.83E+00	2.71E+00	2.29E+00	3.56E-01
1.55E+00	2.27E+00	3.62E+00	2.76E+00	1.03E+00	8.01E-02	1.88E+00	2.78E+00	2.35E+00	2.91E-01
1.65E+00	2.35E+00	3.72E+00	2.87E+00	1.07E+00	7.70E-02	1.94E+00	2.89E+00	2.43E+00	2.85E-01
1.75E+00	2.39E+00	3.82E+00	2.91E+00	1.08E+00	9.11E-02	1.99E+00	2.93E+00	2.49E+00	3.85E-01
1.85E+00	2.48E+00	3.93E+00	3.03E+00	1.14E+00	7.71E-02	2.04E+00	3.05E+00	2.56E+00	3.41E-01
1.95E+00	2.51E+00	4.01E+00	3.04E+00	1.13E+00	9.80E-02	2.09E+00	3.07E+00	2.61E+00	2.99E-01
2.10E+00	2.63E+00	4.20E+00	3.13E+00	1.18E+00	1.06E-01	2.20E+00	3.16E+00	2.73E+00	3.28E-01
2.30E+00	2.66E+00	4.32E+00	3.18E+00	1.18E+00	9.58E+02	2.26E+00	3.20E+00	2.79E+00	3.92E-01
2.50E+00	2.78E+00	4.49E+00	3.30E+00	1.24E+00	1.06E-01	2.37E+00	3.33E+00	2.91E+00	4.06E-01
2.70E+00	2.93E+00	4.70E+00	3.45E+00	1.33E+00	1.10E-01	2.50E+00	3.48E+00	3.07E+00	5.83E-01
2.90E+00	3.15E+00	5.00E+00	3.58E+00	1.42E+00	1.10E-01	2.69E+00	3.61E+00	3.29E+00	6.77E-01
3.10E+00	3.12E+00	4.96E+00	3.73E+00	1.49E+00	1.18E-01	2.66E+00	3.76E+00	3.25E+00	8.51E-01
3.30E+00	3.47E+00	5.33E+00	4.06E+00	1.71E+00	1.25E-01	2.91E+00	4.09E+00	3.56E+00	9.77E-01
3.50E+00	3.60E+00	5.53E+00	4.14E+00	1.77E+00	1.28E-01	3.05E+00	4.17E+00	3.71E+00	1.16E+00
3.70E+00	3.65E+00	5.60E+00	4.24E+00	1.82E+00	1.34E-01	3.09E+00	4.27E+00	3.75E+00	1.10E+00
3.90E+00	3.59E+00	5.60E+00	4.17E+00	1.78E+00	1.32E-01	3.09E+00	4.20E+00	3.72E+00	1.26E+00
4.20E+00	3.58E+00	5.60E+00	4.30E+00	1.85E+00	1.41E-01	3.10E+00	4.34E+00	3.72E+00	1.41E+00
4.60E+00	3.53E+00	5.60E+00	4.31E+00	1.81E+00	1.54E-01	3.09E+00	4.34E+00	3.68E+00	1.11E+00
5.00E+00	3.65E+00	5.71E+00	4.55E+00	1.93E+00	1.73E-01	3.15E+00	4.59E+00	3.77E+00	9.90E-01
5.40E+00	3.64E+00	5.82E+00	4.43E+00	1.85E+00	1.89E-01	3.23E+00	4.47E+00	3.80E+00	8.59E-01
5.80E+00	3.77E+00	5.95E+00	4.64E+00	1.97E+00	2.16E-01	3.33E+00	4.68E+00	3.91E+00	8.51E-01
6.20E+00	3.96E+00	6.22E+00	4.75E+00	2.05E+00	2.38E-01	3.51E+00	4.79E+00	4.11E+00	9.84E-01

续表

中子能量/MeV	有机玻璃	MixD	血　液	皮质骨	铝	B100	肺	LN10/75	空　气
6.60E+00	3.87E+00	6.06E+00	4.89E+00	2.09E+00	2.68E-01	3.38E+00	4.93E+00	3.99E+00	8.20E-01
7.00E+00	3.97E+00	6.13E+00	5.10E+00	2.21E+00	2.92E-01	3.44E+00	5.14E+00	4.07E+00	9.44E-01
7.40E+00	4.29E+00	6.47E+00	5.37E+00	2.41E+00	3.16E-01	3.69E+00	5.41E+00	4.37E+00	1.20E+00
7.80E+00	4.56E+00	6.94E+00	5.28E+00	2.40E+00	3.49E-01	4.00E+00	5.32E+00	4.69E+00	1.11E+00
8.20E+00	4.34E+00	6.68E+00	5.25E+00	2.35E+00	3.75E-01	3.82E+00	5.29E+00	4.48E+00	1.04E+00
8.60E+00	4.33E+00	6.60E+00	5.42E+00	2.44E+00	4.11E-01	3.78E+00	5.46E+00	4.45E+00	1.08E+00
9.00E+00	4.62E+00	6.99E+00	5.51E+00	2.53E+00	4.37E-01	4.05E+00	5.55E+00	4.75E+00	1.13E+00
9.40E+00	4.83E+00	7.29E+00	5.54E+00	2.59E+00	4.76E-01	4.27E+00	5.58E+00	4.97E+00	1.18E+00
9.80E+00	4.75E+00	7.13E+00	5.68E+00	2.65E+00	5.17E-01	4.17E+00	5.72E+00	4.90E+00	1.31E+00
1.05E+01	4.80E+00	7.17E+00	5.82E+00	2.74E+00	6.08E-01	4.23E+00	5.86E+00	4.93E+00	1.47E+00
1.15E+01	5.12E+00	7.42E+00	6.24E+00	3.04E+00	8.10E-01	4.46E+00	6.28E+00	5.21E+00	1.74E+00
1.25E+01	5.32E+00	7.77E+00	6.21E+00	3.08E+00	1.02E+00	4.74E+00	6.25E+00	5.46E+00	1.96E+00
1.35E+01	5.54E+00	7.96E+00	6.45E+00	3.25E+00	1.21E+00	4.91E+00	6.49E+00	5.67E+00	2.19E+00
1.45E+01	5.86E+00	8.30E+00	6.70E+00	3.44E+00	1.32E+00	5.16E+00	6.74E+00	5.97E+00	2.39E+00
1.55E+01	6.23E+00	8.73E+00	6.85E+00	3.59E+00	1.35E+00	5.49E+00	6.89E+00	6.33E+00	2.54E+00
1.65E+01	6.45E+00	9.00E+00	6.94E+00	3.65E+00	1.34E+00	5.68E+00	6.98E+00	6.55E+00	2.65E+00
1.75E+01	6.54E+00	9.07E+02	7.03E+00	3.70E+00	1.33E+00	5.74E+00	7.06E+00	6.63E+00	2.78E+00
1.85E+01	6.68E+00	9.21E+00	7.13E+00	3.77E+00	1.30E+00	5.84E+00	7.17E+00	6.76E+00	2.94E+00
1.95E+01	6.79E+00	9.29E+00	7.26E+00	3.87E+00	1.26E+00	5.87E+00	7.29E+00	6.85E+00	3.10E+00
2.10E+01	7.04E+00	9.55E+00	7.40E+00	4.03E+00	1.24E+00	6.07E+00	7.43E+00	7.08E+00	3.28E+00
2.30E+01	7.15E+00	9.68E+00	7.37E+00	4.13E+00	1.18E+00	6.21E+00	7.40E+00	7.19E+00	3.41E+00
2.50E+01	7.24E+00	9.81E+00	7.32E+00	4.23E+00	1.15E+00	6.38E+00	7.35E+00	7.29E+00	3.48E+00
2.70E+01	7.31E+00	9.85E+00	7.34E+00	4.36E+00	1.12E+00	6.50E+00	7.37E+00	7.35E+00	3.56E+00
2.90E+01	7.36E+00	9.96E+00	7.21E+00	4.41E+00	1.11E+00	6.68E+00	7.23E+00	7.43E+00	3.59E+00

注：表 1.4.1、表 1.4.2，每个都有中子能量依次衔接的三个(续)。

附录2 各种照射条件下，宽束单能光子、宽束单能中子的成人器官剂量

2.1 各种照射条件下，宽束单能光子的成人器官剂量

2.1.1 与自由空气中单位空气比释动能对应的男性睾丸剂量

表 2.1.1 各种照射条件下，宽束单能光子入射到成人拟人体模时，与自由空气中单位空气比释动能对应的男性睾丸剂量

光子能量/MeV	$D_{睾丸}/K_a$(Gy/Gy)				
	AP	PA	LAT	ROT	ISO
0.010	0.029 2	0.000	0.000	0.007 44	0.005 59
0.015	0.195	0.000	0.000	0.057 1	0.044 6
0.020	0.503	0.000	0.000	0.160	0.138
0.030	1.093	0.041 1	0.023 0	0.381	0.337
0.040	1.506	0.160	0.105	0.593	0.516
0.050	1.767	0.308	0.198	0.763	0.661
0.060	1.908	0.440	0.264	0.863	0.754
0.070	1.961	0.524	0.312	0.921	0.802
0.080	1.953	0.565	0.339	0.946	0.815
0.100	1.855	0.599	0.372	0.934	0.792
0.150	1.631	0.629	0.392	0.866	0.744
0.200	1.497	0.641	0.422	0.831	0.720
0.300	1.366	0.675	0.457	0.794	0.710
0.400	1.303	0.705	0.480	0.781	0.712
0.500	1.265	0.726	0.503	0.779	0.717
0.600	1.238	0.743	0.527	0.780	0.725
0.800	1.202	0.765	0.572	0.789	0.742
1.000	1.177	0.782	0.607	0.799	0.757
2.000	1.119	0.831	0.703	0.848	0.799
4.000	1.071	0.864	0.776	0.895	0.843
6.000	1.043	0.874	0.807	0.916	0.868
8.000	1.023	0.880	0.822	0.930	0.883
10.000	1.004	0.884	0.940	0.940	0.893

2.1.2　与自由空气中单位空气比释动能对应的女性卵巢剂量

表 2.1.2　各种照射条件下，宽束单能光子入射到成人拟人体模时与自由空气中单位空气比释动能对应的女性卵巢剂量

光子能量/MeV	$D_{卵巢}/K_a$(Gy/Gy)				
	AP	PA	LAT	ROT	ISO
0.010	0.000	0.000	0.000	0.000	0.000
0.015	0.000	0.000	0.000	0.000	0.000
0.020	0.000	0.000	0.000	0.000	0.000
0.030	0.158	0.078 5	0.009 63	0.066 0	0.035 1
0.040	0.511	0.345	0.099 6	0.277	0.191
0.050	0.846	0.676	0.234	0.527	0.383
0.060	1.072	0.944	0.345	0.723	0.520
0.070	1.200	1.113	0.414	0.844	0.607
0.080	1.262	1.201	0.453	0.901	0.653
0.100	1.282	1.123	0.479	0.926	0.666
0.150	1.185	1.116	0.470	0.882	0.609
0.200	1.106	1.034	0.478	0.841	0.588
0.300	1.017	0.963	0.491	0.787	0.586
0.400	0.972	0.936	0.501	0.810	0.599
0.500	0.948	0.924	0.511	0.796	0.614
0.600	0.934	0.918	0.522	0.789	0.627
0.800	0.921	0.911	0.542	0.786	0.650
1.000	0.918	0.908	0.559	0.793	0.668
2.000	0.936	0.905	0.624	0.833	0.719
4.000	0.981	0.910	0.696	0.891	0.769
6.000	1.031	0.917	0.740	0.926	0.799
8.000	1.037	0.922	0.772	0.949	0.820
10.000	1.056	0.926	0.796	0.966	0.836

2.1.3 与自由空气中单位空气比释动能对应的红骨髓剂量

表 2.1.3 各种照射条件下，宽束单能光子入射到成人拟人体模时，与自由空气中单位空气比释动能对应的红骨髓剂量

光子能量/MeV	$D_{红骨髓}/K_a$(Gy/Gy)				
	AP	PA	LAT	ROT	ISO
0.010	0.000 29	0.000 48	0.000	0.000 22	0.000 14
0.015	0.004 11	0.007 88	0.001 97	0.004 09	0.003 11
0.020	0.014 4	0.031 6	0.009 04	0.016 7	0.013 6
0.030	0.070	0.171	0.059	0.093 2	0.073 3
0.040	0.211	0.45	0.175	0.262	0.211
0.050	0.400	0.772	0.323	0.473	0.385
0.060	0.573	1.037	0.456	0.660	0.539
0.070	0.698	1.212	0.552	0.788	0.645
0.080	0.768	1.302	0.603	0.856	0.698
0.100	0.822	1.347	0.643	0.900	0.729
0.150	0.808	1.254	0.635	0.866	0.706
0.200	0.783	1.175	0.629	0.835	0.689
0.300	0.761	1.088	0.622	0.804	0.699
0.400	0.755	1.043	0.627	0.792	0.665
0.500	0.756	1.017	0.637	0.789	0.668
0.600	0.761	1.000	0.647	0.790	0.674
0.800	0.744	0.983	0.667	0.797	0.690
1.000	0.787	0.974	0.686	0.806	0.705
2.000	0.833	0.968	0.753	0.845	0.762
4.000	0.877	0.980	0.819	0.887	0.821
6.000	0.900	0.992	0.851	0.911	0.852
8.000	0.916	1.001	0.872	0.927	0.873
10.000	0.927	1.007	0.889	0.940	0.889

2.1.4　与自由空气中单位空气比释动能对应的眼晶体剂量

表 2.1.4　各种照射条件下，宽束单能光子入射到成人拟人体模时，与自由空气中单位空气比释动能对应的眼晶体剂量

光子能量/MeV	$D_{眼晶体}/K_a$(Gy/Gy)				
	AP	PA	LAT	ROT	ISO
0.010	0.304	0.000	0.088 0	0.114	0.087 7
0.015	0.664	0.000	0.252	0.287	0.236
0.020	0.912	0.000	0.390	0.423	0.036 5
0.030	1.197	0.000	0.579	0.588	0.523
0.040	1.334	0.018 6	0.718	0.694	0.639
0.050	1.419	0.052 1	0.838	0.793	0.742
0.060	1.492	0.083 7	0.930	0.886	0.812
0.070	1.536	0.122	0.988	0.958	0.857
0.080	1.550	0.156	1.023	0.999	0.882
0.100	1.530	0.193	1.049	1.030	0.907
0.150	1.425	0.241	1.024	1.017	0.894
0.200	1.357	0.262	1.020	0.994	0.868
0.300	1.280	0.295	1.015	0.958	0.846
0.400	1.232	0.333	1.013	0.935	0.839
0.500	1.199	0.369	1.012	0921	0.836
0.600	1.174	0.401	1.010	0.913	0.835
0.800	1.138	0.453	1.007	0.908	0.837
1.000	1.113	0495	1.004	0.909	0.843
2.000	1.047	0.618	1.005	0.943	0.878
4.000	0.995	0.723	1.015	0.995	0.917
6.000	0.967	0.775	1.022	1.024	0.936
8.000	0.946	0.807	1.028	1.044	0.950
10.000	0.931	0.833	1.034	1.036	0.963

2.1.5 与自由空气中单位空气比释动能对应的皮肤剂量

表 2.1.5 各种照射条件下,宽束单能光子入射到成人拟人体模时,与自由空气中单位空气比释动能对应的皮肤剂量

光子能量/MeV	$D_{皮肤}/K_a$(Gy/Gy)				
	AP	PA	LAT	ROT	ISO
0.010	0.235	0.237	0.142	0.200	0.172
0.015	0.377	0.377	0.252	0.331	0.303
0.020	0.488	0.487	0.343	0.433	0.407
0.030	0.654	0.648	0.472	0.581	0.544
0.040	0.808	0.796	0.578	0.714	0.658
0.050	0.944	0.929	0.669	0.830	0.758
0.060	1.040	1.025	0.738	0.911	0.828
0.070	1.098	1.083	0.790	0.968	0.879
0.080	1.109	1.096	0.796	0.981	0.886
0.100	1.097	1.083	0.805	0.977	0.885
0.150	1.050	1.046	0.795	0.948	0.865
0.200	1.022	1.020	0.789	0.926	0.850
0.300	0.992	0.987	0.787	0.904	0.835
0.400	0.978	0.973	0.791	0.899	0.832
0.500	0.972	0.967	0.797	0.900	0.833
0.600	0.970	0.966	0.805	0.903	0.837
0.800	0.970	0.967	0.819	0.909	0.847
1.000	0.972	0.970	0.833	0.916	0.857
2.000	0.984	0.984	0.879	0.939	0.891
4.000	0.991	0.995	0.910	0.953	0.914
6.000	0.989	0.995	0.917	0.953	0.919
8.000	0.986	0.994	0.920	0.952	0.918
10.000	0.982	0.992	0.921	0.950	0.918

2.1.6　与自由空气中单位空气比释动能对应的有效剂量

表 2.1.6　各种照射条件下，宽束单能光子入射到成人体模时，与自由空气中单位空气比释动能对应的有效剂量

光子能量/MeV	E/K_a(Sv/Gy)					
	AP	PA	RLAT	LLAT	ROT	ISO
0.010	0.006 53	0.002 48	0.001 72	0.001 72	0.032 6	0.002 71
0.015	0.040 2	0.005 86	0.005 49	0.005 49	0.015 3	0.012 3
0.020	0.122	0.018 1	0.015 1	0.015 5	0.046 2	0.036 2
0.030	0.416	0.128	0.078 2	0.090 4	0.191	0.143
0.040	0.788	0.370	0.205	0.241	0.426	0.362
0.050	1.106	0.640	0.345	0.405	0.661	0.511
0.060	1.308	0.846	0.455	0.528	0.828	0.642
0.070	1.407	0.966	0.522	0.598	0.924	0.72
0.080	1.433	1.019	0.554	0.628	0.961	0.749
0.100	1.394	1.030	0.571	0.641	0.960	0.748
0.150	1.256	0.959	0.551	0.620	0.892	0.700
0.200	1.173	0.915	0.549	0.615	0.854	0.679
0.300	1.093	0.880	0.557	0.615	0.824	0.664
0.400	1.056	0.871	0.570	0.623	0.814	0.667
0.500	1.036	0.869	0.585	0.635	0.812	0.675
0.600	1.024	0.870	0.600	0.647	0.814	0.684
0.800	1.010	0.875	0.628	0.670	0.821	0.703
1.000	1.003	0.880	0.651	0.691	0.831	0.719
2.000	0.992	0.901	0.728	0.757	0.871	0.774
4.000	0.993	0.918	0.796	0.813	0.909	0.824
6.000	0.993	0.924	0.827	0.836	0.925	0.846
8.000	0.991	0.927	0.846	0.850	0.934	0.859
10.000	0.990	0.929	0.860	0.859	0.941	0.868

2.2 各种照射条件下,宽束单能中子的成人器官剂量

2.2.1 与空气中单位中子注量对应的男性睾丸剂量

表 2.2.1 各种照射条件下,宽束单能中子入射到成人拟人体模时,与单位中子注量对应的睾丸剂量 $D_{睾丸}/\Phi$

中子能量/MeV	$D_{睾丸}/\Phi$/(pGy·cm^2)					中子能量/MeV	$D_{睾丸}/\Phi$/(pGy·cm^2)				
	AP	PA	LAT	ROT	ISO		AP	PA	LAT	ROT	ISO
1.0×10^{-9}	2.00	0.36	0.15	0.68	0.65	5.0×10^{-1}	18.4	1.70	0.73	5.83	5.57
1.0×10^{-8}	2.50	0.47	0.19	0.83	0.75	7.0×10^{-1}	22.4	1.95	0.85	7.34	7.02
2.5×10^{-8}	2.75	0.55	0.22	0.97	0.81	9.0×10^{-1}	25.7	2.24	1.03	8.75	8.34
1.0×10^{-7}	3.31	0.70	0.27	1.24	0.99	1.0×10^{0}	27.1	2.41	1.15	9.42	8.96
2.0×10^{-7}	3.59	0.78	0.31	1.36	1.09	1.2×10^{0}	29.6	3.02	1.55	10.7	10.1
5.0×10^{-7}	3.91	0.89	0.35	1.50	1.20	2.0×10^{0}	36.7	6.43	4.22	15.3	14.1
1.0×10^{-6}	4.10	0.96	0.38	1.59	1.27	3.0×10^{0}	42.7	11.9	8.03	20.2	18.2
2.0×10^{-6}	4.22	1.03	0.41	1.65	1.31	4.0×10^{0}	47.4	17.3	11.6	24.5	21.7
5.0×10^{-6}	4.27	1.12	0.43	1.69	1.34	5.0×10^{0}	51.7	21.5	14.8	28.2	24.8
1.0×10^{-5}	0.04	0.01	0.44	1.69	1.33	6.0×10^{0}	55.8	25.4	17.9	31.5	27.6
2.0×10^{-5}	4.13	1.21	0.45	1.64	1.30	7.0×10^{0}	59.7	29.1	20.7	34.5	30.2
5.0×10^{-5}	3.95	1.25	0.46	1.57	1.25	8.0×10^{0}	63.3	32.7	23.3	37.2	32.7
1.0×10^{-4}	3.81	1.25	0.46	1.51	1.20	9.0×10^{0}	66.7	36.0	25.7	39.7	35.1
2.0×10^{-4}	3.66	1.24	0.46	1.46	1.15	1.0×10^{1}	69.6	39.3	27.9	42.0	37.4
5.0×10^{-4}	3.50	1.21	0.45	1.41	1.10	1.2×10^{1}	74.3	45.4	31.9	46.1	41.9
1.0×10^{-3}	3.42	1.18	0.44	1.39	1.06	1.4×10^{1}	77.4	50.5	35.3	49.6	46.4
2.0×10^{-3}	3.41	1.16	0.43	1.37	1.05	1.5×10^{1}	78.5	52.6	36.9	51.2	48.7
5.0×10^{-3}	3.51	1.15	0.42	1.39	1.07	1.6×10^{1}	79.3	54.4	38.3	52.6	50.8
1.0×10^{-2}	3.69	1.15	0.43	1.45	1.12	1.8×10^{1}	80.1	57.6	41.0	55.3	52.8
2.0×10^{-2}	4.00	1.14	0.43	1.54	1.22	2.0×10^{1}	80.4	60.1	43.5	57.7	53.5
3.0×10^{-2}	4.25	1.15	0.44	1.64	1.30	3.0×10^{1}	77.7	68.7	53.1	62.8	na[1)]
5.0×10^{-2}	4.80	1.18	0.45	1.83	1.47	5.0×10^{1}	69.0	78.7	65.3	69.7	na
7.0×10^{-2}	5.44	1.21	0.47	2.00	1.66	7.5×10^{1}	61.3	88.7	76.1	76.5	na
1.0×10^{-1}	6.48	1.25	0.49	2.25	1.97	1.0×10^{2}	57.1	98.2	85.4	82.7	na
1.5×10^{-1}	8.25	1.29	0.51	2.77	2.50	1.3×10^{2}	55.1	107	94.1	88.7	na
2.0×10^{-1}	9.97	1.34	0.53	3.25	3.00	1.5×10^{2}	54.8	116	103	94.7	na
3.0×10^{-1}	13.1	1.45	0.59	4.17	3.93	1.8×10^{2}	55.9	127	113	102	na

注:1) na 表示暂无可用资料,下同。

2.2.2　与空气中单位中子注量对应的女性卵巢剂量

表 2.2.2　各种照射条件下，宽束单能中子入射到成人拟人体模时，与单位中子注量对应的卵巢剂量 $D_{卵巢}/\Phi$

中子能量/MeV	$D_{卵巢}/\Phi/(pGy \cdot cm^2)$					中子能量/MeV	$D_{卵巢}/\Phi/(pGy \cdot cm^2)$				
	AP	PA	LAT	ROT	ISO		AP	PA	LAT	ROT	ISO
1.0×10^{-9}	0.75	0.80	0.20	0.50	0.38	5.0×10^{-1}	4.45	4.70	1.30	2.90	2.10
1.0×10^{-8}	1.00	0.95	0.26	0.72	0.43	7.0×10^{-1}	5.70	5.74	1.44	3.27	2.47
2.5×10^{-8}	1.19	1.16	0.30	0.88	0.51	9.0×10^{-1}	7.08	6.98	1.66	3.93	2.89
1.0×10^{-7}	1.60	1.63	0.43	1.13	0.69	1.0×10^{0}	7.81	7.67	1.81	4.38	3.12
2.0×10^{-7}	1.82	1.88	0.49	1.25	0.79	1.2×10^{0}	9.33	9.22	2.26	5.45	3.73
5.0×10^{-7}	2.10	2.23	0.56	1.41	0.92	2.0×10^{0}	15.5	15.7	4.85	10.80	6.78
1.0×10^{-6}	2.29	2.47	0.61	1.51	1.01	3.0×10^{0}	22.8	23.2	8.44	17.1	11.3
2.0×10^{-6}	2.45	2.65	0.66	1.61	1.10	4.0×10^{0}	29.2	29.6	11.9	22.4	16.0
5.0×10^{-6}	2.61	2.80	0.72	1.73	1.19	5.0×10^{0}	34.6	35.0	15.1	27.0	21.0
1.0×10^{-5}	2.69	2.85	0.75	1.79	1.24	6.0×10^{0}	39.4	39.6	18.1	30.9	23.9
2.0×10^{-5}	2.75	2.87	0.78	1.85	1.28	7.0×10^{0}	43.6	43.5	20.8	34.3	27.0
5.0×10^{-5}	2.79	2.84	0.81	1.89	1.31	8.0×10^{0}	47.4	46.9	23.3	37.3	29.7
1.0×10^{-4}	2.81	2.80	0.82	1.89	1.32	9.0×10^{0}	50.8	46.9	25.6	39.9	32.2
2.0×10^{-4}	2.82	2.77	0.81	1.88	1.30	1.0×10^{1}	53.7	52.7	27.7	42.3	34.5
5.0×10^{-4}	2.84	2.73	0.80	1.84	1.27	1.2×10^{1}	58.7	58.1	31.6	46.5	38.4
1.0×10^{-3}	2.86	2.71	0.78	1.80	1.25	1.4×10^{1}	62.5	63.0	35.2	50.1	41.6
2.0×10^{-3}	2.88	2.68	0.77	1.77	1.24	1.5×10^{1}	64.1	65.3	36.8	51.8	43.0
5.0×10^{-3}	2.91	2.68	0.76	1.76	1.25	1.6×10^{1}	65.5	67.5	38.4	53.3	44.3
1.0×10^{-2}	2.94	2.70	0.77	1.78	1.28	1.8×10^{1}	67.8	71.5	41.5	56.1	46.5
2.0×10^{-2}	2.97	2.72	0.79	1.83	1.33	2.0×10^{1}	69.6	75.0	44.4	58.7	48.4
3.0×10^{-2}	2.99	2.76	0.81	1.88	1.37	3.0×10^{1}	75.7	83.6	54.8	68.8	na
5.0×10^{-2}	3.04	2.85	0.84	1.97	1.44	5.0×10^{1}	82.7	89.0	70.3	81.7	na
7.0×10^{-2}	3.09	2.95	0.87	2.04	1.49	7.5×10^{1}	89.7	90.0	84.4	91.9	na
1.0×10^{-1}	3.17	3.10	0.91	2.14	1.55	1.0×10^{2}	96.6	91.0	95.4	99.0	na
1.5×10^{-1}	3.32	3.22	0.97	2.27	1.63	1.3×10^{2}	103	91.5	105	104	na
2.0×10^{-1}	3.46	3.38	1.02	2.38	1.70	1.5×10^{2}	110	91.8	112	109	na
3.0×10^{-1}	3.74	3.77	1.12	2.57	1.82	1.8×10^{2}	118	92.0	121	113	na

2.2.3 与空气中单位中子注量对应的红骨髓剂量

表 2.2.3 各种照射条件下,宽束单能中子入射到成人拟人体模时,与单位中子注量对应的红骨髓剂量 $D_{红骨髓}/\Phi$

中子能量/MeV	$D_{红骨髓}/\Phi$/(pGy·cm²)					中子能量/MeV	$D_{红骨髓}/\Phi$/(pGy·cm²)				
	AP	PA	LAT	ROT	ISO		AP	PA	LAT	ROT	ISO
1.0×10^{-9}	0.61	1.14	0.37	0.62	0.48	5.0×10^{-1}	4.08	8.56	3.11	4.92	3.70
1.0×10^{-8}	0.76	1.41	0.48	0.80	0.62	7.0×10^{-1}	5.09	10.6	3.90	6.12	4.61
2.5×10^{-8}	0.91	1.61	0.56	0.94	0.71	9.0×10^{-1}	6.21	12.6	4.71	7.27	5.93
1.0×10^{-7}	1.21	2.07	0.71	1.21	0.88	1.0×10^{0}	6.79	13.5	5.12	7.83	6.85
2.0×10^{-7}	1.38	2.31	0.80	1.35	0.97	1.2×10^{0}	7.99	15.5	6.07	9.08	10.3
5.0×10^{-7}	1.59	2.62	0.91	1.52	1.09	2.0×10^{0}	12.8	22.5	10.0	13.9	14.3
1.0×10^{-6}	1.72	2.82	0.99	1.63	1.18	3.0×10^{0}	18.3	29.7	14.3	19.2	17.9
2.0×10^{-6}	1.83	2.99	1.05	1.72	1.24	4.0×10^{0}	23.2	35.2	17.8	23.8	21.1
5.0×10^{-6}	1.93	3.12	1.10	1.81	1.29	5.0×10^{0}	27.4	39.3	20.9	27.8	23.8
1.0×10^{-5}	1.97	3.10	1.12	1.85	1.31	6.0×10^{0}	31.1	42.6	23.6	31.1	26.3
2.0×10^{-5}	1.98	3.16	1.13	1.85	1.33	7.0×10^{0}	34.5	45.5	26.0	34.0	28.7
5.0×10^{-5}	1.96	3.11	1.12	1.82	1.32	8.0×10^{0}	37.5	48.1	28.2	36.7	30.9
1.0×10^{-4}	1.93	3.04	1.11	1.79	1.31	9.0×10^{0}	40.2	50.5	30.2	39.1	33.1
2.0×10^{-4}	1.89	2.97	1.08	1.75	1.28	1.0×10^{1}	42.6	52.7	32.1	41.3	37.6
5.0×10^{-4}	1.83	2.89	1.05	1.71	1.24	1.2×10^{1}	46.6	56.6	35.5	44.8	41.4
1.0×10^{-3}	1.78	2.84	1.03	1.69	1.21	1.4×10^{1}	49.9	59.6	38.6	47.7	43.1
2.0×10^{-3}	1.76	2.81	1.01	1.68	1.18	1.5×10^{1}	51.2	60.9	40.0	49.0	44.5
5.0×10^{-3}	1.75	2.81	1.01	1.69	1.18	1.6×10^{1}	52.4	62.0	41.4	50.1	46.8
1.0×10^{-2}	1.81	2.87	1.03	1.74	1.21	1.8×10^{1}	54.5	63.7	44.0	52.1	48.4
2.0×10^{-2}	1.91	3.01	1.09	1.79	2.29	2.0×10^{1}	56.2	65.1	46.4	53.8	na
3.0×10^{-2}	2.00	3.13	1.15	1.86	1.36	3.0×10^{1}	62.0	68.9	53.3	59.4	na
5.0×10^{-2}	2.15	3.37	1.25	1.99	1.50	5.0×10^{1}	68.8	71.8	61.6	65.9	na
7.0×10^{-2}	2.29	3.63	1.35	2.12	1.62	7.5×10^{1}	75.0	74.0	69.0	71.1	na
1.0×10^{-1}	2.46	4.03	1.49	2.32	1.78	1.0×10^{2}	80.5	76.2	75.3	76.8	na
1.5×10^{-1}	2.71	4.65	1.71	2.68	2.04	1.3×10^{2}	85.6	78.5	81.4	81.7	na
2.0×10^{-1}	2.92	5.26	1.92	3.03	2.28	1.5×10^{2}	90.5	81.0	87.3	86.5	na
3.0×10^{-1}	3.28	6.41	2.32	3.68	2.77	1.8×10^{2}	96.1	84.1	94.4	92.2	na

2.2.4　与空气中单位中子注量对应的皮肤剂量

表 2.2.4　各种照射条件下，宽束单能中子入射到成人拟人体模时，与单位中子注量对应的皮肤剂量 $D_{皮肤}/\Phi$

中子能量/MeV	$D_{皮肤}/\Phi/(pGy\cdot cm^2)$				
	AP	PA	LAT	ROT	ISO
1.0×10^{-9}	1.35	1.30	0.66	1.00	0.82
1.0×10^{-8}	1.38	1.34	0.68	1.02	0.83
2.5×10^{-8}	1.43	1.40	0.70	1.06	0.84
1.0×10^{-7}	1.54	1.51	0.73	1.15	0.86
2.0×10^{-7}	1.61	1.58	0.75	1.19	0.87
5.0×10^{-7}	1.68	1.66	0.77	1.24	0.89
1.0×10^{-6}	1.72	1.71	0.78	1.27	0.90
2.0×10^{-6}	1.75	1.74	0.78	1.29	0.91
5.0×10^{-6}	1.76	1.75	0.78	1.29	0.92
1.0×10^{-5}	1.75	1.74	0.77	1.28	0.92
2.0×10^{-5}	1.72	1.71	0.75	1.26	0.91
5.0×10^{-5}	1.67	1.66	0.73	1.22	0.89
1.0×10^{-4}	1.62	1.61	0.71	1.18	0.87
2.0×10^{-4}	1.56	1.55	0.68	1.12	0.83
5.0×10^{-4}	1.49	1.48	0.66	1.06	0.79
1.0×10^{-3}	1.46	1.45	0.66	1.06	0.79
2.0×10^{-3}	1.48	1.48	0.69	1.11	0.82
5.0×10^{-3}	1.66	1.65	0.80	1.27	0.93
1.0×10^{-2}	1.94	1.93	0.98	1.50	1.10
2.0×10^{-2}	2.38	2.38	1.31	1.89	1.52
3.0×10^{-2}	2.73	2.72	1.59	2.22	1.87
5.0×10^{-2}	3.35	3.34	2.08	2.79	2.48
7.0×10^{-2}	3.92	3.90	2.52	3.30	3.02
1.0×10^{-1}	4.72	4.70	3.11	3.99	3.74
1.5×10^{-1}	5.94	5.92	4.02	5.11	4.78
2.0×10^{-1}	7.03	7.03	4.84	6.13	5.69
3.0×10^{-1}	8.95	8.93	6.29	7.89	7.24
5.0×10^{-1}	12.0	12.0	8.67	10.8	9.78
7.0×10^{-1}	14.5	14.4	10.6	13.1	11.9
9.0×10^{-1}	16.5	16.5	12.3	15.1	13.7
1.0×10^{0}	17.4	17.4	13.1	15.9	14.5
1.2×10^{0}	19.0	19.0	14.5	17.4	16.0
2.0×10^{0}	23.9	23.9	19.0	22.2	20.7
3.0×10^{0}	28.5	28.5	23.5	26.7	25.3
4.0×10^{0}	32.5	32.5	27.4	30.6	29.0
5.0×10^{0}	36.4	36.4	30.9	34.6	32.2
6.0×10^{0}	40.2	40.2	34.1	38.3	34.9
7.0×10^{0}	43.9	43.9	37.1	41.7	37.3
8.0×10^{0}	47.4	47.4	39.8	44.9	39.7
9.0×10^{0}	50.7	50.7	42.3	47.8	41.9
1.0×10^{1}	53.6	53.6	44.5	50.3	44.1
1.2×10^{1}	58.2	58.2	48.3	54.2	48.5
1.4×10^{1}	61.2	61.3	51.4	57.0	52.5
1.5×10^{1}	62.3	62.4	52.7	58.0	54.3
1.6×10^{1}	63.0	63.1	53.9	68.9	56.0
1.8×10^{1}	63.8	63.9	56.0	60.1	58.3
2.0×10^{1}	64.1	64.1	57.7	60.8	59.0
3.0×10^{1}	61.6	61.6	57.0	57.5	na[a]
5.0×10^{1}	51.5	54.9	55.4	53.1	na
7.5×10^{1}	51.0	51.2	55.1	52.3	na
1.0×10^{2}	51.8	51.5	56.8	54.1	na
1.3×10^{2}	54.7	54.4	59.8	57.3	na
1.5×10^{2}	59.1	59.0	63.8	61.6	na
1.8×10^{2}	65.7	65.8	69.5	67.8	na

2.2.5　与空气中单位中子注量对应的有效剂量

表 2.2.5　单能中子以各种几何条件入射到成年人体时，与每单位中子注量对应的有效剂量 E/Φ

能　量/MeV	E/Φ/(pSv·cm^2)						能　量/MeV	E/Φ/(pSv·cm^2)					
	AP	PA	RLAT	LLAT	ROT	ISO		AP	PA	RLAT	LLAT	ROT	ISO
1.0×10^{-9}	5.24	3.52	1.36	1.68	2.99	2.40	5.0×10^{-1}	188	103	46.8	53.2	99.4	75.0
1.0×10^{-8}	6.55	4.39	1.70	2.04	3.72	2.89	7.0×10^{-1}	231	124	58.3	66.6	123	92.8
2.5×10^{-8}	7.60	5.16	1.99	2.31	4.40	3.30	9.0×10^{-1}	267	144	69.1	79.6	144	108
1.0×10^{-7}	9.95	6.77	2.58	2.86	5.75	4.13	1.0×10^{0}	282	154	74.5	86.0	154	116
2.0×10^{-7}	11.2	7.63	2.92	3.21	6.43	4.59	1.2×10^{0}	310	175	85.8	99.8	173	130
5.0×10^{-7}	12.8	8.76	3.35	3.72	7.27	5.20	2.0×10^{0}	383	247	129	153	234	178
1.0×10^{-6}	13.8	9.55	3.67	4.12	7.84	5.63	3.0×10^{0}	432	308	171	195	283	220
2.0×10^{-6}	14.5	10.2	3.89	4.39	8.31	5.96	4.0×10^{0}	458	345	198	224	315	250
5.0×10^{-6}	15.0	10.7	4.08	4.66	8.72	6.28	5.0×10^{0}	474	366	217	244	335	272
1.0×10^{-5}	15.1	11.0	4.16	4.80	8.90	6.44	6.0×10^{0}	483	380	232	253	348	282
2.0×10^{-5}	15.1	11.1	4.20	4.89	8.92	6.51	7.0×10^{0}	490	391	244	261	358	290
5.0×10^{-5}	14.8	11.1	4.19	4.95	8.82	6.61	8.0×10^{0}	494	399	253	274	366	297
1.0×10^{-4}	14.6	11.0	4.15	4.95	8.69	6.45	9.0×10^{0}	497	406	261	285	373	303
2.0×10^{-4}	14.4	10.9	4.10	4.92	8.56	6.32	1.0×10^{1}	499	412	268	294	378	309
5.0×10^{-4}	14.2	10.7	4.03	4.86	8.40	6.14	1.2×10^{1}	499	422	278	302	385	322
1.0×10^{-3}	14.2	10.7	4.00	4.84	8.34	6.04	1.4×10^{1}	496	429	286	315	390	333
2.0×10^{-3}	14.4	10.8	4.00	4.87	8.39	6.05	1.5×10^{1}	494	431	290	324	391	338
5.0×10^{-3}	15.7	11.6	4.29	5.25	9.06	6.52	1.6×10^{1}	491	433	293	328	393	342
1.0×10^{-2}	18.3	13.5	5.02	6.14	10.6	7.70	1.8×10^{1}	486	435	299	331	394	345
2.0×10^{-2}	23.8	17.3	6.48	7.95	13.8	10.2	2.0×10^{1}	480	436	305	335	395	434
3.0×10^{-2}	29.0	21.0	7.95	9.74	16.9	12.7	3.0×10^{1}	458	437	324	338	395	na[a]
5.0×10^{-2}	38.5	27.6	10.6	13.1	22.7	17.3	5.0×10^{1}	437	444	358	na[a]	404	na
7.0×10^{-2}	47.2	33.5	13.1	16.1	27.8	21.5	7.5×10^{1}	429	459	397	na	422	na
1.0×10^{-1}	59.8	41.3	16.4	20.1	34.8	27.2	1.0×10^{2}	429	477	433	na	443	na
1.5×10^{-1}	80.2	52.2	21.2	25.5	45.4	35.2	1.3×10^{2}	432	495	467	na	465	na
2.0×10^{-1}	99.0	61.5	25.6	30.3	54.8	42.4	1.5×10^{2}	438	514	501	na	489	na
3.0×10^{-1}	133	77.1	38.6	38.6	71.6	54.7	1.8×10^{2}	445	535	542	na	517	na

附录3 深部剂量参数表

3.1 百分深度剂量PDD

表3.1.1 百分深度剂量表(PDD;辐射线质:1.0mmAl)

深度/cm	参考深度处圆形照射野面积 W_m/cm²									
	0	2	5	10	15	25	50	100	200	300
BSF	1.00	1.03	1.07	1.11	1.13	1.15	1.18	1.20	1.23	1.24
SSD:15 cm										
0.0	100.0	100.0	100.0	100.0	100.0	100.0	100.0	100.0		
0.5	63.7	72.4	75.5	77.6	78.0	79.9	80.3	80.8		
1.0	43.4	53.6	57.8	60.4	61.6	62.7	64.0	64.9		
2.0	23.3	31.2	34.7	37.3	38.3	39.6	40.9	41.8		
3.0	13.8	18.8	21.3	23.5	24.6	25.7	27.0	28.2		
4.0	8.7	11.9	13.6	15.1	16.1	17.2	18.5	19.3		
5.0	5.6	7.7	9.0	10.1	10.9	11.7	12.8	13.5		
6.0	3.7	5.1	6.0	6.8	7.3	8.1	9.1	9.7		
7.0	2.5	3.4	4.0	4.7	5.1	5.7	6.8	7.0		
8.0	1.6	2.4	2.8	3.3	3.6	4.1	4.8	5.2		
9.0	1.1	1.6	1.9	2.3	2.6	3.0	3.5	3.8		
10.0	0.8	1.1	1.4	1.6	1.8	2.2	2.6	2.9		
SSD:20 cm										
0.0	100.0	100.0	100.0	100.0	100.0	100.0	100.0	100.0	100.0	
0.5	64.5	73.1	76.1	78.2	79.2	79.9	80.8	81.3	82.5	
1.0	44.7	54.9	59.0	61.5	62.6	63.7	64.9	65.7	67.0	
2.0	24.6	32.6	36.1	38.6	39.6	40.8	42.1	42.9	44.9	
3.0	15.0	20.0	22.6	24.7	25.6	26.8	28.2	29.1	30.5	
4.0	9.7	12.9	14.6	16.1	17.1	18.2	19.5	20.2	21.5	
5.0	6.4	8.5	9.3	10.9	11.6	12.4	13.5	14.4	15.5	
6.0	4.3	5.6	6.6	7.4	7.9	8.7	9.7	10.4	11.5	
7.0	2.9	3.9	4.5	5.1	5.6	6.2	7.0	7.6	8.5	
8.0	2.0	2.7	3.2	3.6	4.0	4.5	5.2	5.6	6.0	

续表

深度/cm	参考深度处圆形照射野面积 W_m/cm²									
	0	2	5	10	15	25	50	100	200	300
BSF	1.00	1.03	1.07	1.11	1.13	1.15	1.18	1.20	1.23	1.24
9.0	1.3	1.9	2.2	2.6	2.9	3.3	3.9	4.2	4.5	
10.0	0.9	1.3	1.5	1.8	2.1	2.4	2.9	3.2	3.5	
SSD:25 cm										
0.0	100.0	100.0	100.0	100.0	100.0	100.0	100.0	100.0	100.0	100.0
0.5	65.3	73.9	76.8	78.8	79.7	80.4	81.2	81.7	82.5	83.0
1.0	45.7	55.8	59.8	62.3	63.4	64.4	65.5	66.3	67.5	68.0
2.0	25.6	33.7	37.1	39.5	40.5	41.7	42.9	43.6	45.0	45.5
3.0	15.9	20.9	23.5	25.6	26.5	27.7	29.0	30.0	31.0	31.5
4.0	10.3	13.5	15.3	16.8	17.7	18.9	20.1	20.8	22.0	22.5
5.0	7.0	9.0	9.8	11.4	12.2	13.0	14.1	14.8	16.0	16.5
6.0	4.7	6.1	7.0	7.8	8.3	9.2	10.2	10.8	11.5	12.0
7.0	3.2	4.2	4.8	5.6	5.9	6.6	7.4	7.9	8.5	9.0
8.0	2.2	2.9	3.4	3.9	4.2	4.7	5.4	5.9	6.5	7.0
9.0	1.5	2.0	2.4	2.8	3.1	3.5	4.1	4.4	5.0	5.5
10.0	1.1	1.4	1.7	2.0	2.2	2.6	3.1	3.3	3.5	4.0
SSD:30 cm										
0.0	100.0	100.0	100.0	100.0	100.0	100.0	100.0	100.0	100.0	100.0
0.5	65.7	74.3	77.2	79.0	80.1	80.7	81.5	81.9	83.0	83.5
1.0	46.2	56.5	60.5	62.8	63.9	64.8	66.0	66.7	68.0	68.5
2.0	26.2	34.4	37.9	40.2	41.1	42.3	43.5	44.2	46.0	46.5
3.0	16.4	21.2	24.1	26.1	27.0	28.2	29.4	30.5	31.5	32.9
4.0	10.8	14.1	15.8	17.3	18.2	19.3	20.6	21.3	22.5	23.0
5.0	7.4	9.4	10.2	11.8	12.6	13.4	14.5	15.2	16.5	17.0
6.0	5.1	6.4	7.3	8.1	8.7	9.5	10.5	11.1	12.0	12.5
7.0	3.5	4.4	5.0	5.7	6.1	6.8	7.7	8.2	9.0	9.5
8.0	2.4	3.1	3.6	4.0	4.4	4.9	5.7	6.1	7.0	7.5
9.0	1.7	2.2	2.5	2.9	3.2	3.6	4.2	4.6	5.0	5.5
10.0	1.2	1.5	1.8	2.1	2.3	2.7	3.2	3.5	4.0	4.5

表 3.1.2 百分深度剂量表(PDD;辐射线质:2.0 mmAl)

深度/cm	参考深度处圆形照射野面积 W_m/cm²									
	0	2	5	10	15	25	50	100	200	300
BSF	1.00	1.04	1.08	1.12	1.14	1.17	1.21	1.25	1.28	1.29
SSD:15 cm										
0.0	100.0	100.0	100.0	100.0	100.0	100.0	100.0	100.0		

续表

深 度/cm	参考深度处圆形照射野面积 W_m/cm^2									
	0	2	5	10	15	25	50	100	200	300
BSF	1.00	1.04	1.08	1.12	1.14	1.17	1.21	1.25	1.28	1.29
0.5	71.7	77.7	80.8	83.0	84.0	85.3	86.7	87.8		
1.0	53.2	61.5	65.8	69.7	70.8	72.5	74.9	77.0		
2.0	32.1	39.9	44.2	47.7	49.7	51.8	54.4	56.6		
3.0	20.7	26.4	29.9	33.7	34.5	36.4	39.3	41.7		
4.0	13.7	18.1	20.6	22.6	23.9	25.7	28.2	31.2		
5.0	9.3	12.5	14.3	15.9	17.0	18.5	20.8	23.9		
6.0	6.4	8.8	10.3	11.5	12.5	13.7	15.7	18.3		
7.0	4.5	6.3	7.3	8.4	9.2	10.3	12.1	14.2		
8.0	3.1	4.5	5.3	6.2	6.9	7.8	9.4	11.1		
9.0	2.2	3.3	4.0	4.6	5.2	6.0	7.3	8.7		
10.0	1.6	2.4	2.9	3.5	4.0	4.6	5.7	6.7		
SSD:20 cm										
0.0	100.0	100.0	100.0	100.0	100.0	100.0	100.0	100.0	100.0	
0.5	72.8	78.9	82.1	84.1	85.2	86.4	87.8	88.8	90.0	
1.0	54.8	63.4	67.9	71.0	72.8	74.5	76.9	78.9	79.0	
2.0	34.0	42.3	46.9	50.5	52.6	54.7	57.3	59.3	61.0	
3.0	22.4	28.7	32.5	35.5	37.3	39.3	42.2	44.5	46.5	
4.0	15.2	20.2	22.9	25.1	26.5	28.4	30.9	33.8	36.0	
5.0	10.6	14.2	16.3	18.0	19.2	20.8	23.2	26.2	28.5	
6.0	7.4	10.2	11.9	13.3	14.2	15.6	17.7	20.4	22.5	
7.0	5.3	7.4	8.6	9.8	10.7	11.9	13.8	16.0	18.0	
8.0	3.8	5.4	6.3	7.3	8.1	9.1	10.8	12.5	14.5	
9.0	2.7	4.0	4.7	5.5	6.1	7.0	8.4	10.0	11.5	
10.0	2.0	2.9	3.6	4.2	4.7	5.5	6.5	7.8	9.0	
SSD:25 cm										
0.0	100.0	100.0	100.0	100.0	100.0	100.0	100.0	100.0	100.0	100.0
0.5	73.5	79.6	82.6	84.7	85.8	87.0	88.3	89.3	90.5	91.0
1.0	55.9	64.5	68.9	72.0	73.8	75.5	77.7	79.7	80.5	81.0
2.0	35.3	43.7	48.4	52.0	54.0	56.1	58.7	60.5	62.0	63.0
3.0	23.7	30.2	34.0	36.9	38.8	40.8	43.7	45.8	48.0	49.0
4.0	16.3	21.4	24.1	26.4	27.8	29.7	32.2	35.1	37.5	38.5
5.0	11.5	15.2	17.3	19.0	20.3	21.9	24.3	27.4	29.5	30.5
6.0	8.1	11.0	12.7	14.1	15.2	16.6	18.7	21.4	23.5	24.5

续表

深度/cm	参考深度处圆形照射野面积 W_m/cm^2									
	0	2	5	10	15	25	50	100	200	300
BSF	1.00	1.04	1.08	1.12	1.14	1.17	1.21	1.25	1.28	1.29
7.0	5.9	8.0	9.3	10.5	11.5	12.7	14.6	16.9	19.0	20.0
8.0	4.2	5.9	6.9	7.9	8.7	9.7	11.5	13.3	15.0	16.0
9.0	3.1	4.4	5.2	6.0	6.6	7.6	9.0	10.6	12.0	13.0
10.0	2.3	3.3	3.9	4.6	5.2	5.9	7.1	8.2	9.5	10.5
SSD:30 cm										
0.0	100.0	100.0	100.0	100.0	100.0	100.0	100.0	100.0	100.0	100.0
0.5	74.0	80.1	83.1	85.2	86.3	87.4	88.7	89.6	91.0	91.5
1.0	56.6	65.2	69.7	72.8	74.6	76.2	78.5	80.4	82.0	82.5
2.0	36.1	44.7	49.4	53.0	55.1	57.2	59.8	61.4	63.0	64.0
3.0	24.5	31.1	35.1	38.0	39.9	41.9	44.8	46.8	49.5	50.5
4.0	17.1	22.2	25.2	27.4	28.8	30.8	33.2	36.0	48.5	39.5
5.0	12.2	16.0	18.2	19.9	21.1	22.8	25.2	28.2	30.5	31.5
6.0	8.7	11.6	13.4	14.9	15.9	17.4	19.5	22.2	24.5	25.5
7.0	6.3	8.6	9.9	11.2	12.1	13.4	15.3	17.6	20.0	21.0
8.0	4.6	6.4	7.4	8.4	9.2	10.3	12.1	14.0	16.0	17.0
9.0	3.4	4.8	5.6	6.5	7.1	8.0	9.5	11.1	13.0	14.0
10.0	2.5	3.6	4.3	5.0	5.5	6.3	7.6	8.7	10.5	11.5

表 3.1.3 百分深度剂量表(PDD;辐射线质:3.0 mmAl)

深度/cm	参考深度处圆形照射野面积 W_m/cm^2									
	0	2	5	10	15	25	50	100	200	300
BSF	1.00	1.05	1.09	1.14	1.16	1.19	1.24	1.28	1.32	1.34
SSD:15 cm										
0.0	100.0	100.0	100.0	100.0	100.0	100.0	100.0	100.0		
0.5	76.0	81.4	84.2	86.2	87.3	88.3	89.6	90.4		
1.0	58.9	66.4	70.5	73.5	75.0	76.8	78.8	80.7		
2.0	37.2	44.7	49.3	52.9	54.9	57.3	60.2	63.0		
3.0	24.9	30.9	34.5	37.8	39.8	42.2	45.3	48.7		
4.0	17.0	22.3	24.5	27.2	30.9	31.9	33.8	37.6		
5.0	11.9	15.4	17.6	19.6	20.9	22.9	25.7	29.0		
6.0	8.4	11.8	12.9	14.4	15.5	17.0	19.7	22.7		
7.0	5.9	8.2	9.6	10.7	11.6	12.9	15.4	18.2		
8.0	4.3	6.0	7.0	8.1	8.8	10.0	12.0	14.3		

续表

深度/cm	参考深度处圆形照射野面积 W_m/cm^2									
	0	2	5	10	15	25	50	100	200	300
BSF	1.00	1.05	1.09	1.14	1.16	1.19	1.24	1.28	1.32	1.34
9.0	3.1	4.4	5.2	6.2	6.8	7.8	9.6	11.5		
10.0	2.3	3.3	3.9	4.7	5.3	6.1	7.5	9.1		
SSD:20 cm										
0.0	100.0	100.0	100.0	100.0	100.0	100.0	100.0	100.0	100.0	
0.5	77.1	82.7	85.5	87.5	88.6	89.6	90.8	91.6	92.5	
1.0	60.7	68.5	72.7	75.7	77.3	79.2	81.1	83.0	84.5	
2.0	39.4	47.4	52.2	55.9	58.1	60.6	63.6	66.4	69.0	
3.0	27.0	33.6	37.5	41.0	43.2	45.7	49.0	52.4	56.0	
4.0	18.9	24.9	27.2	30.1	31.8	34.2	37.2	41.1	44.0	
5.0	13.5	17.5	20.0	22.3	23.6	25.9	28.8	32.3	35.5	
6.0	9.7	13.0	14.9	16.7	18.0	19.6	22.5	25.7	28.5	
7.0	7.0	9.7	11.2	12.6	13.7	15.1	17.8	20.8	23.5	
8.0	5.1	7.2	8.4	9.7	10.5	11.8	14.1	16.6	19.0	
9.0	3.8	5.4	6.3	7.4	8.1	9.3	11.3	13.4	15.5	
10.0	2.8	4.1	4.8	5.7	6.4	7.4	9.0	10.8	12.5	
SSD:25 cm										
0.0	100.0	100.0	100.0	100.0	100.0	100.0	100.0	100.0	100.0	100.0
0.5	77.9	83.5	86.3	88.3	89.4	90.4	91.2	92.4	93.5	94.0
1.0	61.9	69.8	74.1	77.1	78.8	80.5	82.5	84.3	86.0	86.5
2.0	40.9	49.2	54.1	58.0	60.2	62.7	65.7	68.3	70.5	71.5
3.0	28.5	35.4	39.4	43.1	45.3	47.9	51.2	54.5	57.0	58.0
4.0	20.3	26.5	29.0	32.0	33.7	36.3	39.3	43.2	45.5	46.5
5.0	14.7	18.9	21.5	23.9	25.3	27.7	30.7	34.2	36.5	37.5
6.0	10.7	14.2	16.2	18.1	19.4	21.2	24.1	27.4	29.5	30.5
7.0	7.8	10.7	12.3	13.8	14.9	16.4	19.2	22.3	24.5	25.5
8.0	5.8	8.0	9.3	10.7	11.5	12.9	15.3	17.9	20.5	21.5
9.0	4.3	6.0	7.1	8.3	9.0	10.2	12.4	14.5	16.5	17.5
10.0	3.2	4.6	5.4	6.4	7.2	8.2	9.9	11.7	13.5	14.5
SSD:30 cm										
0.0	100.0	100.0	100.0	100.0	100.0	100.0	100.0	100.0	100.0	100.0
0.5	78.3	84.0	86.8	88.8	89.9	90.9	92.1	92.8	94.5	95.0
1.0	62.6	70.0	74.9	78.0	79.6	81.4	83.4	85.1	87.0	87.5

续表

深　度/cm	参考深度处圆形照射野面积 W_m/cm²									
	0	2	5	10	15	25	50	100	200	300
BSF	1.00	1.05	1.09	1.14	1.16	1.19	1.24	1.28	1.32	1.34
2.0	41.9	50.3	55.3	59.2	61.5	64.1	67.1	69.7	72.0	73.0
3.0	29.5	36.6	40.8	44.5	46.8	49.4	52.7	55.7	58.0	59.0
4.0	21.2	27.8	30.3	33.5	35.3	37.8	41.3	44.7	47.0	48.0
5.0	15.5	19.9	22.7	25.2	26.7	29.1	32.1	35.6	38.0	39.0
6.0	11.4	15.1	17.3	19.2	20.6	22.4	25.3	28.6	31.0	32.0
7.0	8.4	11.5	13.2	14.0	15.9	17.5	20.3	23.4	26.0	27.0
8.0	6.3	8.7	10.0	11.5	12.3	13.8	16.2	18.9	21.5	22.5
9.0	4.7	6.6	7.7	9.0	9.8	11.0	13.2	15.3	17.5	18.5
10.0	3.6	5.1	6.0	7.0	7.8	8.8	10.6	12.4	14.0	15.0

表 3.1.4　百分深度剂量表(PDD;辐射线质:4.0 mmAl)

深　度/cm	参考深度处圆形照射野面积 W_m/cm²									
	0	2	5	10	15	25	50	100	200	300
BSF	1.00	1.60	1.10	1.15	1.18	1.21	1.26	1.31	1.35	1.37
SSD:15 cm										
0.0	100.0	100.0	100.0	100.0	100.0	100.0	100.0	100.0		
0.5	78.4	83.5	86.1	87.8	88.7	89.7	90.8	91.6		
1.0	62.0	69.8	73.7	76.3	77.8	79.4	81.5	83.0		
2.0	40.8	48.7	52.6	56.1	58.1	60.5	63.7	67.1		
3.0	26.1	32.5	37.7	40.9	42.8	45.3	49.2	53.0		
4.0	19.3	24.6	27.6	30.0	31.6	34.1	37.6	41.6		
5.0	13.7	17.7	20.1	22.3	23.7	25.7	28.8	32.7		
6.0	9.8	13.0	14.9	16.6	17.9	19.3	22.5	25.7		
7.0	7.0	9.6	11.0	12.5	13.6	15.1	17.6	20.7		
8.0	5.2	7.1	8.3	9.5	10.4	11.8	13.9	16.5		
9.0	3.8	5.3	6.2	7.2	8.1	9.0	11.1	13.3		
10.0	2.9	3.9	4.6	5.5	6.1	7.1	8.8	10.7		
SSD:20 cm										
0.0	100.0	100.0	100.0	100.0	100.0	100.0	100.0	100.0	100.0	
0.5	79.6	84.8	87.4	89.1	89.8	90.9	92.0	92.8	94.0	
1.0	63.9	72.0	75.9	78.6	80.1	81.7	83.8	85.3	87.0	
2.0	43.2	51.6	55.7	59.4	61.4	64.0	67.4	70.9	73.5	

续表

深　度/cm	参考深度处圆形照射野面积 W_m/cm^2									
	0	2	5	10	15	25	50	100	200	300
BSF	1.00	1.60	1.10	1.15	1.18	1.21	1.26	1.31	1.35	1.37
3.0	30.3	35.3	40.9	44.5	46.5	49.2	53.4	57.9	60.5	
4.0	21.5	27.4	30.7	33.3	35.1	37.8	41.7	46.0	49.5	
5.0	15.5	20.2	22.9	25.4	26.9	29.2	32.7	36.8	40.5	
6.0	11.3	15.1	17.3	19.3	20.7	22.3	25.9	29.4	32.5	
7.0	8.3	11.3	13.0	14.7	16.0	17.7	20.5	24.0	27.0	
8.0	6.2	8.5	9.9	11.4	12.4	14.0	16.4	19.3	22.0	
9.0	4.6	6.4	7.5	8.7	9.7	11.0	13.2	15.7	18.0	
10.0	3.4	4.9	5.7	6.7	7.5	8.9	10.6	12.7	14.5	
SSD:25 cm										
0.0	100.0	100.0	100.0	100.0	100.0	100.0	100.0	100.0	100.0	100.0
0.5	80.4	85.6	88.2	89.9	90.8	91.8	92.9	93.6	95.0	95.5
1.0	65.1	73.4	77.4	80.1	81.5	83.1	85.3	86.7	88.5	89.5
2.0	44.9	53.6	57.8	61.5	63.7	66.3	69.7	73.2	76.0	77.0
3.0	32.0	37.3	43.1	46.8	48.9	51.7	55.9	60.5	63.5	65.0
4.0	23.1	29.3	32.8	35.6	37.4	40.3	44.2	48.6	52.0	53.5
5.0	16.9	21.8	24.7	27.3	29.0	31.3	34.9	39.2	42.5	44.0
6.0	12.4	16.5	18.9	21.0	22.5	24.1	28.0	31.6	34.5	35.5
7.0	9.2	12.6	14.4	16.2	17.6	19.3	22.3	26.0	29.0	30.0
8.0	6.9	9.5	11.0	12.6	13.8	15.4	18.0	21.1	23.5	4.5
9.0	5.2	7.3	8.4	9.7	10.9	12.2	14.6	17.3	19.5	20.5
10.0	3.9	5.5	6.4	7.6	9.3	9.6	11.8	14.0	16.0	17.0
SSD:30 cm										
0.0	100.0	100.0	100.0	100.0	100.0	100.0	100.0	100.0	100.0	100.0
0.5	80.9	86.1	88.8	90.5	91.2	92.2	93.2	94.0	96.0	96.5
1.0	65.9	74.3	78.2	81.0	82.4	84.0	86.1	87.6	90.0	91.0
2.0	45.9	54.7	59.0	62.8	64.9	67.6	71.1	74.7	78.0	79.0
3.0	33.2	40.7	44.6	48.4	50.6	53.3	57.6	62.2	66.0	67.0
4.0	24.0	30.6	34.2	37.1	39.0	41.9	46.0	50.4	54.0	55.5
5.0	17.8	23.1	26.1	28.8	30.4	32.9	36.6	40.9	44.5	45.5
6.0	13.3	17.6	20.1	22.3	23.9	25.6	29.5	33.2	36.5	37.5
7.0	9.9	13.5	15.4	17.4	18.8	20.6	23.7	27.5	30.5	31.5
8.0	7.5	10.3	11.9	13.6	14.8	16.5	19.2	22.4	25.0	26.0

续表

深 度/cm	参考深度处圆形照射野面积 W_m/cm²									
	0	2	5	10	15	25	50	100	200	300
BSF	1.00	1.60	1.10	1.15	1.18	1.21	1.26	1.31	1.35	1.37
9.0	5.7	7.9	9.2	10.6	11.7	13.2	15.7	18.4	21.0	22.0
10.0	4.4	6.1	7.0	8.2	9.1	10.4	12.7	15.1	17.5	18.5

表 3.1.5 百分深度剂量表(PDD; 辐射线质:8.0 mmAl)

深 度/cm	参考深度处圆形照射野面积 W_m/cm²									
	0	2	5	10	15	25	50	100	200	300
BSF	1.00	1.07	1.12	1.18	1.20	1.24	1.30	1.37	1.42	1.44
SSD:15 cm										
0.0	100.0	100.0	100.0	100.0	100.0	100.0	100.0	100.0		
0.5	81.0	86.0	88.0	90.0	91.0	92.0	93.0	94.5		
1.0	66.5	73.5	77.0	80.0	81.5	83.5	85.0	87.0		
2.0	48.0	56.0	59.5	62.5	54.5	67.0	70.0	74.5		
3.0	34.5	40.0	43.5	47.0	49.5	52.5	56.0	62.5		
4.0	24.0	30.5	33.5	36.0	38.0	40.5	45.0	52.0		
5.0	17.5	22.5	25.5	23.0	30.0	32.0	36.0	42.0		
6.0	12.5	16.5	19.0	21.0	22.5	24.0	28.0	33.5		
7.0	9.0	13.0	15.0	16.5	17.5	19.0	22.5	27.0		
8.0	7.0	10.0	11.5	13.0	14.0	15.5	18.0	22.0		
9.0	5.0	7.0	8.5	10.0	11.0	12.0	14.5	18.0		
10.0	3.5	5.0	6.5	7.5	8.0	9.0	11.5	14.5		
SSD:20 cm										
0.0	100.0	100.0	100.0	100.0	100.0	100.0	100.0	100.0	100.0	
0.5	82.0	87.0	89.0	90.5	91.5	92.5	94.0	95.5	96.5	
1.0	68.0	75.5	79.0	81.5	83.5	85.5	87.5	89.0	91.0	
2.0	49.5	58.0	62.0	65.0	67.0	70.0	75.0	79.5	83.0	
3.0	36.0	43.5	47.5	51.0	53.5	57.0	62.5	68.5	72.5	
4.0	27.0	33.5	37.0	40.0	42.0	45.0	50.5	57.5	61.5	
5.0	20.0	26.0	28.0	30.5	32.5	35.0	40.5	47.5	51.0	
6.0	14.5	19.5	22.0	23.5	25.0	27.0	32.0	38.0	42.5	
7.0	11.0	15.5	17.0	18.5	20.0	22.0	26.5	31.5	36.0	
8.0	8.5	12.0	13.0	15.0	16.0	18.5	22.0	26.0	30.0	
9.0	6.5	9.0	10.5	12.0	13.0	15.0	18.0	21.0	25.0	
10.0	4.5	7.0	8.5	9.5	10.5	12.0	14.5	17.5	20.5	

续表

深度/cm	参考深度处圆形照射野面积 W_m/cm^2									
	0	2	5	10	15	25	50	100	200	300
BSF	1.00	1.07	1.12	1.18	1.20	1.24	1.30	1.37	1.42	1.44
SSD:25 cm										
0.0	100.0	100.0	100.0	100.0	100.0	100.0	100.0	100.0	100.0	100.0
0.5	83.5	88.0	90.0	91.5	92.0	93.0	94.5	96.0	97.0	97.5
1.0	69.5	77.0	80.5	83.0	85.0	86.5	88.5	90.5	92.5	93.5
2.0	52.0	60.0	64.0	67.0	69.0	72.5	77.5	82.5	85.0	86.0
3.0	38.0	46.5	50.0	53.5	56.0	60.0	66.5	73.0	75.5	77.0
4.0	29.0	35.5	39.5	42.0	44.5	48.0	54.0	62.0	65.5	67.0
5.0	21.5	28.0	30.5	33.0	35.0	38.5	44.5	51.0	55.0	56.5
6.0	16.0	21.0	23.5	25.5	27.5	30.5	35.0	42.0	45.5	47.0
7.0	12.0	16.5	18.5	20.5	22.0	24.5	29.0	35.0	39.0	40.5
8.0	9.5	13.0	14.5	16.5	17.5	20.5	24.0	28.5	33.5	34.0
9.0	7.0	10.0	11.5	13.0	14.5	16.5	20.0	23.5	27.5	29.0
10.0	5.0	8.0	9.5	10.5	11.5	13.0	16.0	19.5	23.0	24.0
SSD:30 cm										
0.0	100.0	100.0	100.0	100.0	100.0	100.0	100.0	100.0	100.0	100.0
0.5	85.0	89.0	91.0	92.5	93.0	94.0	95.0	96.5	97.5	98.0
1.0	70.5	78.0	81.5	84.0	85.5	87.5	89.5	92.0	94.0	95.0
2.0	53.5	62.0	66.0	68.5	70.5	74.0	79.5	84.5	87.5	88.5
3.0	40.5	48.5	52.5	55.0	58.0	62.0	69.0	75.0	78.0	79.0
4.0	30.5	38.0	41.0	44.0	46.5	50.5	57.0	64.5	68.5	69.5
5.0	22.5	29.5	32.5	35.5	37.5	41.5	47.5	52.5	58.0	59.5
6.0	17.5	23.0	25.5	27.5	29.5	33.0	38.0	44.0	48.0	50.0
7.0	13.0	18.0	20.0	22.0	23.5	27.0	32.0	37.5	41.5	43.0
8.0	10.5	14.0	15.5	17.5	19.5	22.5	27.0	31.0	35.0	36.5
9.0	8.0	11.0	12.5	14.0	15.5	18.5	22.5	26.5	30.0	31.5
10.0	6.0	9.0	10.0	11.0	12.5	14.5	18.0	22.0	25.5	26.5

表 3.1.6　百分深度剂量表（PDD;辐射线质;0.5 mmCu）

深度/cm	参考深度处正方形照射野面积 W_m/cm^2									
	0×0	4×4	5×5	6×6	7×7	8×8	10×10	12×12	15×15	20×20
BSF	1.000	1.214	1.252	1.283	1.312	1.334	1.373	1.402	1.439	1.489
SSD:30 cm										
0.0	100.0	100.0	100.0	100.0	100.0	100.0	100.0	100.0	100.0	100.0

续表

深度/cm	参考深度处正方形照射野面积 W_m/cm^2									
	0×0	4×4	5×5	6×6	7×7	8×8	10×10	12×12	15×15	20×20
BSF	1.000	1.214	1.252	1.283	1.312	1.334	1.373	1.402	1.439	1.489
1.0	74.3	90.2	91.7	93.0	94.1	94.9	96.2	97.1	98.1	98.5
2.0	56.3	75.7	78.2	80.4	82.2	83.7	85.7	87.3	89.0	90.6
3.0	42.9	62.1	65.1	67.7	69.9	71.6	74.5	76.7	79.0	81.7
4.0	32.9	50.2	53.6	56.3	58.8	60.9	64.0	66.3	69.1	72.2
5.0	25.5	40.5	43.8	46.6	49.0	51.2	54.5	57.0	60.0	63.2
6.0	19.7	32.7	35.8	38.5	40.8	42.8	46.0	48.7	51.8	55.1
7.0	15.3	26.4	29.1	31.7	33.9	35.8	38.8	41.3	44.5	47.8
8.0	12.0	21.6	24.0	26.1	28.0	29.7	32.5	35.0	38.1	41.4
9.0	9.2	17.7	19.8	21.5	23.2	24.6	27.4	29.6	32.5	35.7
10.0	7.2	14.5	16.3	17.7	19.3	20.5	23.0	25.1	27.7	30.9
11.0	5.7	11.8	13.4	14.6	16.0	17.2	19.3	21.2	23.6	26.6
12.0	4.6	9.5	10.9	12.1	13.3	14.4	16.3	18.0	20.1	22.9
13.0	3.6	7.8	9.0	10.0	11.1	12.1	13.7	15.2	17.1	19.7
14.0	2.9	6.4	7.3	8.3	9.2	10.0	11.5	12.9	14.6	16.9
15.0	2.3	5.3	6.1	6.8	7.6	8.3	9.6	10.9	12.4	14.5
16.0	1.8	4.4	5.0	5.7	6.4	7.0	8.1	9.1	10.6	12.5
17.0	1.5	3.5	4.2	4.7	5.3	5.8	6.8	7.8	9.1	10.7
18.0	1.2	2.8	3.4	3.9	4.3	4.8	5.8	6.6	7.8	9.2
19.0	0.9	2.3	2.8	3.3	3.6	4.0	4.9	5.6	6.6	8.0
20.0	0.8	1.9	2.3	2.6	3.1	3.4	4.1	4.8	5.6	6.8
SSD:40 cm										
0.0	100.0	100.0	100.0	100.0	100.0	100.0	100.0	100.0	100.0	100.0
1.0	74.9	91.0	92.4	93.7	94.8	95.6	97.0	97.9	98.9	99.3
2.0	57.2	76.9	79.4	81.6	83.5	85.0	87.1	88.7	90.4	92.0
3.0	43.9	63.5	66.6	69.2	71.5	73.3	76.2	78.4	80.8	83.5
4.0	33.9	51.7	55.2	57.9	60.5	62.7	65.9	68.2	71.1	74.3
5.0	26.4	42.0	45.4	48.2	50.8	53.0	56.4	59.1	62.1	65.4
6.0	20.6	34.1	37.3	40.0	42.5	44.6	47.9	50.8	54.0	57.4
7.0	16.0	27.7	30.5	33.2	35.5	37.5	40.6	43.2	46.6	50.1
8.0	12.6	22.7	25.2	27.5	29.5	31.2	34.2	36.9	40.0	43.5
9.0	9.7	18.7	20.9	22.7	24.5	26.0	28.9	31.3	34.3	37.8
10.0	7.7	15.4	17.3	18.8	20.5	21.8	24.4	26.6	29.4	32.8

续表

深　度/cm	参考深度处正方形照射野面积 W_m/cm^2									
	0×0	4×4	5×5	6×6	7×7	8×8	10×10	12×12	15×15	20×20
BSF	1.000	1.214	1.252	1.283	1.312	1.334	1.373	1.402	1.439	1.489
11.0	6.0	12.5	14.3	15.6	17.0	18.3	20.6	22.6	25.2	28.4
12.0	4.9	10.2	11.6	13.0	14.2	15.4	17.5	19.3	21.5	24.5
13.0	3.9	8.4	9.6	10.8	11.9	12.9	14.8	16.4	18.4	21.1
14.0	3.1	6.9	7.9	8.9	9.9	10.8	12.4	13.9	15.8	18.2
15.0	2.5	5.7	6.6	7.4	8.2	9.0	10.4	11.7	13.4	15.7
16.0	2.0	4.7	5.5	6.1	6.9	7.6	8.8	9.9	11.5	13.6
17.0	1.6	3.9	4.5	5.1	5.7	6.3	7.4	8.5	9.9	11.7
18.0	1.3	3.1	3.7	4.2	4.7	5.3	6.3	7.2	8.5	10.1
19.0	1.0	2.5	3.1	3.6	3.9	4.4	5.3	6.1	7.2	8.7
20.0	0.8	2.1	2.5	2.9	3.4	3.7	4.5	5.2	6.2	7.5
SSD:50 cm										
0.0	100.0	100.0	100.0	100.0	100.0	100.0	100.0	100.0	100.0	100.0
1.0	75.3	91.4	92.9	94.2	95.3	96.1	97.5	98.4	99.4	99.8
2.0	57.7	77.6	80.2	82.4	84.3	85.8	87.9	89.5	91.3	92.9
3.0	44.5	64.4	67.5	70.2	72.5	74.3	77.3	79.5	81.9	84.7
4.0	34.5	52.6	56.2	59.0	61.6	63.8	67.1	69.5	72.4	75.7
5.0	27.0	42.9	46.4	49.3	51.9	54.2	57.7	60.4	63.5	66.9
6.0	21.1	35.0	38.3	41.1	43.6	45.8	49.2	52.1	55.4	58.9
7.0	16.5	28.5	31.4	34.2	36.6	38.6	41.8	44.5	48.0	51.6
8.0	13.0	23.5	26.1	28.4	30.5	32.2	35.4	38.1	41.4	45.0
9.0	10.1	19.4	21.7	23.6	25.4	27.0	30.0	32.5	35.6	39.2
10.0	8.0	16.0	18.0	19.6	21.3	22.7	25.4	27.7	30.6	34.1
11.0	6.3	13.1	14.9	16.3	17.8	19.1	21.5	23.6	26.3	29.6
12.0	5.1	10.7	12.2	13.6	14.9	16.1	18.3	20.2	22.5	25.7
13.0	4.1	8.8	10.1	11.3	12.5	13.6	15.5	17.2	19.3	22.2
14.0	3.3	7.3	8.3	9.4	10.4	11.4	13.1	14.6	16.6	19.2
15.0	2.6	6.0	7.0	7.8	8.7	9.5	11.0	12.4	14.2	16.6
16.0	2.1	5.0	5.8	6.5	7.3	8.0	9.3	10.5	12.2	14.4
17.0	1.7	4.1	4.8	5.4	6.1	6.7	7.9	9.0	10.5	12.4
18.0	1.4	3.3	3.9	4.5	5.0	5.6	6.7	7.7	9.0	10.7
19.0	1.1	2.7	3.3	3.8	4.2	4.7	5.7	6.5	7.7	9.3
20.0	0.9	2.2	2.7	3.1	3.6	4.0	4.8	5.6	6.6	8.0

表 3.1.7 百分深度剂量表 (PDD;辐射线质:1.0 mmCu)

深度/cm	参考深度处正方形照射野面积 W_m/cm²									
	0×0	4×4	5×5	6×6	7×7	8×8	10×10	12×12	15×15	20×20
BSF	1.000	1.180	1.217	1.252	1.283	1.311	1.357	1.391	1.430	1.487
SSD:30 cm										
0.0	100.0	100.0	100.0	100.0	100.0	100.0	100.0	100.0	100.0	100.0
1.0	78.0	91.7	94.0	95.7	96.9	97.8	99.3	100.3	101.3	101.7
2.0	61.4	79.3	83.0	85.7	88.0	89.3	91.7	93.2	94.6	96.0
3.0	48.7	67.8	71.7	74.6	77.5	79.6	83.0	85.2	87.2	89.7
4.0	38.6	57.2	61.1	64.1	67.0	69.3	73.1	75.9	79.0	82.1
5.0	30.7	47.9	51.4	54.5	57.3	59.7	63.6	66.6	69.9	73.5
6.0	24.6	39.9	43.3	46.0	48.8	51.1	55.0	58.0	61.4	65.2
7.0	19.7	33.2	36.1	38.7	41.2	43.5	47.4	50.4	53.7	57.7
8.0	15.9	27.5	30.2	32.5	34.8	37.0	40.6	43.6	46.8	50.8
9.0	12.8	22.8	25.2	27.3	29.4	31.4	34.8	37.6	40.7	44.8
10.0	10.2	18.9	20.9	22.9	24.8	26.6	29.8	32.2	35.3	39.3
11.0	8.2	15.6	17.5	19.2	20.9	22.6	25.4	27.8	30.5	34.3
12.0	6.6	13.0	14.6	16.1	17.8	19.1	21.7	23.9	26.4	29.9
13.0	5.2	10.8	12.2	13.6	15.0	16.2	18.4	20.5	22.9	26.0
14.0	4.2	9.0	10.2	11.4	12.6	13.7	15.7	17.4	19.7	22.6
15.0	3.4	7.5	8.6	9.5	10.6	11.6	13.4	15.0	17.0	19.7
16.0	2.8	6.3	7.1	8.0	8.9	9.8	11.4	12.8	14.7	17.1
17.0	2.3	5.2	6.0	6.8	7.5	8.2	9.7	11.1	12.7	14.9
18.0	1.8	4.3	5.0	5.7	6.4	7.0	8.3	9.4	10.9	13.0
19.0	1.5	3.6	4.2	4.8	5.4	6.0	7.1	8.1	9.4	11.3
20.0	1.2	3.0	3.5	4.0	4.6	5.1	6.1	6.9	8.1	9.8
SSD:40 cm										
0.0	100.0	100.0	100.0	100.0	100.0	100.0	100.0	100.0	100.0	100.0
1.0	78.6	92.4	94.7	96.4	97.7	98.6	100.1	101.1	102.1	102.5
2.0	62.4	80.5	84.3	87.1	89.3	90.7	93.1	94.7	96.1	97.5
3.0	49.8	69.3	73.4	76.3	79.3	81.4	84.9	87.2	89.1	91.7
4.0	39.8	58.9	62.8	66.0	68.9	71.3	75.2	78.2	81.3	84.5
5.0	31.8	49.6	53.2	56.4	59.4	61.8	65.8	69.0	72.4	76.1
6.0	25.6	41.6	45.1	47.9	50.9	53.2	57.3	60.4	63.9	67.9
7.0	20.7	34.7	37.8	40.5	43.1	45.5	49.6	52.8	56.2	60.4
8.0	16.7	28.9	31.7	34.1	36.7	38.9	42.8	45.8	49.2	53.5
9.0	13.5	24.1	26.6	28.8	31.0	33.2	36.8	39.7	43.0	47.3

续表

深 度/cm	参考深度处正方形照射野面积 W_m/cm^2									
	0×0	4×4	5×5	6×6	7×7	8×8	10×10	12×12	15×15	20×20
BSF	1.000	1.180	1.217	1.252	1.283	1.311	1.357	1.391	1.430	1.487
10.0	10.9	20.1	22.2	24.3	26.3	28.2	31.6	34.2	37.5	41.7
11.0	8.7	16.7	18.7	20.5	22.3	24.0	27.1	29.6	32.6	36.6
12.0	7.1	13.9	15.7	17.3	19.0	20.2	23.2	25.6	28.3	32.0
13.0	5.6	11.6	13.1	14.6	16.1	17.4	19.8	22.0	24.6	27.9
14.0	4.6	9.7	11.0	12.2	13.6	14.8	16.9	18.8	21.3	24.4
15.0	3.7	8.1	9.3	10.3	11.5	12.5	14.5	16.2	18.4	21.3
16.0	3.0	6.8	7.7	8.7	9.6	10.6	12.4	13.9	16.0	18.6
17.0	2.4	5.7	6.5	7.3	8.2	9.0	10.6	12.1	13.8	16.2
18.0	2.0	4.7	5.5	6.2	7.0	7.6	9.0	10.2	11.9	14.2
19.0	1.6	3.9	4.6	5.3	5.9	6.6	7.8	8.9	10.3	12.4
20.0	1.3	3.3	3.8	4.4	5.1	5.6	6.6	7.6	8.9	10.8
SSD:50 cm										
0.0	100.0	100.0	100.0	100.0	100.0	100.0	100.0	100.0	100.0	100.0
1.0	79.0	92.9	95.2	96.9	98.2	99.1	100.6	101.6	102.6	103.0
2.0	63.0	81.3	85.1	87.9	90.2	91.6	94.0	95.6	97.0	98.4
3.0	50.5	70.3	74.4	77.4	80.4	82.5	86.1	88.4	90.4	93.0
4.0	40.5	60.0	64.0	67.2	70.2	72.6	76.6	79.6	82.8	86.1
5.0	32.5	50.7	54.4	57.7	60.7	63.2	67.3	70.5	74.0	77.8
6.0	26.3	42.7	46.3	49.2	52.2	54.6	58.8	62.0	65.6	69.7
7.0	21.3	35.8	38.9	41.7	44.4	46.9	51.1	54.4	57.9	62.2
8.0	17.3	29.9	32.8	35.3	37.9	40.2	44.2	47.4	50.9	55.3
9.0	14.0	25.0	27.6	29.9	32.2	34.4	38.2	41.2	44.6	49.1
10.0	11.3	20.9	23.1	25.3	27.4	29.4	32.9	35.6	39.0	43.4
11.0	9.1	17.4	19.5	21.4	23.3	25.1	28.3	30.9	34.0	38.2
12.0	7.4	14.6	16.4	18.1	19.9	21.4	24.3	26.8	29.6	33.5
13.0	5.9	12.2	13.8	15.3	16.9	18.3	20.8	23.1	25.8	29.3
14.0	4.8	10.2	11.6	12.9	14.3	15.6	17.8	19.8	22.4	25.7
15.0	3.9	8.6	9.8	10.9	12.1	13.2	15.3	17.1	19.4	22.5
16.0	3.2	7.2	8.2	9.2	10.2	11.2	13.1	14.7	16.9	19.7
17.0	2.6	6.0	6.9	7.8	8.7	9.5	11.2	12.8	14.7	17.2
18.0	2.1	5.0	5.8	6.6	7.4	8.1	9.6	10.9	12.7	15.1
19.0	1.7	4.2	4.9	5.6	6.3	7.0	8.3	9.5	11.0	13.2
20.0	1.4	3.5	4.1	4.7	5.4	6.0	7.1	8.1	9.5	11.5

表 3.1.8 百分深度剂量表(PDD;辐射线质:1.5 mmCu)

深度/cm	参考深度处正方形照射野面积 W_m/cm²									
	0×0	4×4	5×5	6×6	7×7	8×8	10×10	12×12	15×15	20×20
BSF	1.000	1.166	1.199	1.230	1.259	1.282	1.324	1.358	1.400	1.457
SSD:30 cm										
0.0	100.0	100.0	100.0	100.0	100.0	100.0	100.0	100.0	100.0	100.0
1.0	79.8	92.8	94.5	95.8	96.6	97.5	98.9	100.1	101.0	101.4
2.0	63.6	81.1	84.1	86.3	88.1	89.5	91.8	93.3	95.0	96.8
3.0	50.8	69.4	73.0	75.7	78.2	80.2	83.5	85.8	88.1	90.8
4.0	41.0	58.5	62.0	65.1	67.9	70.3	74.1	76.8	79.7	82.9
5.0	33.1	49.3	52.6	55.6	58.4	60.9	64.9	67.8	71.1	74.8
6.0	26.6	41.4	44.4	47.3	50.1	52.5	56.5	59.7	63.0	67.1
7.0	19.7	34.6	37.6	40.2	42.7	45.1	49.0	52.0	55.5	59.9
8.0	17.3	28.9	31.5	34.0	36.4	38.6	42.4	45.4	48.7	53.2
9.0	14.0	24.1	26.4	28.7	30.9	33.0	36.6	39.4	42.7	47.1
10.0	11.2	20.2	22.3	24.3	26.3	28.1	31.4	34.1	37.3	41.5
11.0	9.2	16.9	18.8	20.6	22.3	24.0	27.0	29.5	32.4	36.5
12.0	7.4	14.1	15.8	17.4	18.9	20.4	23.1	25.3	28.2	31.9
13.0	5.9	11.8	13.3	14.7	16.1	17.5	19.9	22.0	24.5	27.9
14.0	4.8	9.9	11.2	12.4	13.7	14.9	17.1	19.0	21.3	24.4
15.0	3.9	8.2	9.5	10.5	11.6	12.7	14.7	16.5	18.6	21.3
16.0	3.2	6.9	7.9	8.9	9.9	10.8	12.6	14.2	16.2	18.6
17.0	2.7	5.8	6.6	7.5	8.4	9.3	10.8	12.3	14.2	16.3
18.0	2.2	4.9	5.6	6.4	7.2	7.9	9.3	10.7	12.4	14.3
19.0	1.8	4.1	4.8	5.4	6.2	6.8	8.0	9.3	10.8	12.5
20.0	1.4	3.4	4.0	4.5	5.2	5.7	6.9	8.0	9.4	10.9
SSD:40 cm										
0.0	100.0	100.0	100.0	100.0	100.0	100.0	100.0	100.0	100.0	100.0
1.0	80.4	93.5	95.2	96.5	97.4	98.3	99.7	100.9	101.8	102.2
2.0	64.6	82.4	85.4	87.7	89.4	90.9	93.2	94.8	96.5	98.4
3.0	52.0	71.0	74.7	77.4	80.0	82.0	85.4	87.8	90.1	92.9
4.0	42.2	60.2	63.8	67.0	69.9	72.4	76.3	79.0	82.0	85.3
5.0	34.2	51.1	54.5	57.6	60.4	63.1	67.2	70.2	73.6	77.5
6.0	27.7	43.1	46.3	49.3	52.1	54.7	58.8	62.2	65.6	69.9
7.0	20.7	36.2	39.3	42.1	44.7	47.2	51.3	54.5	58.1	62.7
8.0	18.2	30.4	33.2	35.8	38.3	40.6	44.6	47.8	51.3	56.0

续表

深 度/cm	参考深度处正方形照射野面积 W_m/cm²									
	0×0	4×4	5×5	6×6	7×7	8×8	10×10	12×12	15×15	20×20
BSF	1.000	1.166	1.199	1.230	1.259	1.282	1.324	1.358	1.400	1.457
9.0	14.7	25.4	27.9	30.4	32.7	34.9	38.7	41.6	45.1	49.8
10.0	11.9	21.4	23.6	25.8	28.0	29.9	33.3	36.2	39.6	44.1
11.0	9.8	18.0	20.0	21.9	23.8	25.6	28.7	31.4	34.6	38.9
12.0	7.9	15.1	16.9	18.6	20.2	21.9	24.7	27.1	30.2	34.2
13.0	6.4	12.7	14.3	15.8	17.3	18.8	21.3	23.6	26.3	30.0
14.0	5.2	10.6	12.1	13.4	14.8	16.0	18.4	20.5	23.0	26.3
15.0	4.3	8.9	10.2	11.4	12.6	13.7	15.9	17.8	20.1	23.0
16.0	3.5	7.5	8.6	9.6	10.8	11.7	13.7	15.4	17.6	20.2
17.0	2.9	6.3	7.2	8.2	9.1	10.1	11.8	13.4	15.5	17.7
18.0	2.3	5.4	6.1	7.0	7.9	8.6	10.2	11.7	13.5	15.6
19.0	2.0	4.5	5.3	5.9	6.8	7.4	8.7	10.1	11.8	13.7
20.0	1.6	3.7	4.4	5.0	5.7	6.3	7.6	8.8	10.3	12.0
SSD:50 cm										
0.0	100.0	100.0	100.0	100.0	100.0	100.0	100.0	100.0	100.0	100.0
1.0	80.8	94.0	95.7	97.0	97.9	98.8	100.2	101.4	102.3	102.7
2.0	65.2	83.2	86.2	88.5	90.3	91.8	94.1	95.7	97.4	99.3
3.0	52.7	72.0	75.7	78.5	81.1	83.2	86.6	89.0	91.4	94.2
4.0	43.0	61.3	65.0	68.2	71.2	73.7	77.7	80.5	63.5	86.9
5.0	35.0	52.2	55.7	58.9	61.8	64.5	68.7	71.8	75.3	79.2
6.0	28.4	44.2	47.5	50.6	53.5	56.1	60.4	63.8	67.3	71.7
7.0	23.2	37.3	40.5	43.4	46.1	48.6	52.9	56.1	59.9	64.6
8.0	18.8	31.4	34.3	37.0	39.6	42.0	46.1	49.4	53.0	57.9
9.0	15.3	26.4	28.9	31.5	33.9	36.2	40.1	43.2	46.8	51.7
10.0	12.4	22.3	4.6	26.9	29.1	31.1	34.7	37.7	41.2	45.9
11.0	10.2	18.8	20.9	22.9	24.8	26.7	30.0	32.8	36.1	40.6
12.0	8.3	15.8	17.7	19.5	21.2	22.9	25.9	28.4	31.6	35.8
13.0	6.7	13.3	15.0	16.6	18.2	19.7	22.4	24.8	27.6	31.5
14.0	5.5	11.2	12.7	14.1	15.6	16.9	19.4	21.6	24.2	27.7
15.0	4.5	9.4	10.8	12.0	13.3	14.5	16.8	18.8	21.2	24.3
16.0	3.7	7.9	9.1	10.2	11.4	12.4	14.5	16.3	18.6	21.4
17.0	3.1	6.7	7.6	8.7	9.7	10.7	12.5	14.2	16.4	18.8
18.0	2.5	5.7	6.5	7.4	8.4	9.2	10.8	12.4	14.4	16.6
19.0	2.1	4.8	5.6	6.3	7.2	7.9	9.3	10.8	12.6	14.6
20.0	1.7	4.0	4.7	5.3	6.1	6.7	8.1	9.4	11.0	12.8

表 3.1.9 百分深度剂量表 (PDD;辐射线质:2.0 mmCu)

深 度/ cm	参考深度处正方形照射野面积 W_m/cm^2									
	0×0	4×4	5×5	6×6	7×7	8×8	10×10	12×12	15×15	20×20
BSF	1.000	1.144	1.176	1.201	1.227	1.248	1.286	1.319	1.358	1.415
SSD:30 cm										
0.0	100.0	100.0	100.0	100.0	100.0	100.0	100.0	100.0	100.0	100.0
1.0	80.4	92.6	94.2	95.6	96.5	97.3	98.6	99.5	100.4	101.1
2.0	64.9	81.8	84.3	86.2	87.8	89.1	91.3	92.8	94.5	96.5
3.0	52.1	69.9	72.9	75.8	78.1	80.0	83.0	85.2	87.7	90.3
4.0	42.2	59.8	62.7	65.5	67.9	70.2	73.8	76.5	79.6	82.8
5.0	34.2	50.0	53.1	56.2	58.8	61.1	64.9	67.8	70.9	74.7
6.0	27.7	42.0	45.2	48.0	50.6	52.9	56.7	59.7	63.0	67.0
7.0	22.5	35.2	38.1	40.9	43.5	45.6	49.3	52.2	55.7	59.5
8.0	18.3	29.5	32.3	34.8	37.0	39.3	42.8	45.7	49.2	53.4
9.0	15.0	24.7	27.3	29.5	31.7	33.7	37.1	39.9	43.3	47.5
10.0	12.1	20.7	23.0	25.1	27.2	29.0	32.1	34.8	38.0	42.1
11.0	10.0	17.4	19.4	21.2	23.1	24.8	27.8	30.5	33.3	37.2
12.0	8.1	14.7	16.4	18.0	19.7	21.2	24.0	26.4	29.2	32.7
13.0	6.6	12.4	13.9	15.3	16.8	18.2	20.7	22.9	25.4	28.8
14.0	5.5	10.5	11.8	13.0	14.4	15.5	17.9	19.8	22.2	25.3
15.0	4.5	8.8	10.0	11.1	12.3	13.3	15.4	17.2	19.4	22.2
16.0	3.7	7.4	8.5	9.5	10.4	11.4	13.2	15.0	17.0	19.6
17.0	3.0	6.2	7.2	8.1	9.0	9.8	11.4	13.0	14.9	17.2
18.0	2.5	5.3	6.1	6.8	7.7	8.4	9.9	11.4	13.1	15.2
19.0	2.1	4.5	5.1	5.7	6.5	7.2	8.6	9.9	11.5	13.4
20.0	1.7	3.8	4.3	4.9	5.5	6.1	7.4	8.5	10.0	11.7
SSD:40 cm										
0.0	100.0	100.0	100.0	100.0	100.0	100.0	100.0	100.0	100.0	100.0
1.0	81.0	93.3	94.9	96.3	97.3	98.1	99.4	100.3	101.2	101.9
2.0	65.9	83.1	85.6	87.6	89.1	90.5	92.7	94.3	96.0	98.0
3.0	53.3	71.5	74.6	77.5	79.9	81.8	84.9	87.2	89.6	92.3
4.0	43.4	61.0	64.5	67.5	69.9	72.3	76.0	78.8	81.9	85.2
5.0	35.4	51.7	55.0	58.2	60.9	63.3	67.2	70.2	73.4	77.4
6.0	28.8	43.7	47.1	55.0	52.7	55.0	59.0	62.2	65.6	69.8
7.0	23.6	36.9	39.9	42.8	45.5	47.8	51.6	54.6	58.3	62.7
8.0	19.2	31.0	33.9	36.6	39.0	41.3	45.1	48.1	51.7	56.2

续表

深 度/cm	参考深度处正方形照射野面积 W_m/cm^2									
	0×0	4×4	5×5	6×6	7×7	8×8	10×10	12×12	15×15	20×20
9.0	15.8	26.1	28.8	31.2	33.5	35.7	39.2	42.2	45.8	50.2
10.0	12.9	22.0	24.4	26.6	28.8	30.7	34.1	37.0	40.4	44.7
11.0	10.6	18.6	20.7	22.6	24.6	26.4	29.6	32.5	35.5	39.7
12.0	8.7	15.8	17.6	19.3	21.1	22.7	25.7	28.3	31.2	35.0
13.0	7.1	13.3	14.9	16.5	18.1	19.5	22.3	24.6	27.3	30.9
14.0	5.9	11.3	12.7	14.1	15.5	16.7	19.3	21.4	23.9	27.3
15.0	4.8	9.6	10.8	12.0	13.3	14.4	16.7	18.7	21.0	24.1
16.0	4.0	8.0	9.3	10.3	11.3	12.4	14.4	16.2	18.4	21.3
17.0	3.3	6.8	7.8	8.8	9.8	10.6	12.4	14.1	16.2	18.7
18.0	2.7	5.7	6.7	7.4	8.4	9.2	10.8	12.4	14.3	16.5
19.0	2.3	4.9	5.6	6.3	7.1	7.9	9.4	10.8	12.6	14.6
20.0	1.9	4.1	4.8	5.3	6.0	6.7	8.1	9.4	10.9	12.8
SSD:50 cm										
0.0	100.0	100.0	100.0	100.0	100.0	100.0	100.0	100.0	100.0	100.0
1.0	81.4	93.8	95.4	96.8	97.8	98.6	99.9	100.8	101.7	102.4
2.0	66.5	83.9	86.4	88.4	90.0	91.4	93.6	95.2	96.9	98.9
3.0	64.0	72.5	75.6	78.6	81.0	83.0	86.1	88.4	90.9	93.6
4.0	44.2	62.1	65.7	68.7	71.2	73.6	77.4	80.2	83.4	86.8
5.0	36.2	52.9	56.2	59.5	62.3	64.7	68.7	71.8	75.1	79.1
6.0	29.6	44.9	48.3	51.3	54.1	56.5	60.5	63.8	67.3	71.6
7.0	24.3	38.0	41.1	44.1	46.9	49.2	53.2	56.3	60.1	64.6
8.0	19.9	32.1	35.1	37.8	40.3	42.7	46.6	49.7	52.5	58.1
9.0	16.4	27.1	29.9	32.4	34.8	37.0	40.7	43.8	47.5	52.1
10.0	13.4	22.9	25.4	27.7	30.0	32.0	35.5	38.5	42.0	46.5
11.0	11.1	19.4	21.6	23.6	25.7	27.6	30.9	33.9	37.1	41.4
12.0	9.1	16.5	18.4	20.2	22.1	23.8	26.9	29.6	32.7	36.7
13.0	7.5	14.0	15.7	17.3	19.0	20.5	23.4	25.8	28.7	32.5
14.0	6.2	11.9	13.4	14.8	16.3	17.6	20.3	22.5	25.2	28.7
15.0	5.1	10.1	11.4	12.7	14.0	15.2	17.6	19.7	22.2	25.4
16.0	4.2	8.5	9.8	10.9	12.0	13.1	15.2	17.2	19.5	22.5
17.0	3.5	7.2	8.3	9.3	10.4	11.3	13.2	15.0	17.2	19.9
18.0	2.9	6.1	7.1	7.9	8.9	9.8	11.5	13.2	15.2	17.6
19.0	2.4	5.2	6.0	6.7	7.6	8.4	10.0	11.5	13.4	15.6
20.0	2.0	4.4	5.1	5.7	6.4	7.2	8.7	10.0	11.7	13.7

表 3.1.10 百分深度剂量表(PDD;辐射线质:3.0 mmCu)

深 度/	参考深度处正方形照射野面积 W_m/cm²									
cm	0×0	4×4	5×5	6×6	7×7	8×8	10×10	12×12	15×15	20×20
BSF	1.000	1.116	1.142	1.164	1.185	1.204	1.237	1.264	1.296	1.337
SSD:30 cm										
0.0	100.0	100.0	100.0	100.0	100.0	100.0	100.0	100.0	100.0	100.0
1.0	81.2	92.7	94.2	95.3	96.1	96.6	97.6	98.4	99.3	100.1
2.0	66.3	82.5	84.6	86.1	87.5	88.5	90.3	91.8	93.2	94.4
3.0	54.2	71.1	73.7	76.0	77.9	79.5	82.1	84.2	86.3	89.0
4.0	44.3	60.2	63.2	65.8	68.1	70.0	73.2	75.8	78.3	81.8
5.0	36.5	51.2	54.1	56.8	59.1	61.2	64.6	67.3	70.4	74.0
6.0	29.9	43.3	46.1	48.6	51.0	53.1	56.7	59.5	62.7	66.4
7.0	24.6	36.4	39.1	41.6	43.9	46.1	49.7	52.5	55.7	59.5
8.0	20.2	30.7	33.3	35.6	37.8	39.9	43.4	46.2	49.4	53.2
9.0	16.8	26.0	28.3	30.5	32.6	34.5	37.8	40.6	43.7	47.4
10.0	13.9	22.0	24.2	26.0	27.9	29.7	32.9	35.5	38.6	42.3
11.0	11.5	18.6	20.4	22.2	23.9	25.6	28.5	30.9	33.9	37.5
12.0	9.5	15.7	17.3	18.9	20.5	22.1	24.7	27.0	29.7	33.2
13.0	8.0	13.4	14.8	16.1	17.6	19.1	21.5	23.5	26.1	29.3
14.0	6.6	11.4	12.6	13.8	15.2	16.4	18.6	20.4	22.8	25.9
15.0	5.5	9.6	10.7	11.8	13.0	14.1	16.1	17.8	20.1	22.9
16.0	4.6	8.2	9.1	10.1	11.1	12.1	13.9	15.9	17.6	20.2
17.0	3.9	6.9	7.8	8.7	9.6	10.4	12.0	13.5	15.4	17.9
18.0	3.2	5.9	6.6	7.4	8.3	9.1	10.5	11.8	13.5	15.9
19.0	2.7	5.0	5.7	6.3	7.1	7.7	9.2	10.5	11.9	14.1
20.0	2.2	4.2	4.8	5.4	6.0	6.7	8.0	9.1	10.5	12.4
SSD:40 cm										
0.0	100.0	100.0	100.0	100.0	100.0	100.0	100.0	100.0	100.0	100.0
1.0	81.9	93.4	94.9	96.0	96.8	97.4	98.4	99.2	100.1	100.9
2.0	67.4	83.8	85.9	87.5	88.8	89.8	91.7	93.2	94.7	95.9
3.0	55.4	72.7	75.3	77.7	79.7	81.3	83.9	86.1	88.3	91.0
4.0	45.6	62.0	65.0	67.8	70.1	72.1	75.3	78.0	80.6	84.2
5.0	37.8	53.0	56.0	58.8	61.2	63.4	66.9	69.7	72.9	76.6
6.0	31.2	45.1	48.0	50.7	53.1	55.3	59.0	62.0	65.3	69.5
7.0	25.7	38.1	41.0	43.6	46.0	48.2	52.0	54.9	58.3	62.3
8.0	21.3	32.2	35.0	37.4	39.8	42.0	45.7	48.6	51.9	56.0
9.0	17.7	27.5	29.9	32.2	34.4	36.4	40.0	42.9	46.2	50.1
10.0	14.8	23.3	25.7	27.6	29.6	31.5	34.9	37.7	40.9	44.9

续表

深 度/cm	参考深度处正方形照射野面积 W_m/cm^2									
	0×0	4×4	5×5	6×6	7×7	8×8	10×10	12×12	15×15	20×20
BSF	1.000	1.116	1.142	1.164	1.185	1.204	1.237	1.264	1.296	1.337
11.0	12.3	19.8	21.7	23.7	25.5	27.3	30.4	32.9	36.1	39.9
12.0	10.2	16.8	18.5	20.2	22.0	23.7	26.5	28.9	31.8	35.5
13.0	8.6	14.4	15.9	17.3	18.9	20.5	23.0	28.2	28.0	31.5
14.0	7.1	12.2	13.6	14.9	16.3	17.7	20.0	22.0	24.6	27.9
15.0	6.0	10.4	11.6	12.8	14.0	15.2	17.4	19.2	21.7	24.8
16.0	5.0	8.9	9.9	11.0	12.1	13.1	15.1	17.0	19.1	21.9
17.0	4.2	7.5	8.5	9.4	10.5	11.3	13.1	14.7	16.8	19.5
18.0	3.5	6.4	7.2	8.1	9.0	10.0	11.5	12.9	14.8	17.4
19.0	2.9	5.4	6.2	6.9	7.8	8.4	10.0	11.4	13.0	15.4
20.0	2.4	4.6	5.2	5.9	6.5	7.3	8.8	10.0	11.5	13.6
SSD:50 cm										
0.0	100.0	100.0	100.0	100.0	100.0	100.0	100.0	100.0	100.0	100.0
1.0	82.3	93.9	95.4	96.5	97.3	97.9	98.9	99.7	100.6	101.4
2.0	68.0	84.6	86.7	88.3	89.7	90.7	92.6	94.1	95.6	96.8
3.0	56.2	73.7	67.4	78.8	80.8	82.4	85.1	87.3	89.5	92.3
4.0	46.4	63.1	66.2	69.0	71.4	73.4	76.7	79.4	82.1	85.7
5.0	38.6	54.2	57.3	60.1	62.6	64.8	68.4	71.3	74.5	78.3
6.0	32.0	46.3	49.3	52.0	54.5	56.8	60.6	63.6	67.0	71.3
7.0	26.5	39.3	42.2	44.9	47.4	49.7	53.6	56.6	60.1	64.2
8.0	22.0	33.4	36.2	38.7	41.1	43.4	47.2	50.2	53.7	57.9
9.0	18.4	28.5	31.0	33.4	35.7	37.8	41.5	44.5	47.9	52.0
10.0	15.4	24.3	28.7	28.7	30.8	32.8	36.3	39.2	42.6	46.7
11.0	12.8	20.7	22.7	24.7	26.6	28.5	31.7	34.4	37.7	41.7
12.0	10.7	17.6	19.4	21.2	23.0	24.8	27.7	30.3	33.3	37.2
13.0	9.0	15.1	16.7	18.2	19.9	21.5	24.2	26.5	29.4	33.1
14.0	7.5	12.9	14.3	15.7	17.2	18.6	21.1	23.2	25.9	29.4
15.0	6.3	11.0	12.2	13.5	14.8	16.1	18.4	20.3	22.9	26.2
16.0	5.3	9.4	10.5	11.6	12.8	13.9	16.0	18.0	20.2	23.2
17.0	4.5	8.0	9.0	10.0	11.1	12.0	13.9	15.6	17.8	20.7
18.0	3.7	6.8	7.7	8.6	9.6	10.4	12.2	13.7	15.7	18.5
19.0	3.1	5.8	6.6	7.4	8.3	9.0	10.7	12.2	13.9	16.4
20.0	2.6	4.9	5.6	6.3	7.0	7.8	9.4	10.7	12.3	14.5

表 3.1.11　百分深度剂量表(PDD;辐射线质:钴-60)

深　度/cm	参考深度处正方形照射野面积 W_m/cm²														
	0×0	4×4	5×5	6×6	7×7	8×8	10×10	12×12	15×15	20×20	25×25	30×30	35×35	40×40	45×45
BSF	1.000	1.014	1.018	1.022	1.025	1.029	1.035	1.041	1.049	1.059	1.066	1.070	1.074	1.077	1.079
源皮距：60 cm															
0.5	100.0	100.0	100.0	100.0	100.0	100.0	100.0	100.0	100.0	100.0	100.0	100.0	100.0	100.0	100.0
1.0	95.2	96.8	96.9	97.3	97.4	97.5	97.7	97.8	97.9	97.9	98.0	98.1	98.1	98.2	98.3
2.0	86.3	90.3	91.0	91.5	91.9	92.1	92.6	92.8	93.0	93.2	93.4	93.6	93.7	93.8	93.9
3.0	78.3	83.7	84.6	85.3	85.9	86.3	87.0	87.4	87.7	88.3	88.5	88.7	88.8	88.9	89.0
4.0	71.0	77.5	78.5	79.4	80.1	80.6	81.4	82.0	82.6	83.3	83.7	84.0	84.2	84.4	84.6
5.0	64.4	71.4	72.6	73.6	74.5	75.1	76.1	76.8	77.6	78.5	78.9	79.3	79.6	79.9	80.1
6.0	58.6	65.6	66.8	67.9	69.0	69.6	70.9	71.8	72.8	73.7	74.0	74.9	75.2	75.5	75.7
7.0	53.1	60.3	61.6	62.9	63.8	64.7	66.0	67.0	68.1	69.1	69.8	70.4	70.8	71.1	71.3
8.0	48.3	55.3	56.7	57.9	58.9	59.8	61.2	51.9	63.5	64.9	65.7	66.3	66.7	67.1	67.4
9.0	44.0	50.6	52.2	53.4	54.4	55.3	56.9	58.0	59.2	60.7	61.6	62.3	62.8	63.1	63.4
10.0	40.1	46.4	47.8	49.0	50.2	51.2	52.7	53.9	55.3	56.8	57.8	58.4	59.0	59.5	59.8
11.0	36.5	42.6	44.0	45.2	46.2	47.0	48.7	49.9	51.3	53.1	54.1	54.8	55.4	55.9	56.3
12.0	33.2	39.1	40.4	41.5	42.6	43.5	45.1	46.4	47.9	49.5	50.7	51.5	52.1	52.6	52.9
13.0	30.3	35.8	37.0	38.1	39.2	40.2	41.8	43.1	44.6	46.3	47.5	48.4	49.0	49.5	50.0
14.0	27.5	32.9	34.0	35.3	36.2	37.1	38.6	39.8	41.4	43.2	44.4	45.4	46.0	46.9	47.0
15.0	25.1	30.1	31.3	32.4	33.3	34.1	35.7	37.0	38.5	40.3	41.6	42.5	43.1	43.7	44.1
16.0	22.9	27.8	28.7	29.7	30.6	31.5	33.2	34.3	35.8	37.7	38.9	39.8	40.6	41.2	41.7
17.0	20.9	25.4	26.4	27.3	28.2	29.1	30.6	31.8	33.3	35.1	36.3	37.3	38.0	38.6	39.2
18.0	19.1	23.4	24.3	25.2	26.1	26.9	28.3	29.5	30.9	32.7	34.0	35.0	35.6	36.2	36.7

续表

深　度/cm	参考深度处正方形照射野面积 W_m/cm^2													
	0×0	4×4	5×5	6×6	7×7	8×3	10×10	12×12	15×15	20×20	25×25	30×30	35×35	40×40	45×45
BSF	1.000	1.014	1.018	1.022	1.025	1.029	1.035	1.041	1.049	1.059	1.066	1.070	1.074	1.077	1.079
19.0	17.4	21.4	22.3	23.2	24.0	24.3	26.2	27.3	28.7	30.5	31.8	32.7	33.4	34.1	34.6
20.0	15.9	19.6	20.5	21.3	22.1	22.3	24.2	25.3	26.7	28.4	29.6	30.6	31.3	31.9	32.5
22.0	13.3	16.6	17.4	18.1	18.8	19.5	20.7	21.8	23.2	24.8	26.0	26.9	27.5	28.1	28.6
24.0	11.1	14.0	14.7	15.3	16.0	16.6	17.7	18.8	20.0	21.6	22.7	23.6	24.3	24.8	25.4
26.0	9.3	11.8	12.4	13.0	13.6	14.2	15.3	16.2	17.3	18.8	19.9	20.8	21.4	21.8	22.2
28.0	7.7	10.0	10.6	11.1	11.7	12.3	13.1	14.0	15.1	16.4	17.5	18.3	18.8	19.2	19.6
30.0	6.5	8.5	9.0	9.5	10.0	10.4	11.2	12.0	13.0	14.3	15.4	16.0	16.5	16.8	17.0

表 3.1.12　百分深度剂量表(PDD;辐射线质：钴-60)

深　度/cm	参考深度处正方形照射野面积 W_m/cm^2													
	0×0	4×4	5×5	6×6	7×7	8×8	10×10	12×12	15×15	20×20	25×25	30×30	35×35	40×40	45×45
BSF	1.000	1.014	1.018	1.022	1.025	1.029	1.035	1.041	1.049	1.059	1.066	1.070	1.073	1.077	1.079
源皮距：70 cm															
0.5	100.0	100.0	100.0	100.0	100.0	100.0	100.0	100.0	100.0	100.0	100.0	100.0	100.0	100.0	100.0
1.0	95.4	97.0	97.1	97.5	97.6	97.7	97.9	98.0	98.1	98.1	98.2	98.3	98.3	98.4	98.5
2.0	86.8	90.9	91.6	92.1	92.5	92.7	93.2	93.4	93.6	93.8	94.0	94.2	94.3	94.4	94.5
3.0	79.2	84.7	85.6	86.3	86.9	87.3	87.9	88.3	88.7	89.3	89.5	89.7	89.8	89.5	90.0
4.0	72.1	78.8	79.8	80.6	81.3	81.8	82.7	83.3	83.9	84.6	85.0	85.3	85.5	85.7	85.9
5.0	65.7	72.8	74.1	75.1	76.0	76.6	77.6	78.3	79.1	80.1	80.5	80.9	81.2	81.5	81.7
6.0	60.0	67.2	68.5	69.5	70.6	71.3	72.6	73.6	74.5	75.5	75.8	76.7	77.0	77.3	77.5
7.0	54.6	62.0	63.3	64.6	65.6	66.5	67.9	68.8	70.0	71.1	71.8	72.4	72.7	73.1	73.3
8.0	49.9	57.1	58.5	59.7	60.8	61.7	62.2	63.8	65.5	67.0	67.8	68.4	68.8	69.2	69.5

续表

深度/cm	参考深度处正方形照射野面积 W_m/cm^2													
	0×0	4×4	5×5	6×6	7×7	8×8	10×10	12×12	15×15	20×20	25×25	30×30	35×35	40×40	45×45
BSF	1.000	1.014	1.018	1.022	1.025	1.029	1.035	1.041	1.049	1.059	1.066	1.070	1.073	1.077	1.079
9.0	45.6	52.5	54.0	55.3	56.4	57.2	58.9	60.1	61.3	62.9	63.9	64.5	65.0	65.4	65.7
10.0	41.6	48.2	49.7	51.0	52.2	53.2	54.7	56.0	57.5	59.0	60.1	60.8	61.3	61.8	62.2
11.0	38.0	44.4	45.9	47.1	48.2	49.1	50.8	52.1	53.5	55.4	56.4	57.2	57.8	58.4	58.8
12.0	34.8	40.9	42.3	43.4	44.6	45.6	47.2	48.8	50.1	51.8	53.1	53.9	54.5	55.0	55.4
13.0	31.8	37.7	38.9	40.1	41.2	42.2	43.9	45.3	46.8	48.6	49.9	50.8	51.4	52.0	52.5
14.0	29.0	34.7	35.8	37.2	38.1	39.1	40.7	42.0	43.6	45.5	46.8	47.8	48.5	49.5	49.6
15.0	26.5	31.8	33.1	34.2	35.2	36.0	37.7	39.1	40.7	42.6	40.0	44.9	45.6	46.2	46.7
16.0	24.3	29.4	30.5	31.5	32.5	33.4	35.2	36.4	37.9	39.9	41.3	42.2	43.0	43.7	44.2
17.0	22.2	27.0	28.1	29.1	30.0	31.0	32.5	33.8	35.4	37.4	38.6	39.7	40.4	41.1	41.7
18.0	20.4	24.9	26.0	26.9	27.9	28.7	30.2	31.5	33.0	34.9	36.2	37.3	38.0	38.6	39.2
19.0	18.6	22.9	23.8	24.8	25.7	26.6	28.0	29.2	30.7	32.6	34.0	35.0	35.8	36.4	37.0
20.0	17.0	21.0	22.0	22.8	23.7	24.4	25.9	27.2	28.6	30.5	31.7	32.9	33.6	34.3	34.8
22.0	14.3	17.9	18.8	19.5	20.3	21.0	22.3	23.6	25.0	26.8	28.1	29.0	29.7	30.3	30.8
24.0	12.0	15.2	16.0	16.6	17.4	18.0	19.2	20.4	21.7	23.4	24.6	25.6	26.4	26.9	27.5
26.0	10.1	12.9	13.6	14.2	14.9	15.5	16.6	17.7	18.9	20.5	21.7	22.6	23.3	23.8	24.2
28.0	8.5	11.0	11.6	12.2	12.9	13.4	14.3	15.3	16.5	18.0	19.2	20.0	20.6	21.1	21.4
30.0	7.1	9.4	9.9	10.4	11.0	11.4	12.3	13.2	14.3	15.8	16.9	17.6	18.2	18.5	18.7

表 3.1.13　百分深度剂量表（PDD;辐射线质：钴-60）

深度/cm	参考深度处正方形照射野面积 W_m/cm^2													
	0×0	4×4	5×5	6×6	7×7	8×8	10×10	12×12	15×15	20×20	25×25	30×30	35×35	40×40	45×45
BSF	1.000	1.014	1.018	1.022	1.025	1.029	1.035	1.041	1.049	1.059	1.066	1.070	1.073	1.077	1.079
源皮距：80 cm															
0.5	100.0	100.0	100.0	100.0	100.0	100.0	100.0	100.0	100.0	100.0	100.0	100.0	100.0	100.0	100.0

续表

深度/cm	参考深度处正方形照射野面积 W_m/cm^2														
	0×0	4×4	5×5	6×6	7×7	8×8	10×10	12×12	15×15	20×20	25×25	30×30	35×35	40×40	45×45
BSF	1.000	1.014	1.018	1.022	1.025	1.029	1.035	1.041	1.049	1.059	1.066	1.070	1.073	1.077	1.079
1.0	95.6	97.2	97.3	97.7	97.8	97.9	98.1	98.2	98.3	98.3	98.4	98.5	98.5	98.6	98.7
2.0	87.3	91.4	92.1	92.6	93.0	93.2	93.7	93.9	94.1	94.3	94.5	94.7	94.8	94.9	95.0
3.0	79.9	85.4	86.3	87.0	87.6	88.0	88.7	89.1	89.5	90.1	90.3	90.5	90.6	90.7	90.8
4.0	73.0	79.7	80.7	81.6	82.3	82.8	83.7	84.3	84.9	85.6	86.0	86.3	86.5	86.7	86.9
5.0	66.7	73.9	75.2	76.2	77.1	77.8	78.8	79.5	80.3	81.3	81.7	82.1	82.4	82.7	82.9
6.0	61.1	68.4	69.7	70.8	71.9	72.6	73.9	74.9	75.9	76.9	77.2	78.1	78.4	78.7	78.9
7.0	55.8	63.3	64.7	66.0	67.0	67.9	69.3	70.3	71.5	72.6	73.3	73.9	74.3	74.7	74.9
8.0	51.1	58.5	59.9	61.2	62.3	63.2	64.7	65.4	67.1	68.6	69.5	70.1	70.5	70.9	71.2
9.0	46.8	53.9	55.5	56.8	57.9	58.8	60.5	61.7	63.0	64.6	65.6	66.3	66.8	67.2	67.5
10.0	42.9	49.7	51.2	51.5	53.8	54.8	56.4	57.7	59.2	60.8	61.9	62.6	63.2	63.7	54.1
11.0	39.3	45.9	47.4	48.7	49.8	50.7	51.5	53.8	55.3	57.2	58.3	59.1	59.7	60.3	60.7
12.0	36.0	42.4	43.8	45.0	46.2	47.2	48.9	50.3	51.9	53.7	55.0	55.8	56.5	57.0	57.4
13.0	33.0	39.1	40.4	41.6	42.8	43.8	45.6	47.0	48.6	50.5	51.8	52.8	53.4	54.0	54.5
14.0	30.2	36.1	37.3	38.7	39.7	40.7	42.4	43.7	45.4	47.4	48.7	49.8	50.5	51.5	51.6
15.0	27.7	33.2	34.5	35.7	36.7	37.6	39.4	40.8	42.5	44.5	45.9	46.9	47.6	48.2	48.7
16.0	25.4	30.8	31.9	33.0	34.0	35.0	36.8	38.1	39.7	41.8	43.2	44.2	45.0	45.7	46.3
17.0	23.3	28.3	29.5	30.5	31.5	32.5	34.1	35.5	37.1	39.2	40.5	41.6	42.4	43.1	43.7
18.0	21.4	26.2	27.3	28.3	29.3	30.2	31.7	33.1	34.7	36.7	38.1	39.2	39.9	40.6	41.2
19.0	19.6	24.1	25.1	26.1	27.1	28.0	29.5	30.8	32.4	34.4	35.8	36.9	37.7	38.4	39.0
20.0	18.0	22.2	23.2	24.1	25.0	25.8	27.4	28.7	30.2	32.2	33.5	34.7	35.5	36.2	36.8
22.0	15.2	19.0	19.9	20.7	21.5	22.3	23.7	25.0	26.5	28.4	29.8	30.8	31.5	32.1	32.7
24.0	12.8	16.2	17.0	17.7	18.5	19.2	20.5	21.7	23.1	24.9	26.2	27.3	28.1	28.7	29.3
26.0	10.8	13.8	14.5	15.2	15.9	16.6	17.8	18.9	20.2	21.9	23.2	24.2	24.9	25.4	25.9
28.0	9.1	11.8	12.5	13.1	13.8	14.4	15.4	16.4	17.7	19.3	20.6	21.5	22.1	22.6	23.0
30.0	7.7	10.1	10.7	11.2	11.8	12.3	13.3	14.2	15.4	17.0	18.2	19.0	19.6	19.9	20.2

表 3.1.14 百分深度剂量表(辐射线质:4 MV; SSD:100 cm)

深度/cm	参考深度处正方形照射野面积 W_m/cm²									
	0×0	4×4	5×5	6×6	7×7	8×8	10×10	12×12	15×15	20×20
out		0.95	0.96	0.97	0.98	0.99	1.00	1.01	1.02	1.03
1.0	100.0	100.0	100.0	100.0	100.0	100.0	100.0	100.0	100.0	100.0
2.0	94.5	96.5	96.8	97.2	97.4	97.5	97.6	97.7	97.9	98.2
3.0	89.2	91.3	92.0	92.5	92.9	93.0	93.3	93.5	93.7	94.3
4.0	84.3	85.9	86.8	87.4	87.8	88.2	88.7	89.2	89.7	90.5
5.0	79.6	80.4	81.3	82.2	82.9	83.4	84.0	84.4	84.9	85.7
6.0	75.2	74.9	76.1	77.0	77.9	78.6	79.5	80.1	80.7	81.5
7.0	71.0	69.9	71.3	72.2	72.3	74.0	75.0	75.8	76.4	77.3
8.0	67.1	65.6	66.9	68.0	69.1	69.8	71.0	71.7	72.3	73.4
9.0	63.4	61.2	62.8	63.7	64.7	65.5	66.6	67.7	68.5	69.8
10.0	59.9	57.2	58.5	59.8	60.8	61.7	62.7	63.7	64.7	66.2
11.0		53.4	54.9	56.0	57.0	57.8	59.0	60.0	61.4	62.7
12.0	53.4	49.8	51.1	52.3	53.4	54.3	55.7	56.8	58.1	59.5
13.0		46.6	47.8	49.0	50.0	51.0	52.4	53.5	54.9	56.3
14.0	47.8	43.5	44.7	45.8	46.9	47.8	49.3	50.3	51.7	53.4
15.0		40.7	41.9	43.0	44.0	45.0	46.4	47.5	48.8	50.3
16.0	42.6	37.9	39.2	40.3	41.3	42.1	43.6	44.7	46.0	47.8
17.0		35.4	36.6	37.8	38.7	39.5	40.9	42.0	43.4	45.0
18.0	38.0	33.0	34.2	35.2	36.2	37.0	38.5	39.6	40.9	42.6
19.0		30.9	32.0	32.9	34.0	34.8	36.0	37.2	38.5	40.1
20.0	33.9	28.9	29.9	30.8	31.8	32.7	34.0	35.1	36.3	38.1
22.0	30.2	35.3	26.2	27.1	27.9	28.7	30.0	31.0	32.4	34.2
24.0	27.0	22.1	23.0	23.9	24.6	25.4	26.5	27.6	28.9	30.6
26.0	24.1	19.4	20.2	20.9	21.6	22.3	23.5	24.5	25.8	27.4
28.0	21.5	16.9	17.7	18.3	19.0	19.7	20.7	21.7	22.9	24.6
30.0	19.2	14.9	15.5	16.1	16.8	17.4	18.4	19.4	20.4	21.9

表 3.1.15 百分深度剂量表 (辐射线质:4 MV;SSD:∞)

深度/cm	参考深度处正方形照射野面积 W_m/cm²									
	0×0	4×4	5×5	6×6	7×7	8×8	10×10	12×12	15×15	20×20
1.0	100.0	100.0	100.0	100.0	100.0	100.0	100.0	100.0	100.0	100.0
2.0	94.5	98.4	98.7	99.1	99.3	99.4	99.5	99.6	99.8	100.0
3.0	89.2	95.0	95.7	96.2	96.6	96.7	97.0	97.3	97.5	98.1
4.0	84.3	91.1	92.1	92.7	93.1	93.5	94.1	94.6	95.1	96.0

续表

深　度/cm	参考深度处正方形照射野面积 W_m/cm²									
	0×0	4×4	5×5	6×6	7×7	8×8	10×10	12×12	15×15	20×20
5.0	79.6	86.9	87.9	88.9	89.7	90.2	90.8	91.3	91.8	92.7
6.0	75.2	82.5	83.9	84.8	85.8	86.6	87.6	88.3	88.9	89.8
7.0	71.0	78.5	80.0	81.1	82.2	83.1	84.2	85.1	85.8	86.8
8.0	67.1	75.0	76.5	77.7	79.0	79.8	81.2	82.0	82.6	83.9
9.0	63.4	71.4	73.0	74.2	75.4	76.3	77.6	78.8	79.8	81.3
10.0	59.9	67.9	69.4	70.9	72.1	73.2	74.4	75.6	76.8	78.5
12.0	53.4	61.2	62.8	64.3	65.6	66.8	68.5	69.8	71.4	73.2
14.0	47.8	55.4	57.0	58.4	59.8	60.9	62.8	64.1	65.9	68.1
16.0	42.6	50.0	51.7	53.2	54.5	55.5	57.5	59.0	60.7	63.1
18.0	38.0	45.0	46.7	48.0	49.2	50.5	52.5	54.0	55.8	58.1
20.0	33.9	40.8	42.2	43.5	44.3	46.2	48.0	49.6	61.3	53.8
22.0	30.2	36.9	38.2	39.5	40.7	41.9	43.8	45.4	47.3	49.9
24.0	27.0	33.3	34.7	35.9	37.1	38.3	40.1	41.6	43.6	46.1
26.0	24.1	30.2	31.5	32.5	33.6	34.7	36.6	38.1	40.1	42.7
28.0	21.5	27.1	28.3	29.4	30.5	31.6	33.3	34.9	36.8	39.5
30.0	19.2	24.5	25.7	26.7	27.8	28.8	30.5	32.1	33.8	36.3

表 3.1.16　百分深度剂量表（辐射线质:6 MV; SSD:100 cm）

深　度/cm	参考深度处正方形照射野面积 W_m/cm²									
	0×0	2×2	4×4	6×6	8×8	10×10	12×12	15×15	20×20	25×25
out		0.950	0.960	0.980	0.990	1.000	1.015	1.015	1.030	1.040
0.0		9.5	10.5	12.5	15.0	17.0	19.0	22.0	27.0	31.0
0.2			51.5	54.0		58.5			67.5	
0.5			81.5	83.5		86.5			91.0	
1.0			98.5	98.5		99.0			99.5	
1.5	100.0	100.0	100.0	100.0	100.0	100.0	100.0	100.0	100.0	100.0
2.0	98.0	98.5	98.5	98.5	99.0	99.0	99.0	99.0	99.0	99.0
3.0	92.0	93.5	94.0	94.0	94.5	95.0	95.0	95.0	95.5	95.5
4.0	85.5	88.0	89.0	90.0	90.5	91.0	91.0	91.5	92.0	92.0
5.0	80.0	83.0	84.0	85.0	86.0	86.5	87.0	87.5	88.0	88.5
6.0	74.5	78.0	79.0	72.0	81.5	82.5	83.0	83.5	84.5	85.0
7.0	69.5	73.5	74.5	64.0	77.5	78.5	79.0	80.0	80.5	81.5
8.0	65.0	69.0	70.0	57.0	73.5	74.5	75.0	76.0	77.0	78.0

续表

深　度/cm	参考深度处正方形照射野面积 W_m/cm²									
	0×0	2×2	4×4	6×6	8×8	10×10	12×12	15×15	20×20	25×25
out		0.950	0.960	0.980	0.990	1.000	1.015	1.015	1.030	1.040
10.0	56.5	61.0	62.0	51.0	66.0	67.0	68.0	69.0	70.5	71.5
12.0	49.0	53.5	55.0	45.0	59.0	60.0	61.0	62.5	64.0	65.5
14.0	43.0	47.5	48.5	40.0	52.5	54.0	55.0	56.5	58.5	59.5
16.0	37.5	42.0	43.0	36.0	47.0	48.5	49.5	51.0	53.0	54.0
18.0	32.5	37.0	38.0	32.0	42.0	43.5	44.5	46.0	48.0	49.5
20.0	28.5	32.5	33.5	28.5	37.5	39.0	40.0	41.5	43.5	44.5
22.0	25.0	29.0	30.0	25.5	33.5	35.0	36.0	37.5	39.5	40.5
24.0	22.0	25.5	26.5	22.5	30.0	31.5	32.5	34.0	35.5	37.0
26.0	19.0	22.5	23.5	20.0	27.0	28.0	29.0	30.5	32.5	33.5
28.0	16.5	20.0	21.0	18.3	24.0	25.0	26.0	27.5	29.0	30.5
30.0	14.5	17.5	18.5	16.1	21.5	22.5	23.5	24.5	26.5	27.5

表 3.1.17　百分深度剂量表（辐射线质:6 MV; SSD:∞）

深　度/cm	参考深度处正方形照射野面积 W_m/cm²									
	0×0	2×2	4×4	6×6	8×8	10×10	12×12	15×15	20×20	25×25
0.0		9.0	10.0	12.0	14.5	16.5	18.5	21.5	26.0	30.0
0.2			50.0	52.5		57.0			66.0	
0.5			80.0	82.0		85.0			89.0	
1.0			97.5	97.5		98.0			98.5	
1.5	100.0	100.0	100.0	100.0	100.0	100.0	100.0	100.0	100.0	100.0
2.0	99.2	99.3	99.5	99.6	99.8	99.9	100.0	100.0	100.0	100.0
3.0	94.8	96.3	96.7	87.1	97.5	97.8	98.1	98.1	98.2	98.2
4.0	90.0	92.5	93.3	94.4	94.9	95.3	95.8	96.1	96.5	96.7
5.0	85.6	89.0	89.7	91.2	92.1	92.8	93.3	93.8	94.4	4.8
6.0	81.3	85.2	86.3	88.0	89.1	89.9	90.6	91.2	92.0	92.6
7.0	77.3	81.7	82.8	84.7	86.1	87.2	88.0	88.7	89.7	90.4
8.0	73.4	78.1	79.2	81.7	83.2	84.3	85.1	86.1	87.4	88.3
10.0	66.1	71.4	72.8	75.4	77.5	78.7	79.7	81.1	81.8	84.1
12.0	59.8	65.2	66.7	69.4	71.5	73.2	74.4	76.3	78.1	79.7
14.0	54.0	59.7	61.2	64.1	66.1	68.1	69.5	71.5	73.6	75.2
16.0	48.8	54.6	56.1	59.1	61.2	63.2	64.7	66.8	69.2	70.8
18.0	44.1	49.7	51.3	54.3	56.6	58.5	60.1	62.2	64.9	66.5

续表

深　度/cm	参考深度处正方形照射野面积 W_m/cm²									
	0×0	2×2	4×4	6×6	8×8	10×10	12×12	15×15	20×20	25×25
20.0	39.9	45.4	47.1	50.0	52.4	54.2	55.9	58.0	60.8	62.5
22.0	36.0	41.6	43.3	46.2	48.7	50.2	52.0	54.1	56.9	58.8
24.0	32.5	38.1	39.6	42.5	45.1	46.7	48.4	50.5	53.2	55.2
26.0	29.5	34.8	36.2	39.1	41.6	43.3	44.9	47.0	49.6	51.6
28.0	26.6	31.8	33.2	36.1	38.5	40.0	41.7	43.7	46.4	48.4
30.0	24.1	29.0	30.5	33.2	35.6	37.5	38.8	40.5	43.5	45.3

表 3.1.18　百分深度剂量表（辐射线质:8 MV;SSD:100 cm）

深　度/cm	参考深度处正方形照射野面积 W_m/cm²									
	0×0	2×2	4×4	6×6	8×8	10×10	12×12	15×15	20×20	25×25
out		0.925	0.945	0.970	0.990	1.000	1.010	1.020	1.035	1.040
0.0			10.0	11.0	13.0	15.0	17.0	20.5	24.0	31.0
0.2			46.0	47.0	48.0	49.0	51.0	54.0	56.0	
0.5			72.0	73.0	74.0	75.0	76.5	78.0	80.0	
1.0			92.0	92.5	92.5	93.0	93.5	94.5	95.5	
2.0	100.0	100.0	100.0	100.0	100.0	100.0	100.0	100.0	100.0	100.0
3.0	97.0	97.0	97.0	97.0	97.0	97.0	97.0	97.5	97.5	97.5
4.0	92.5	92.5	93.0	93.0	93.0	93.5	93.5	93.5	94.0	94.0
5.0	88.0	88.5	88.5	89.0	89.0	89.5	89.5	90.0	90.0	90.5
6.0	83.0	84.0	64.0	84.5	85.0	85.5	85.5	86.0	86.5	87.0
7.0	78.5	79.5	79.5	80.5	81.0	81.5	82.0	82.5	83.0	83.5
8.0	74.0	75.0	75.5	76.5	77.5	78.0	78.5	79.0	79.5	80.0
10.0	65.5	67.5	68.0	69.0	70.0	71.0	71.5	72.5	73.0	73.5
12.0	58.0	60.0	60.5	62.0	63.0	64.0	65.0	66.0	67.0	67.0
14.0	51.5	53.5	64.5	56.0	57.0	58.0	59.0	60.0	61.0	61.0
16.0	446.0	48.0	48.5	50.0	51.5	53.0	54.0	55.0	56.0	56.0
18.0	41.0	43.0	43.5	45.0	46.5	47.5	49.0	50.0	51.0	51.5
20.0	36.5	38.5	39.0	40.5	42.0	43.0	44.0	45.5	46.5	47.5
22.0	32.5	34.5	35.0	36.5	37.5	39.0	40.0	41.5	42.5	43.0
24.0	29.0	30.5	31.5	32.5	34.0	35.0	36.0	37.5	38.5	39.5
26.0	25.5	27.5	28.0	29.5	30.5	32.0	33.0	34.0	35.0	36.0
28.0	22.5	24.5	25.5	26.5	28.0	29.0	30.0	31.0	32.0	33.0
30.0	20.5	22.0	22.5	24.0	25.0	26.5	27.0	28.0	29.5	30.5

表 3.1.19 百分深度剂量表(辐射线质:8 MV; SSD:∞)

深度/cm	参考深度处正方形照射野面积 W_m/cm²									
	0×0	2×2	4×4	6×6	8×8	10×10	12×12	15×15	20×20	25×25
0.0			9.5	10.5	12.5	14.5	16.0	19.5	23.0	31.0
0.2			44.5	45.5	46.5	47.5	49.0	52.0	54.0	
0.5			70.0	71.0	72.0	73.0	74.5	75.5	77.5	
1.0			90.0	90.5	91.0	91.5	92.0	92.5	94.0	
2.0	100.0	100.0	100.0	100.0	100.0	100.0	100.0	100.0	100.0	100.0
3.0	98.8	98.9	98.9	98.9	98.9	99.0	99.1	99.2	99.3	99.3
4.0	96.3	96.5	96.5	96.5	96.8	97.0	97.2	97.3	97.6	97.8
5.0	93.4	93.9	94.0	94.3	94.6	95.0	95.2	95.4	95.7	96.1
6.0	89.9	90.4	90.7	91.3	91.9	92.3	92.6	93.1	93.5	93.8
7.0	86.4	87.5	87.8	88.5	89.2	89.9	90.4	90.7	91.3	91.7
8.0	82.9	84.3	84.8	85.9	86.7	87.2	87.9	88.7	89.2	89.7
10.0	76.2	78.4	79.1	80.5	81.5	82.4	83.3	84.2	84.9	85.5
12.0	70.1	72.4	73.1	74.5	76.2	77.4	78.4	79.6	80.6	81.0
14.0	64.5	67.0	68.0	69.7	71.2	72.7	73.9	75.0	76.0	76.6
16.0	59.3	62.1	63.0	64.8	66.8	68.3	69.6	70.9	72.2	72.7
18.0	54.7	57.4	58.4	60.2	62.2	63.0	65.5	88.7	68.0	68.8
20.0	50.3	53.2	54.2	56.1	57.9	59.6	61.1	62.9	64.4	65.5
22.0	46.2	49.1	50.1	52.1	53.8	55.8	57.2	59.0	60.8	61.8
24.0	42.6	45.5	46.4	48.4	50.3	52.1	53.7	55.5	57.1	58.3
26.0	39.1	42.0	43.0	45.0	46.9	48.7	50.4	52.1	53.8	55.1
28.0	36.1	38.9	40.0	41.9	43.8	45.5	47.1	48.8	50.7	52.0
30.0	33.2	36.0	37.0	39.0	40.8	42.6	44.1	45.8	47.9	49.2

表 3.1.20 百分深度剂量表(辐射线质:10 MV;SSD:100 cm)

深度/cm	参考深度处正方形照射野面积 W_m/cm²									
	0×0	4×4	5×5	6×6	8×8	10×10	12×12	15×15	20×20	25×25
2.5	100.0	100.0	100.0	100.0	100.0	100.0	100.0	100.0	100.0	100.0
3.0	98.6	98.7	98.8	98.9	99.0	99.0	99.0	99.0	99.0	99.0
4.0	92.7	94.3	94.8	94.9	95.1	95.3	95.7	96.0	96.3	96.4
5.0	87.7	89.8	90.2	90.7	91.2	91.7	92.0	92.2	92.6	93.0
6.0	82.9	85.2	85.8	86.4	87.0	87.5	88.0	66.5	89.2	89.8
7.0	78.1	81.0	81.8	82.2	83.1	83.8	84.4	85.0	85.7	86.2
8.0	74.0	77.0	77.7	78.3	79.4	80.0	80.8	81.4	82.2	82.8

续表

深　度/cm	参考深度处正方形照射野面积 W_m/cm²									
	0×0	4×4	5×5	6×6	8×8	10×10	12×12	15×15	20×20	25×25
9.0	70.0	73.0	73.8	74.7	75.8	76.6	77.4	77.9	78.9	79.5
10.0	66.1	69.5	70.2	71.6	72.4	73.2	74.2	74.8	75.7	76.3
11.0	62.4	66.0	66.8	67.6	68.8	69.9	71.0	71.8	72.5	78.1
12.0	58.9	62.7	63.4	64.3	65.8	67.0	68.0	68.8	69.6	70.1
13.0	55.6	59.4	60.3	61.2	62.7	63.8	64.9	65.9	66.8	67.3
14.0	52.5	56.5	57.3	58.2	59.8	61.0	52.0	63.0	63.9	64.6
15.0	49.6	53.6	54.5	55.3	56.9	58.1	59.2	60.2	61.3	61.9
16.0	46.9	51.0	51.9	52.8	54.2	55.5	56.5	57.7	58.7	59.3
17.0	44.3	48.4	49.2	50.1	51.7	52.9	54.0	55.1	56.2	56.9
18.0	41.8	46.0	45.9	47.7	49.2	50.6	51.7	52.8	53.9	54.6
19.0	39.5	43.6	44.5	45.4	46.9	48.2	49.2	50.5	51.7	52.3
20.0	37.3	41.4	43.4	43.2	41.6	46.0	47.0	48.3	49.5	50.2
22.0	33.3	37.4	38.3	39.1	40.6	41.9	42.9	44.1	45.4	46.2
24.0	29.7	33.7	34.6	35.5	36.9	38.2	39.2	40.5	41.8	42.6
26.0	26.5	30.4	31.3	32.1	33.5	34.8	35.7	37.1	38.4	39.5
28.0	23.7	27.4	28.3	29.0	30.4	31.6	32.6	34.0	35.2	36.4
30.0	21.1	24.7	25.5	28.3	27.6	28.8	29.7	31.1	32.3	33.5

表 3.1.21　百分深度剂量表(辐射线质:15 MV; SSD:100 cm、∞)

深　度/cm	参考深度处正方形照射野面积 W_m/cm²					
	SSD = 100 cm			SSD =∞		
	25	100	200～400	25	100	200～400
0.5	61.5	64.5	68.0	58.5	61.5	65.0
1.0	81.0	82.0	86.5	78.0	79.0	83.0
2.0	98.5	98.0	98.5	96.5	95.5	96.0
3.0	100.0	100.0	100.0	100.0	100.0	100.0
4.0	98.0	98.0	97.5	100.0	100.0	99.0
5.0	94.5	94.5	94.0	98.5	98.5	98.0
6.0	90.5	91.0	90.5	95.5	95.5	96.5
7.0	86.5	87.0	87.5	93.5	94.0	94.5
8.0	83.0	84.0	84.0	91.0	92.0	92.0
10.0	76.0	77.0	77.5	86.5	87.5	88.5
12.0	69.0	71.0	71.5	81.5	83.5	85.0

续表

深　度/cm	参考深度处正方形照射野面积 W_m/cm²					
	SSD = 100 cm			SSD =∞		
	25	100	200～400	25	100	200～400
14.0	62.5	64.5	65.5	76.5	79.0	80.0
16.0	57.0	59.0	60.0	72.5	75.0	77.0
18.0	52.0	54.0	55.5	68.5	71.0	73.5
20.0	47.6	50.0	51.0	65.0	67.5	69.5
22.0	44.0	46.0	47.5	61.0	64.5	66.0
24.0	40.5	42.5	44.0	57.5	60.5	62.5
26.0	36.0	38.5	39.5	54.0	57.5	59.8
28.0	33.5	35.0	37.0	51.5	54.5	57.0
30.0	30.5	32.5	34.0	48.5	52.0	54.0

表 3.1.22　百分深度剂量表(辐射线质:20、22、24 MV；SSD:100 cm、∞)

深　度/cm	参考深度处正方形照射野面积 W_m>50 cm²					
	SSD = 100 cm			SSD =∞		
	20 MV	22 MV	24 MV	20 MV	22 MV	24 MV
1.0	85.0	70.0	70.0	80.0	65.5	65.5
2.0	94.0	90.5	88.5	93.5	86.0	84.5
3.0	100.0	99.0	98.5	98.0	95.5	96.0
4.0	99.5	100.0	100.0	100.0	99.0	99.0
5.0	98.0	99.0	99.5	100.0	100.0	100.0
6.0	95.0	96.5	97.0	99.0	99.0	100.0
7.0	91.0	93.0	94.0	96.5	97.0	99.0
8.0	87.5	89.0	90.0	94.5	95.0	96.5
10.0	80.5	82.0	83.5	90.0	91.0	92.5
12.0	74.0	76.0	77.5	86.0	87.0	88.5
14.0	68.5	70.5	72.0	82.0	83.5	85.0
16.0	63.0	65.0	66.5	78.5	80.0	81.5
18.0	58.0	60.0	61.5	74.5	76.5	78.0
20.0	53.5	56.0	57.5	71.5	73.0	75.0
22.0	49.5	51.0	53.0	68.0	69.0	72.0
24.0	45.5	48.0	49.0	65.0	67.0	69.0
26.0	42.0	44.5	45.5	62.0	64.0	66.0
28.0	39.0	41.0	42.0	59.0	61.5	63.5
30.0	35.5	38.0	39.0	56.5	59.0	61.0

表 3.1.23 百分深度剂量表(辐射线质:31、33、35 MV; SSD:100 cm、∞)

深 度/cm	参考深度处正方形照射野面积 $W_m>50\ cm^2$					
	SSD = 100 cm			SSD = ∞		
	31 MV	33 MV	35 MV	31 MV	33 MV	35 MV
2.0	83.5	82.5	81.5	78.0	77.0	76.0
3.0	94.0	93.0	92.0	89.5	88.5	87.5
4.0	99.5	99.0	98.5	96.5	96.0	95.5
5.0	100.0	100.0	100.0	99.0	99.0	98.5
6.0	99.0	99.0	99.5	100.0	100.0	100.0
7.0	96.0	96.5	97.0	98.5	99.5	99.5
8.0	93.0	93.5	94.0	97.5	98.0	98.0
10.0	87.5	83.0	88.5	95.0	95.5	96.0
12.0	81.5	82.5	83.0	92.0	93.0	93.0
14.0	76.0	77.0	77.5	89.0	90.0	90.0
16.0	71.0	72.0	72.5	86.0	87.0	87.5
18.0	66.0	67.0	68.0	82.5	84.0	84.5
20.0	61.5	62.5	63.5	79.5	81.0	82.0
22.0	57.5	53.5	59.5	77.0	78.5	79.0
24.0	53.5	54.5	55.5	73.5	75.5	76.5

3.2 组织-空气比 TAR

表 3.2.1 组织-空气比(TAR;辐射线质:0.5 mmCu,1.0 mmCu)

深 度/cm	所在深度处正方形照射野面积 W_d/cm^2									
	0×0	4×4	5×5	6×6	7×7	8×8	10×10	12×12	15×15	20×20
辐射线质:0.5 mmCu										
0.0	1.000	1.214	1.252	1.283	1.312	1.334	1.373	1.402	1.439	1.489
1.0	0.783	1.150	1.210	1.250	1.290	1.330	1.370	1.430	1.480	1.640
2.0	0.624	1.010	1.080	1.130	1.190	1.230	1.300	1.350	1.410	1.490
3.0	0.500	0.863	0.932	0.992	1.050	1.100	1.170	1.240	1.310	1.400
4.0	0.402	0.723	0.795	0.858	0.913	0.965	1.050	1.110	1.190	1.290
5.0	0.327	0.607	0.673	0.733	0.787	0.839	0.923	0.990	1.070	1.170
6.0	0.265	0.503	0.566	0.624	0.679	0.726	0.806	0.875	0.958	1.060
7.0	0.215	0.421	0.476	0.529	0.579	0.624	0.701	0.765	0.846	0.954
8.0	0.175	0.353	0.400	0.450	0.493	0.534	0.606	0.666	0.746	0.848

续表

深 度/cm	所在深度处正方形照射野面积 W_d/cm^2									
	0×0	4×4	5×5	6×6	7×7	8×8	10×10	12×12	15×15	20×20
9.0	0.141	0.298	0.339	0.380	0.419	0.454	0.520	0.579	0.654	0.755
10.0	0.115	0.248	0.287	0.324	0.358	0.390	0.451	0.503	0.574	0.671
11.0	0.094	0.208	0.243	0.275	0.304	0.333	0.387	0.436	0.550	0.593
12.0	0.078	0.175	0.202	0.228	0.257	0.283	0.333	0.378	0.438	0.519
13.0	0.065	0.146	0.169	0.194	0.218	0.242	0.287	0.327	0.385	0.458
14.0	0.054	0.122	0.142	0.163	0.183	0.205	0.244	0.282	0.332	0.403
15.0	0.044	0.101	0.121	0.140	0.156	0.174	0.209	0.241	0.287	0.351
16.0	0.037	0.083	0.099	0.116	0.130	0.149	0.180	0.208	0.250	0.311
17.0	0.031	0.067	0.084	0.097	0.111	0.124	0.153	0.178	0.216	0.271
18.0	0.026	0.054	0.068	0.081	0.093	0.104	0.128	0.153	0.187	0.236
19.0	0.021	0.043	0.056	0.068	0.079	0.089	0.110	0.131	0.161	0.205
20.0	0.018	0.034	0.046	0.056	0.066	0.076	0.095	0.114	0.141	0.179
辐射线质:1.0 mmCu										
0.0	1.000	1.180	1.217	1.252	1.283	1.311	1.357	1.391	1.430	1.487
1.0	0.822	1.140	1.200	1.260	1.300	1.350	1.420	1.470	1.520	1.590
2.0	0.682	1.040	1.130	1.190	1.240	1.290	1.360	1.420	1.490	1.580
3.0	0.567	0.922	1.000	1.060	1.120	1.170	1.260	1.330	1.420	1.530
4.0	0.472	0.798	0.875	0.945	1.010	1.060	1.150	1.230	1.330	1.460
5.0	0.393	0.691	0.766	0.840	0.903	0.958	1.050	1.130	1.230	1.360
6.0	0.330	0.600	0.665	0.734	0.794	0.851	0.952	1.030	1.130	1.250
7.0	0.277	0.515	0.578	0.640	0.698	0.751	0.852	0.929	1.030	1.150
8.0	0.233	0.440	0.498	0.555	0.605	0.658	0.750	0.826	0.936	1.040
9.0	0.195	0.373	0.426	0.473	0.522	0.570	0.658	0.734	0.830	0.943
10.0	0.163	0.321	0.365	0.410	0.451	0.494	0.573	0.644	0.737	0.847
11.0	0.135	0.271	0.311	0.351	0.388	0.427	0.503	0.571	0.660	0.761
12.0	0.114	0.230	0.265	0.300	0.333	0.368	0.436	0.499	0.585	0.679
13.0	0.094	0.194	0.224	0.255	0.285	0.317	0.379	0.437	0.515	0.608
14.0	0.079	0.165	0.191	0.219	0.245	0.273	0.327	0.379	0.449	0.537
15.0	0.066	0.140	0.162	0.187	0.211	0.235	0.286	0.334	0.398	0.476
16.0	0.058	0.119	0.139	0.160	0.181	0.203	0.248	0.291	0.351	0.423
17.0	0.047	0.102	0.118	0.136	0.153	0.173	0.215	0.253	0.307	0.373
18.0	0.039	0.085	0.100	0.116	0.132	0.150	0.185	0.220	0.267	0.330
19.0	0.032	0.073	0.085	0.099	0.113	0.128	0.160	0.191	0.235	0.291
20.0	0.027	0.062	0.073	0.085	0.098	0.111	0.138	0.165	0.206	0.256

表 3.2.2 组织-空气比(TAR;辐射线质:1.5 mmCu ,2.0 mmCu)

深 度/ cm	所在深度处正方形照射野面积 W_d/cm²									
	0×0	4×4	5×5	6×6	7×7	8×8	10×10	12×12	15×15	20×20
辐射线质:1.5 mmCu										
0.0	1.000	1.166	1.199	1.230	1.259	1.282	1.324	1.358	1.400	1.457
1.0	0.840	1.130	1.190	1.240	1.280	1.320	1.380	1.430	1.480	1.550
2.0	0.705	1.030	1.110	1.170	1.210	1.260	1.320	1.390	1.460	1.540
3.0	0.592	0.913	0.981	1.040	1.090	1.140	1.230	1.300	1.400	1.510
4.0	0.501	0.800	0.870	0.935	0.992	1.040	1.130	1.210	1.310	1.440
5.0	0.424	0.701	0.767	0.831	0.890	0.944	1.040	1.110	1.210	1.350
6.0	0.356	0.607	0.675	0.739	0.797	0.846	0.940	1.020	1.120	1.240
7.0	0.302	0.524	0.587	0.647	0.703	0.753	0.844	0.920	1.020	1.150
8.0	0.253	0.452	0.508	0.566	0.616	0.666	0.755	0.828	0.928	1.060
9.0	0.213	0.390	0.441	0.489	0.538	0.585	0.669	0.742	0.835	0.962
10.0	0.179	0.335	0.380	0.424	0.467	0.513	0.592	0.660	0.751	0.872
11.0	0.152	0.288	0.326	0.366	0.406	0.445	0.521	0.588	0.672	0.784
12.0	0.128	0.245	0.277	0.314	0.352	0.388	0.458	0.522	0.602	0.705
13.0	0.106	0.210	0.238	0.269	0.301	0.337	0.402	0.462	0.539	0.636
14.0	0.090	0.180	0.206	0.234	0.262	0.293	0.350	0.404	0.480	0.569
15.0	0.076	0.155	0.176	0.200	0.226	0.253	0.305	0.356	0.428	0.510
16.0	0.064	0.133	0.153	0.174	0.197	0.220	0.266	0.315	0.383	0.455
17.0	0.055	0.115	0.132	0.150	0.170	0.190	0.233	0.277	0.341	0.408
18.0	0.046	0.098	0.113	0.131	0.147	0.166	0.203	0.243	0.302	0.365
19.0	0.040	0.085	0.097	0.113	0.127	0.144	0.178	0.214	0.267	0.328
20.0	0.033	0.072	0.084	0.098	0.110	0.125	0.156	0.188	0.235	0.298
辐射线质:2.0 mmCu										
0.0	1.000	1.140	1.180	1.200	1.230	1.250	1.290	1.320	1.360	1.420
1.0	0.847	1.110	1.160	1.210	1.240	1.280	1.330	1.380	1.430	1.500
2.0	0.720	1.020	1.090	1.140	1.180	1.220	1.290	1.350	1.420	1.500
3.0	0.607	0.906	0.966	1.020	1.070	1.120	1.200	1.270	1.370	1.470
4.0	0.515	0.800	0.862	0.918	0.970	1.020	1.100	1.180	1.280	1.400
5.0	0.438	0.705	0.766	0.822	0.876	0.927	1.020	1.090	1.190	1.320
6.0	0.371	0.612	0.675	0.735	0.788	0.839	0.927	1.000	1.100	1.220
7.0	0.316	0.529	0.591	0.648	0.701	0.750	0.837	0.910	1.010	1.140
8.0	0.268	0.461	0.513	0.567	0.616	0.663	0.748	0.822	0.919	1.040
9.0	0.228	0.402	0.448	0.494	0.542	0.585	0.665	0.737	0.834	0.957

续表

深度/cm	所在深度处正方形照射野面积 W_d/cm^2									
	0×0	4×4	5×5	6×6	7×7	8×8	10×10	12×12	15×15	20×20
10.0	0.193	0.345	0.388	0.430	0.471	0.513	0.590	0.659	0.753	0.865
11.0	0.165	0.299	0.336	0.373	0.412	0.449	0.520	0.587	0.675	0.788
12.0	0.140	0.256	0.288	0.322	0.357	0.394	0.460	0.521	0.605	0.709
13.0	0.119	0.221	0.248	0.279	0.310	0.342	0.404	0.463	0.542	0.643
14.0	0.102	0.192	0.216	0.243	0.272	0.300	0.354	0.408	0.483	0.577
15.0	0.086	0.166	0.188	0.210	0.236	0.262	0.310	0.360	0.431	0.518
16.0	0.073	0.143	0.163	0.184	0.205	0.228	0.273	0.320	0.387	0.465
17.0	0.063	0.124	0.142	0.161	0.179	0.198	0.240	0.285	0.347	0.420
18.0	0.054	0.107	0.124	0.140	0.156	0.174	0.210	0.252	0.309	0.378
19.0	0.046	0.094	0.108	0.122	0.136	0.152	0.185	0.224	0.278	0.338
20.0	0.040	0.810	0.094	0.106	0.118	0.132	0.163	0.199	0.249	0.302

表 3.2.3 组织-空气比(TAR;辐射线质:3.0 mmCu)

深度/cm	所在深度处正方形照射野面积 W_d/cm^2									
	0×0	4×4	5×5	6×6	7×7	8×8	10×10	12×12	15×15	20×20
0.0	1.000	1.116	1.142	1.164	1.185	1.204	1.237	1.264	1.296	1.337
1.0	0.856	1.090	1.130	1.160	1.200	1.220	1.270	1.310	1.350	1.410
2.0	0.736	1.000	1.060	1.100	1.140	1.170	1.230	1.280	1.340	1.390
3.0	0.632	0.898	0.949	0.995	1.040	1.080	1.150	1.210	1.290	1.370
4.0	0.541	0.798	0.850	0.898	0.947	0.988	1.070	1.140	1.220	1.310
5.0	0.467	0.708	0.759	0.810	0.860	0.906	0.987	1.060	1.140	1.230
6.0	0.401	0.624	0.676	0.728	0.774	0.820	0.902	0.975	1.060	1.150
7.0	0.345	0.550	0.596	0.642	0.688	0.734	0.818	0.893	0.983	1.070
8.0	0.296	0.476	0.521	0.566	0.611	0.655	0.736	0.808	0.903	0.991
9.0	0.256	0.415	0.456	0.498	0.538	0.580	0.657	0.727	0.817	0.909
10.0	0.222	0.363	0.400	0.439	0.476	0.513	0.587	0.655	0.746	0.834
11.0	0.190	0.316	0.349	0.383	0.416	0.451	0.520	0.584	0.672	0.759
12.0	0.164	0.273	0.303	0.335	0.367	0.398	0.461	0.523	0.605	0.689
13.0	0.143	0.238	0.267	0.295	0.323	0.350	0.406	0.460	0.537	0.624
14.0	0.123	0.206	0.232	0.257	0.287	0.308	0.360	0.409	0.483	0.564
15.0	0.106	0.182	0.202	0.224	0.247	0.271	0.319	0.366	0.435	0.510
16.0	0.092	0.158	0.177	0.198	0.216	0.238	0.281	0.327	0.389	0.459
17.0	0.080	0.137	0.155	0.173	0.190	0.210	0.250	0.291	0.347	0.414
18.0	0.068	0.120	0.135	0.151	0.166	0.185	0.220	0.257	0.310	0.373
19.0	0.059	0.105	0.117	0.132	0.146	0.161	0.193	0.226	0.276	0.336
20.0	0.051	0.092	0.103	0.117	0.129	0.143	0.172	0.202	0.247	0.303

表 3.2.4　组织-空气比(TAR;辐射线质:钴-60)

深　度/cm	所在深度处正方形照射野面积 W_d/cm^2															
	0×0	4×4	5×5	6×6	7×7	8×8	10×10	12×12	15×15	20×20	25×25	30×30	40×40	50×50	60×60	75×75
0.5	1	1.014	1.018	1.022	1.025	1.029	1.035	1.041	1.049	1.059	1.066	1.07	1.077	1.08	1.083	1.088
1	0.968	0.993	1.004	1.011	1.016	1.021	1.029	1.035	1.044	1.054	1.062	1.67	1.076	1.083	1.089	1.097
2	0.906	0.961	0.972	0.981	0.988	0.994	1.005	1.013	1.024	1.036	1.045	1.051	1.06	1.067	1.074	1.081
3	0.849	0.919	0.932	0.944	0.953	0.961	0.974	0.984	0.996	1.013	1.022	1.029	1.038	1.047	1.055	1.063
4	0.795	0.877	0.892	0.905	0.915	0.925	0.94	0.953	0.967	0.985	0.996	1.004	1.017	1.025	1.035	1.044
5	0.744	0.832	0.849	0.864	0.876	0.888	0.905	0.919	0.936	0.957	0.969	0.978	0.99	1.002	1.011	1.021
6	0.697	0.787	0.805	0.82	0.835	0.847	0.868	0.884	0.904	0.925	0.94	0.5	0.964	0.975	0.983	0.996
7	0.652	0.743	0.763	0.78	0.795	0.808	0.83	0.848	0.87	0.893	0.908	0.92	0.935	0.948	0.959	0.967
8	0.611	0.702	0.721	0.738	0.754	0.768	0.791	0.81	0.834	0.861	0.879	0.892	0.907	0.922	0.933	0.942
9	0.572	0.66	0.68	0.699	0.715	0.729	0.755	0.775	0.799	0.828	0.847	0.861	0.879	0.893	0.905	0.914
10	0.536	0.62	0.642	0.659	0.676	0.692	0.718	0.738	0.765	0.795	0.816	0.83	0.85	0.866	0.876	0.886
11	0.502	0.585	0.604	0.623	0.639	0.654	0.68	0.702	0.729	0.762	0.784	0.8	0.821	0.837	0.849	0.86
12	0.47	0.55	0.57	0.587	0.603	0.618	0.646	0.668	0.696	0.73	0.753	0.77	0.792	0.81	0.821	0.832
13	0.44	0.517	0.536	0.553	0.569	0.584	0.612	0.635	0.663	0.699	0.723	0.741	0.765	0.783	0.795	0.816
14	0.412	0.487	0.505	0.521	0.539	0.553	0.579	0.602	0.63	0.668	0.693	0.711	0.737	0.756	0.767	0.776
15	0.386	0.457	0.474	0.491	0.507	0.52	0.547	0.571	0.6	0.638	0.664	0.683	0.71	0.729	0.74	0.75
16	0.361	0.431	0.448	0.463	0.477	0.491	0.518	0.542	0.571	0.609	0.636	0.655	0.684	0.704	0.714	0.72
17	0.338	0.403	0.42	0.436	0.45	0.463	0.49	0.512	0.542	0.58	0.607	0.627	0.657	0.678	0.688	0.695
18	0.317	0.38	0.395	0.41	0.425	0.439	0.463	0.485	0.514	0.553	0.58	0.6	0.63	0.651	0.661	0.669
19	0.297	0.356	0.37	0.385	0.399	0.412	0.438	0.459	0.488	0.526	0.553	0.575	0.606	0.627	0.639	0.644
20	0.278	0.335	0.348	0.362	0.375	0.387	0.411	0.433	0.462	0.5	0.527	0.548	0.58	0.602	0.613	0.622

续表

深度/cm	所在深度处正方形照射野面积 W_d/cm^2															
	0×0	4×4	5×5	6×6	7×7	8×8	10×10	12×12	15×15	20×20	25×25	30×30	40×40	50×50	60×60	75×75
22	0.244	0.297	0.308	0.321	0.333	0.344	0.367	0.388	0.416	0.453	0.481	0.503	0.535	0.554	0.567	0.578
24	0.214	0.26	0.272	0.284	0.295	0.305	0.326	0.346	0.373	0.409	0.437	0.458	0.492	0.513	0.525	0.534
26	0.187	0.23	0.239	0.25	0.261	0.27	0.391	0.309	0.335	0.37	0.396	0.417	0.451	0.472	0.483	0.49
28	0.164	0.203	0.212	0.222	0.231	0.24	0.26	0.276	0.299	0.334	0.36	0.382	0.414	0.434	0.445	0.451
30	0.144	0.178	0.187	0.196	0.205	0.213	0.229	0.245	0.268	0.3	0.326	0.347	0.378	0.396	0.406	0.415

表 3.2.5 组织-空气比(TAR;辐射线质:4 MV)

深度/cm	所在深度处正方形照射野面积 W_d/cm^2												
	0×0	2×2	3×3	4×4	5×5	6×6	7×7	8×8	10×10	12×12	15×15	20×20	25×25
1.0	1.000	1.003	1.005	1.007	1.009	1.012	1.014	1.017	1.022	1.027	1.032	1.039	1.044
2.0	0.945	0.953	0.964	0.976	0.983	0.990	0.995	1.000	1.008	1.016	1.023	1.033	1.043
3.0	0.890	0.904	0.921	0.938	0.947	0.956	0.964	0.971	0.984	0.992	0.998	1.010	1.021
4.0	0.841	0.859	0.878	0.896	0.907	0.918	0.927	0.936	0.962	0.962	0.973	0.988	1.000
5.0	0.794	0.815	0.833	0.851	0.864	0.876	0.888	0.900	0.917	0.928	0.942	0.960	0.974
6.0	0.750	0.772	0.791	0.810	0.824	0.837	0.849	0.860	0.880	0.894	0.909	0.930	0.946
7.0	0.710	0.733	0.752	0.771	0.788	0.800	0.812	0.823	0.850	0.860	0.880	0.900	0.924
8.0	0.670	0.695	0.714	0.733	0.749	0.764	0.777	0.790	0.814	0.830	0.850	0.873	0.891
9.0	0.632	0.658	0.678	0.698	0.714	0.729	0.744	0.758	0.782	0.798	0.822	0.846	0.863
10.0	0.597	0.624	0.643	0.661	0.680	0.697	0.713	0.728	0.750	0.768	0.790	0.818	0.835
11.0	0.563	0.592	0.611	0.630	0.646	0.662	0.677	0.692	0.718	0.735	0.757	0.786	0.804
12.0	0.533	0.560	0.579	0.598	0.614	0.630	0.646	0.661	0.684	0.703	0.727	0.755	0.776

续表

深 度/cm	所在深度处正方形照射野面积 W_d/cm²											
	0×0	2×2	3×3	4×4	5×5	6×6	7×7	8×8	10×10	12×12	15×15	20×20	25×25
13.0	0.503	0.530	0.549	0.567	0.584	0.600	0.615	0.630	0.652	0.673	0.696	0.723	0.745
14.0	0.475	0.502	0.521	0.539	0.555	0.570	0.585	0.599	0.622	0.642	0.666	0.695	0.716
15.0	0.448	0.475	0.493	0.511	0.527	0.542	0.556	0.570	0.592	0.614	0.639	0.667	0.687
16.0	0.425	0.451	0.469	0.487	0.502	0.517	0.530	0.543	0.567	0.587	0.611	0.640	0.662
17.0	0.401	0.427	0.445	0.462	0.477	0.491	0.504	0.517	0.540	0.560	0.585	0.612	0.636
18.0	0.378	0.404	0.421	0.438	0.453	0.467	0.480	0.492	0.514	0.534	0.557	0.587	0.610
19.0	0.357	0.382	0.399	0.416	0.430	0.444	0.456	0.467	0.490	0.508	0.533	0.562	0.585
20.0	0.337	0.362	0.378	0.394	0.407	0.420	0.432	0.444	0.467	0.486	0.509	0.537	0.560
22.0	0.301	0.324	0.339	0.354	0.366	0.377	0.389	0.400	0.421	0.438	0.460	0.497	0.512
24.0	0.268	0.290	0.303	0.317	0.328	0.338	0.350	0.361	0.381	0.397	0.418	0.447	0.468
26.0	0.240	0.260	0.272	0.284	0.295	0.305	0.316	0.326	0.344	0.360	0.379	0.407	0.428
28.0	0.214	0.233	0.244	0.254	0.264	0.273	0.283	0.293	0.310	0.325	0.343	0.370	0.390
30.0	0.191	0.208	0.216	0.227	0.236	0.245	0.255	0.264	0.280	0.294	0.312	0.336	0.354

表 3.2.6 组织-空气比（TAR；辐射线质：6 MV）

深 度/cm	所在深度处正方形照射野面积 W_d/cm²									
	0×0	2×2	4×4	6×6	8×8	10×10	12×12	15×15	20×20	25×25
1.5	1.000	1.003	1.007	1.012	1.017	1.022	1.027	1.032	1.039	1.042
2.0	0.950	0.970	0.982	0.992	1.000	1.008	1.015	1.020	1.027	1.030
3.0	0.930	0.950	0.970	0.980	0.990	0.995	1.000	1.005	1.011	1.020
4.0	0.888	0.910	0.940	0.955	0.065	0.972	0.980	0.988	1.000	1.005

续表

深度/cm	所在深度处正方形照射野面积 W_d/cm²									
	0×0	2×2	4×4	6×6	8×8	10×10	12×12	15×15	20×20	25×25
5.0	0.848	0.870	0.901	0.020	0.940	0.950	0.955	0.963	0.975	0.983
6.0	0.808	0.830	0.868	0.888	0.910	0.920	0.930	0.938	0.950	0.960
7.0	0.770	0.795	0.832	0.955	0.875	0.890	0.900	0.911	0.930	0.940
8.0	0.735	0.760	0.800	0.825	0.845	0.862	0.873	0.880	0.910	0.918
9.0	0.700	0.728	0.762	0.790	0.810	0.830	0.848	0.861	0.885	0.895
10.0	0.670	0.607	0.730	0.760	0.780	0.801	0.820	0.836	0.861	0.870
11.0	0.638	0.665	0.698	0.727	0.747	0.770	0.787	0.806	0.832	0.845
12.0	0.609	0.635	0.666	0.605	0.716	0.740	0.757	0.777	0.805	0.820
13.0	0.581	0.608	0.637	0.666	0.688	0.710	0.728	0.749	0.778	0.793
14.0	0.553	0.580	0.610	0.638	0.660	0.682	0.700	0.723	0.750	0.769
15.0	0.529	0.553	0.583	0.611	0.632	0.655	0.673	0.696	0.725	0.741
16.0	0.503	0.529	0.558	0.585	0.607	0.629	0.648	0.669	0.698	0.715
17.0	0.482	0.505	0.534	0.560	0.582	0.603	0.622	0.644	0.672	0.690
18.0	0.460	0.483	0.511	0.537	0.558	0.580	0.597	0.621	0.648	0.667
19.0	0.440	0.460	0.490	0.512	0.535	0.555	0.575	0.597	0.625	0.643
20.0	0.420	0.440	0.470	0.409	0.514	0.534	0.553	0.575	0.602	0.622
22.0	0.382	0.404	0.430	0.451	0.473	0.492	0.510	0.534	0.560	0.580
24.0	0.349	0.368	0.393	0.414	0.435	0.453	0.472	0.493	0.520	0.540
26.0	0.318	0.336	0.360	0.380	0.400	0.417	0.435	0.455	0.482	0.500
28.0	0.290	0.308	0.330	0.350	0.368	0.384	0.401	0.421	0.448	0.465
30.0	0.265	0.283	0.302	0.322	0.338	0.354	0.371	0.289	0.415	0.432

3.3 组织-最大比 TAR

表 3.3.1 组织-最大比(TMR;辐射线质:钴-60)

深度/cm	所在深度处正方形照射野面积 W_d/cm²															
	0×0	4×4	5×5	6×6	7×7	8×8	10×10	12×12	15×15	20×20	25×25	30×30	40×40	50×50	60×60	75×75
S_p	0.966	0.980	0.983	0.987	0.990	0.994	1.000	1.006	1.013	1.023	1.030	1.034	1.040	1.043	1.046	1.051
0.5	1.000	1.000	1.000	1.000	1.000	1.000	1.000	1.000	1.000	1.000	1.000	1.000	1.000	1.000	1.000	1.000
1.0	0.968	0.984	0.986	0.989	0.991	0.992	0.994	0.994	0.995	0.995	0.996	0.997	0.999	1.003	1.006	1.008
2.0	0.906	0.948	0.955	0.960	0.964	0.966	0.971	0.973	0.976	0.978	0.980	0.982	0.984	0.988	0.992	0.994
3.0	0.849	0.906	0.916	0.924	0.930	0.934	0.941	0.945	0.949	0.957	0.959	0.962	0.964	0.969	0.074	0.977
4.0	0.795	0.865	0.876	0.886	0.893	0.899	0.908	0.915	0.922	0.930	0.934	0.938	0.944	0.949	0.956	0.960
5.0	0.744	0.821	0.834	0.845	0.855	0.863	0.874	0.883	0.892	0.904	0.909	0.914	0.919	0.928	0.934	0.938
6.0	0.697	0.776	0.791	0.802	0.815	0.823	0.839	0.849	0.862	0.873	0.882	0.888	0.895	0.903	0.908	0.915
7.0	0.652	0.733	0.750	0.763	0.776	0.785	0.802	0.815	0.829	0.843	0.852	0.860	0.868	0.878	0.886	0.889
8.0	0.611	0.692	0.708	0.722	0.736	0.746	0.764	0.778	0.795	0.813	0.825	0.834	0.842	0.854	0.861	0.866
9.0	0.572	0.651	0.668	0.684	0.698	0.708	0.729	0.744	0.762	0.782	0.795	0.805	0.816	0.827	0.836	0.840
10.0	0.536	0.611	0.631	0.645	0.660	0.672	0.494	0.709	0.729	0.751	0.765	0.776	0.789	0.802	0.809	0.814
11.0	0.502	0.577	0.593	0.610	0.623	0.636	0.657	0.674	0.695	0.720	0.735	0.748	0.762	0.775	0.784	0.790
12.0	0.470	0.542	0.560	0.574	0.588	0.601	0.624	0.642	0.663	0.689	0.706	0.720	0.735	0.750	0.758	0.765
13.0	0.440	0.510	0.527	0.541	0.555	0.568	0.591	0.610	0.632	0.660	0.678	0.693	0.710	0.725	0.734	0.750
14.0	0.412	0.480	0.496	0.510	0.526	0.537	0.559	0.578	0.601	0.631	0.650	0.664	0.684	0.700	0.708	0.713
15.0	0.386	0.451	0.466	0.480	0.495	0.505	0.529	0.549	0.572	0.602	0.623	0.638	0.659	0.675	0.683	0.689
16.0	0.361	0.425	0.440	0.453	0.465	0.477	0.500	0.521	0.544	0.575	0.597	0.612	0.635	0.652	0.659	0.662

续表

深度/cm	所在深度处正方形照射野面积 W_d/cm^2															
	0×0	4×4	5×5	6×6	7×7	8×8	10×10	12×12	15×15	20×20	25×25	30×30	40×40	50×50	60×60	75×75
17.0	0.338	0.397	0.413	0.427	0.439	0.450	0.473	0.492	0.517	0.548	0.569	0.586	0.610	0.628	0.635	0.639
18.0	0.317	0.375	0.388	0.401	0.415	0.427	0.447	0.466	0.490	0.522	0.544	0.561	0.585	0.603	0.610	0.615
19.0	0.297	0.351	0.363	0.377	0.389	0.400	0.423	0.441	0.465	0.497	0.519	0.537	0.563	0.581	0.590	0.592
20.0	0.278	0.330	0.342	0.354	0.366	0.376	0.397	0.416	0.440	0.472	0.494	0.512	0.539	0.557	0.566	0.572
22.0	0.244	0.293	0.303	0.314	0.325	0.334	0.355	0.373	0.397	0.428	0.451	0.470	0.497	0.513	0.524	0.531
24.0	0.214	0.256	0.267	0.278	0.288	0.296	0.315	0.332	0.356	0.386	0.410	0.428	0.457	0.475	0.485	0.491
26.0	0.187	0.227	0.235	0.245	0.255	0.262	0.281	0.297	0.319	0.349	0.371	0.390	0.419	0.437	0.446	0.450
28.0	0.164	0.200	0.208	0.217	0.225	0.233	0.251	0.265	0.285	0.315	0.338	0.357	0.384	0.409	0.411	0.415
30.0	0.144	0.176	0.184	0.192	0.200	0.207	0.221	0.235	0.255	0.283	0.306	0.324	0.351	0.367	0.375	0.381

表 3.3.2　组织-最大比（TMR;辐射线质:4 MV）

深度/cm	所在深度处正方形照射野面积 W_d/cm^2									
	0×0	2×2	4×4	6×6	8×8	10×10	12×12	15×15	20×20	25×25
BSF	1.000	1.003	1.007	1.012	1.017	1.022	1.027	1.032	1.039	1.044
1.0	1.000	1.000	1.000	1.000	1.000	1.000	1.000	1.000	1.000	1.000
2.0	0.945	0.950	0.968	0.978	0.983	0.986	0.989	0.991	0.995	0.999
3.0	0.890	0.901	0.932	0.945	0.954	0.962	0.966	0.967	0.972	0.978
4.0	0.841	0.856	0.889	0.907	0.920	0.931	0.937	0.943	0.951	0.958
5.0	0.794	0.913	0.844	0.865	0.885	0.897	0.904	0.913	0.924	0.933
6.0	0.750	0.770	0.804	0.827	0.845	0.861	0.870	0.881	0.895	0.906
7.0	0.710	0.731	0.765	0.790	0.809	0.831	0.837	0.853	0.866	0.885
8.0	0.670	0.693	0.727	0.755	0.777	0.796	0.808	0.824	0.840	0.853

续表

深　度/cm	所在深度处正方形照射野面积 W_d/cm²									
	0×0	2×2	4×4	6×6	8×8	10×10	12×12	15×15	20×20	25×25
9.0	0.632	0.656	0.692	0.721	0.745	0.765	0.777	0.797	0.814	0.827
10.0	0.597	0.622	0.657	0.690	0.716	0.734	0.748	0.766	0.787	0.801
11.0	0.563	0.590	0.625	0.654	0.680	0.702	0.716	0.734	0.756	0.770
12.0	0.533	0.558	0.593	0.622	0.650	0.669	0.685	0.704	0.727	0.743
13.0	0.503	0.528	0.562	0.593	0.619	0.638	0.655	0.674	0.696	0.714
14.0	0.475	0.500	0.534	0.563	0.589	0.608	0.625	0.645	0.669	0.686
15.0	0.448	0.474	0.507	0.535	0.560	0.579	0.598	0.619	0.642	0.634
16.0	0.425	0.450	0.480	0.511	0.534	0.555	0.572	0.592	0.616	0.609
17.0	0.401	0.426	0.457	0.485	0.508	0.528	0.545	0.567	0.589	0.584
18.0	0.378	0.403	0.435	0.461	0.483	0.503	0.520	0.540	0.565	0.560
19.0	0.357	0.381	0.413	0.439	0.459	0.479	0.495	0.516	0.541	0.536
20.0	0.337	0.361	0.391	0.415	0.436	0.457	0.473	0.493	0.520	0.490
22.0	0.301	0.323	0.351	0.372	0.393	0.412	0.426	0.446	0.472	0.448
24.0	0.268	0.289	0.314	0.334	0.355	0.373	0.387	0.405	0.430	0.410
26.0	0.240	0.259	0.282	0.301	0.320	0.336	0.351	0.367	0.392	0.374
28.0	0.214	0.232	0.252	0.270	0.288	0.303	0.316	0.332	0.354	0.339
30.0	0.191	0.207	0.225	0.242	0.260	0.274	0.286	0.302	0.323	0.354

表 3.3.3　组织-最大比(TMR;辐射线质：6 MV)

深　度/cm	所在深度处正方形照射野面积 W_d/cm²									
	0×0	2×2	4×4	6×6	8×8	10×10	12×12	15×15	20×20	25×25
BSF	1.000	1.003	1.007	1.012	1.017	1.022	1.027	1.032	1.039	1.042
1.5	1.000	1.000	1.000	1.000	1.000	1.000	1.000	1.000	1.000	1.000

续表

深 度/cm	所在深度处正方形照射野面积 W_d/cm²									
	0×0	2×2	4×4	6×6	8×8	10×10	12×12	15×15	20×20	25×25
2.0	0.950	0.967	0.974	0.980	0.983	0.986	0.988	0.988	0.988	0.988
3.0	0.930	0.947	0.962	0.968	0.973	0.974	0.974	0.974	0.978	0.978
4.0	0.888	0.907	0.932	0.944	0.949	0.952	0.954	0.957	0.962	0.964
5.0	0.848	0.867	0.894	0.910	0.924	0.929	0.931	0.933	0.938	0.943
6.0	0.808	0.823	0.961	0.877	0.895	0.900	0.906	0.909	0.914	0.921
7.0	0.770	0.793	0.825	0.845	0.860	0.871	0.876	0.883	0.895	0.902
8.0	0.735	0.758	0.794	0.815	0.831	0.843	0.850	0.853	0.876	0.881
9.0	0.700	0.726	0.756	0.781	0.796	0.812	0.826	0.834	0.852	0.859
10.0	0.670	0.695	0.724	0.751	0.767	0.784	0.798	0.810	0.829	0.835
11.0	0.638	0.663	0.692	0.718	0.734	0.753	0.766	0.781	0.801	0.811
12.0	0.609	0.633	0.661	0.687	0.704	0.724	0.737	0.753	0.775	0.787
13.0	0.581	0.606	0.632	0.658	0.676	0.695	0.709	0.726	0.749	0.761
14.0	0.553	0.578	0.605	0.630	0.649	0.667	0.682	0.701	0.722	0.738
15.0	0.529	0.551	0.578	0.604	0.621	0.641	0.655	0.674	0.698	0.711
16.0	0.503	0.527	0.554	0.578	0.697	0.615	0.631	0.648	0.672	0.686
17.0	0.482	0.503	0.530	0.553	0.572	0.590	0.606	0.624	0.647	0.662
18.0	0.460	0.482	0.507	0.531	0.549	0.567	0.581	0.602	0.624	0.640
19.0	0.440	0.459	0.486	0.508	0.526	0.543	0.560	0.578	0.602	0.617
20.0	0.420	0.439	0.466	0.486	0.505	0.522	0.538	0.557	0.579	0.597
22.0	0.382	0.401	0.427	0.446	0.465	0.481	0.497	0.517	0.539	0.557
24.0	0.349	0.367	0.390	0.409	0.428	0.443	0.460	0.478	0.500	0.518
26.0	0.318	0.335	0.357	0.375	0.393	0.408	0.424	0.441	0.464	0.480
28.0	0.290	0.307	0.327	0.346	0.362	0.376	0.390	0.408	0.431	0.446
30.0	0.265	0.282	0.300	0.318	0.332	0.346	0.361	0.377	0.399	0.415

表 3.3.4　组织-最大比（TMR;辐射线质:8 MV）

深度/cm	所在深度处正方形照射野面积 W_d/cm²							
	4×4	6×6	8×8	10×10	12×12	15×15	20×20	25×25
2.0	1.000	1.000	1.000	1.000	1.000	1.000	1.000	1.000
3.0	0.995	0.995	0.995	0.995	0.995	0.995	0.995	0.995
4.0	0.960	0.965	0.973	0.978	0.981	0.983	0.984	0.985
5.0	0.920	0.939	0.944	0.949	0.954	0.959	0.960	0.961
6.0	0.895	0.904	0.914	0.924	0.929	0.934	0.934	0.935
7.0	0.868	0.878	0.888	0.898	0.904	0.910	0.914	0.916
8.0	0.840	0.852	0.863	0.873	0.882	0.889	0.894	0.896
9.0	0.812	0.825	0.837	0.847	0.857	0.867	0.872	0.876
10.0	0.782	0.798	0.809	0.822	0.832	0.843	0.848	0.854
11.0	0.752	0.767	0.780	0.795	0.806	0.817	0.827	0.834
12.0	0.723	0.737	0.754	0.767	0.782	0.794	0.805	0.815
13.0	0.693	0.709	0.727	0.743	0.758	0.772	0.785	0.796
14.0	0.666	0.683	0.701	0.718	0.735	0.748	0.763	0.775
15.0	0.640	0.657	0.676	0.692	0.711	0.726	0.741	0.753
16.0	0.615	0.633	0.651	0.668	0.687	0.702	0.718	0.733
17.0	0.591	0.607	0.627	0.644	0.662	0.680	0.697	0.712
18.0	0.567	0.585	0.603	0.622	0.639	0.658	0.677	0.692
19.0	0.546	0.563	0.581	0.599	0.617	0.637	0.657	0.672
20.0	0.523	0.542	0.559	0.578	0.597	0.616	0.636	0.653
22.0	0.483	0.501	0.518	0.538	0.556	0.577	0.598	0.613
24.0	0.446	0.463	0.481	0.500	0.518	0.541	0.562	0.577
26.0	0.412	0.429	0.446	0.464	0.484	0.507	0.528	0.542
28.0	0.380	0.398	0.414	0.432	0.452	0.475	0.497	0.509
30.0	0.351	0.368	0.384	0.401	0.421	0.445	0.466	0.478

表 3.3.5　组织-最大比（TMR;辐射线质:10 MV）

深度/cm	所在深度处正方形照射野面积 W_d/cm²									
	0×0	4×4	5×5	6×6	8×8	10×10	12×12	15×15	20×20	25×25
2.5	1.000	1.000	1.000	1.000	1.000	1.000	1.000	1.000	1.000	1.000
3.0	0.990	0.995	0.995	1.000	1.000	1.000	1.000	1.000	1.000	1.000
4.0	0.960	0.970	0.975	0.975	0.980	0.980	0.985	0.990	0.995	0.995
5.0	0.925	0.940	0.945	0.950	0.955	0.960	0.965	0.970	0.975	0.975
6.0	0.890	0.910	0.915	0.920	0.930	0.935	0.940	0.950	0.955	0.955

续表

深度/cm	所在深度处正方形照射野面积 W_d/cm²									
	0×0	4×4	5×5	6×6	8×8	10×10	12×12	15×15	20×20	25×25
7.0	0.855	0.880	0.890	0.895	0.905	0.915	0.920	0.930	0.935	0.940
8.0	0.820	0.855	0.860	0.870	0.880	0.890	0.895	0.905	0.910	0.915
9.0	0.790	0.840	0.835	0.845	0.855	0.865	0.875	0.885	0.895	0.895
10.0	0.760	0.800	0.805	0.820	0.830	0.840	0.850	0.860	0.870	0.875
11.0	0.730	0.770	0.780	0.790	0.805	0.815	0.825	0.840	0.850	0.855
12.0	0.700	0.745	0.755	0.765	0.780	0.795	0.805	0.820	0.830	0.835
13.0	0.670	0.720	0.730	0.740	0.755	0.770	0.780	0.795	0.810	0.815
14.0	0.645	0.695	0.705	0.720	0.730	0.750	0.760	0.775	0.790	0.795
15.0	0.620	0.670	0.685	0.695	0.710	0.725	0.740	0.750	0.770	0.775
16.0	0.595	0.650	0.660	0.670	0.685	0.700	0.715	0.730	0.750	0.755
17.0	0.575	0.625	0.640	0.650	0.665	0.680	0.695	0.710	0.730	0.735
18.0	0.550	0.605	0.620	0.630	0.640	0.660	0.675	0.690	0.710	0.720
19.0	0.530	0.585	0.595	0.605	0.620	0.640	0.655	0.670	0.690	0.700
20.0	0.510	0.565	0.575	0.585	0.600	0.620	0.635	0.650	0.670	0.680
22.0	0.470	0.525	0.540	0.545	0.560	0.580	0.595	0.615	0.635	0.645
24.0	0.435	0.485	0.500	0.510	0.525	0.545	0.560	0.575	0.600	0.615
26.0	0.400	0.450	0.465	0.475	0.490	0.510	0.525	0.545	0.565	0.580
28.0	0.700	0.420	0.435	0.445	0.460	0.480	0.495	0.510	0.535	0.550
30.0	0.340	0.390	0.405	0.415	0.430	0.450	0.465	0.480	0.505	0.520

表 3.3.6 组织-最大比(TMR;辐射线质:31～35 MV)

辐射线质	15 MV			20 MV	22 MV	24 MV	31 MV
深度/cm	25 cm²	100 cm²	200～400 cm²	>50 cm²			
0.5	0.585	0.615	0.650				
1.0	0.780	0.790	0.830	0.800	0.655	0.655	
2.0	0.965	0.955	0.960	0.935	0.860	0.845	0.780
3.0	1.000	1.000	1.000	0.980	0.955	0.960	0.895
4.0	1.000	1.000	1.000	1.000	0.990	0.990	0.965
5.0	0.985	0.985	0.980	1.000	1.000	1.000	0.990
6.0	0.955	0.955	0.960	0.990	0.990	1.000	1.000
7.0	0.935	0.940	0.945	0.965	0.970	0.990	0.985
8.0	0.910	0.920	0.920	0.945	0.950	0.965	0.975
10.0	0.865	0.875	0.885	0.900	0.910	0.925	0.950

续表

辐射线质 深度/cm	15 MV			20 MV	22 MV	24 MV	31 MV
	25 cm^2	100 cm^2	200～400 cm^2	>50 cm^2			
12.0	0.815	0.835	0.850	0.860	0.870	0.885	0.920
14.0	0.765	0.790	0.800	0.820	0.835	0.850	0.890
16.0	0.725	0.750	0.770	0.785	0.800	0.815	0.860
18.0	0.685	0.710	0.735	0.745	0.765	0.780	0.825
20.0	0.650	0.675	0.695	0.715	0.730	0.750	0.795
22.0	0.810	0.645	0.660	0.680	0.690	0.720	0.770
24.0	0.575	0.605	0.625	0.650	0.670	0.690	0.735
26.0	0.540	0.575	0.598	0.620	0.640	0.660	
28.0	0.515	0.545	0.570	0.590	0.615	0.635	
30.0	0.485	0.520	0.540	0.565	0.590	0.610	

附录4 对于成年参考人锝-99m (^{99m}Tc)的 *S*(T←S)值

对于成年参考人锝-99m(^{99m}Tc)的 *S*(T←S)值(nGy/衰变)

靶器官 T	源器官 S					
	肾上腺	脑	乳 腺	胆 囊	LLI 内容物	SI 内容物
肾上腺	1.90E-04	4.17E-10	5.04E-08	3.12E-07	2.24E-08	7.44E-08
脑	4.17E-10	4.33E-06	3.17E-09	1.48E-10	1.56E-11	3.90E-11
乳腺	5.04E-08	3.17E-09	1.18E-05	3.32E-08	2.27E-09	7.33E-09
胆囊壁	3.56E-07	1.53E-10	3.40E-08	3.51E-05	6.48E-08	4.37E-07
下部大肠(LLI)壁	1.97E-08	1.32E-11	2.41E-09	5.91E-08	1.28E-05	5.89E-07
小肠(SI)壁	7.44E-08	3.90E-11	7.33E-09	4.56E-07	7.13E-07	4.41E-06
胃(ST)壁	2.84E-07	2.51E-10	5.92E-08	2.92E-07	1.23E-07	2.12E-07
上部大肠(ULI)壁	9.39E-08	4.75E-11	7.49E-09	7.75E-07	3.09E-07	1.35E-06
心壁	2.84E-07	2.53E-09	2.60E-07	1.04E-07	5.41E-09	2.06E-08
肾脏	7.22E-07	1.58E-10	1.99E-08	3.88E-07	7.08E-08	2.12E-07
肝	4.34E-07	8.14E-10	6.80E-08	8.17E-07	1.79E-08	1.16E-07
肺病	2.33E-07	7.61E-09	2.33E-07	7.08E-08	4.49E-09	1.34E-08
肌肉	1.11E-07	2.20E-08	4.23E-08	1.14E-07	1.23E-07	1.11E-07
卵巢	3.13E-08	1.51E-11	2.61E-09	1.11E-07	1.26E-06	9.20E-07
胰腺	1.09E-06	4.14E-10	6.20E-08	6.73E-07	5.20E-08	1.42E-07
红骨髓	2.53E-07	1.00E-07	5.50E-08	1.02E-07	2.01E-07	1.78E-07
骨表面	2.67E-07	2.98E-07	7.73E-08	1.13E-07	1.81E-07	1.48E-07
皮肤	3.40E-08	3.96E-08	7.58E-08	3.08E-08	3.61E-08	3.00E-08
脾	4.56E-07	5.18E-10	4.36E-08	1.33E-07	6.51E-08	1.01E-07
睾丸	1.53E-09	1.45E-12	0.00E+00	6.90E-09	1.40E-07	2.60E-08
胸腺	5.64E-08	6.86E-09	2.28E-07	1.42E-08	2.04E-09	4.65E-09
甲状腺	8.09E-09	1.35E-07	3.00E-08	2.45E-09	2.48E-10	4.85E-10
膀胱壁	7.53E-09	6.01E-12	1.33E-09	4.21E-08	4.97E-07	2.12E-07
子宫	1.89E-08	1.31E-11	2.61E-09	1.16E-07	5.16E-07	8.34E-07
胎儿	0.00E+00	0.00E+00	0.00E+00	0.00E+00	0.00E+00	0.00E+00
胎盘	0.00E+00	0.00E+00	0.00E+00	0.00E+00	0.00E+00	0.00E+00
全身	1.74E-07	1.27E-07	1.04E-07	1.36E-07	1.50E-07	1.61E-07

续表

靶器官 T	源器官 S					
	ST 内容物	ULI 内容物	心脏 内容物	心 壁	肾	肝
肾上腺	2.72E-07	9.55E-08	2.52E-07	2.84E-07	7.22E-07	4.34E-07
脑	4.26E-10	4.67E-11	3.13E-09	2.53E-09	1.58E-10	8.14E-10
乳腺	5.72E-08	7.98E-09	2.40E-07	2.60E-07	1.99E-08	6.80E-08
胆囊壁	3.04E-07	7.51E-07	1.03E-07	1.22E-07	4.08E-07	8.67E-07
下部大肠(LLI)壁	9.07E-08	2.14E-07	4.05E-09	4.89E-09	5.48E-08	1.44E-08
小肠(SI)壁	2.07E-07	1.25E-06	1.56E-08	2.06E-08	2.12E-07	1.16E-07
胃(ST)壁	8.83E-06	2.85E-07	1.65E-07	2.64E-07	2.52E-07	1.48E-07
上部大肠(ULI)壁	2.65E-07	8.71E-06	2.11E-08	2.64E-08	2.12E-07	1.88E-07
心壁	2.32E-07	2.96E-08	5.65E-06	1.24E-05	8.20E-08	2.32E-07
肾	2.72E-07	2.12E-07	6.44E-08	8.20E-08	1.37E-05	2.93E-07
肝	1.46E-07	1.86E-07	2.12E-07	2.32E-07	2.93E-07	3.23E-06
肺	1.10E-07	1.76E-08	4.58E-07	4.38E-07	6.64E-08	2.08E-07
肌肉	9.93E-08	1.06E-07	8.80E-08	9.17E-08	9.76E-08	7.49E-08
卵巢	5.84E-08	7.68E-07	4.53E-09	6.14E-09	7.00E-08	3.80E-08
胰腺	1.23E-06	1.62E-07	2.64E-07	3.56E-07	4.96E-07	3.85E-07
红骨髓	7.48E-08	1.43E-07	1.10E-07	1.10E-07	1.70E-07	8.29E-08
骨表面	1.03E-07	1.27E-07	1.59E-07	1.59E-07	1.61E-07	1.23E-07
皮肤	3.41E-08	3.08E-08	3.40E-08	3.69E-08	3.78E-08	3.61E-08
脾	7.81E-07	1.04E-07	1.24E-07	1.67E-07	6.61E-07	7.20E-08
睾丸	2.89E-09	1.91E-08	5.14E-10	6.15E-10	3.09E-09	1.57E-09
胸腺	3.64E-08	5.42E-09	8.84E-07	7.33E-07	1.73E-08	5.92E-08
甲状腺	2.61E-09	7.67E-10	5.16E-08	4.32E-08	2.95E-09	8.62E-09
膀胱壁	1.73E-08	1.60E-07	2.21E-09	2.16E-09	1.87E-08	1.16E-08
子宫	5.04E-08	3.96E-07	4.85E-09	5.46E-09	6.40E-08	3.28E-08
胎儿	0.00E+00	0.00E+00	0.00E+00	0.00E+00	0.00E+00	0.00E+00
胎盘	0.00E+00	0.00E+00	0.00E+00	0.00E+00	0.00E+00	0.00E+00
全身	1.17E-07	1.42E-07	1.17E-07	1.67E-07	1.60E-07	1.61E-07

续表

靶器官 T	源器官 S					
	肺	肌　肉	卵　巢	胰　腺	红 骨 髓	皮质骨表面
肾上腺	2.33E-07	1.11E-07	3.13E-08	1.09E-06	2.41E-07	1.06E-07
脑	7.61E-09	2.20E-08	1.51E-11	4.14E-10	8.05E-08	1.17E-07
乳腺	2.33E-07	4.23E-08	2.61E-09	6.20E-08	5.11E-08	3.09E-08
胆囊壁	7.44E-08	1.19E-07	9.88E-08	8.11E-07	1.14E-07	4.40E-08
下部大肠(LLI)壁	3.29E-09	1.33E-07	1.12E-06	4.16E-08	1.98E-07	7.23E-08
小肠(SI)壁	1.34E-08	1.11E-07	9.20E-07	1.42E-07	1.85E-07	5.73E-08
胃(ST)壁	1.19E-07	1.08E-07	5.84E-08	1.26E-06	8.21E-08	3.88E-08
上部大肠(ULI)壁	1.80E-08	1.09E-07	8.25E-07	1.69E-07	1.55E-07	5.01E-08
心壁	4.38E-07	9.17E-08	6.14E-09	3.56E-07	1.09E-07	5.73E-08
肾	6.64E-08	9.76E-08	7.00E-08	4.96E-07	1.69E-07	6.21E-08
肝	1.96E-07	7.49E-08	3.80E-08	3.85E-07	8.93E-08	4.81E-08
肺	3.73E-06	9.32E-08	5.38E-09	1.75E-07	1.09E-07	6.65E-08
肌肉	9.30E-08	1.98E-07	1.43E-07	1.23E-07	9.04E-08	7.43E-08
卵巢	5.38E-09	1.43E-07	3.42E-04	3.64E-08	2.12E-07	6.52E-08
胰腺	1.74E-07	1.23E-07	3.64E-08	3.91E-05	1.47E-07	6.52E-08
红骨髓	1.11E-07	9.04E-08	2.12E-07	1.40E-07	1.74E-06	2.00E-07
骨表面	1.65E-07	1.84E-07	1.65E-07	1.66E-07	1.07E-06	3.25E-06
皮肤	4.01E-08	5.69E-08	3.08E-08	3.00E-08	4.19E-08	4.67E-08
脾	1.63E-07	1.03E-07	3.84E-08	1.28E-06	9.17E-08	4.93E-08
睾丸	3.66E-10	9.85E-08	0.00E+00	2.58E-09	3.08E-08	4.08E-08
胸腺	2.84E-07	1.05E-07	1.93E-09	6.12E-08	8.42E-08	4.81E-08
甲状腺	8.80E-08	1.16E-07	2.29E-10	7.26E-09	7.52E-08	7.65E-08
膀胱壁	1.33E-09	1.40E-07	5.48E-07	1.38E-08	9.16E-08	4.00E-08
子宫	4.09E-09	1.43E-07	1.57E-06	3.72E-08	1.54E-07	4.88E-08
胎儿	0.00E+00	0.00E+00	0.00E+00	0.00E+00	0.00E+00	0.00E+00
胎盘	0.00E+00	0.00E+00	0.00E+00	0.00E+00	0.00E+00	0.00E+00
全身	1.46E-07	1.35E-07	1.88E-07	1.86E-07	1.54E-07	1.42E-07

续表

靶器官 T	源器官 S					
	小梁骨表面	皮质骨体积	小梁骨体积	脾	睾　丸	胸　腺
肾上腺	1.06E-07	1.06E-07	1.06E-07	4.56E-07	1.53E-09	5.64E-08
脑	1.17E-07	1.17E-07	1.17E-07	5.18E-10	1.45E-12	6.86E-09
乳腺	3.09E-08	3.09E-08	3.09E-08	4.36E-08	0.00E+00	2.28E-07
胆囊壁	4.40E-08	4.40E-08	4.40E-08	1.35E-07	6.70E-09	2.64E-08
下部大肠(LLI)壁	7.23E-08	7.23E-08	7.23E-08	4.64E-08	1.95E-07	1.61E-09
小肠(SI)壁	5.73E-08	5.73E-08	5.73E-08	1.01E-07	2.60E-08	4.65E-09
胃(ST)壁	3.88E-08	3.88E-08	3.88E-08	7.73E-07	4.42E-09	3.60E-08
上部大肠(ULI)壁	5.01E-08	5.01E-08	5.01E-08	1.06E-07	1.78E-08	5.30E-09
心壁	5.73E-08	5.73E-08	5.73E-08	1.67E-07	6.15E-10	7.33E-07
肾	6.21E-08	6.21E-08	6.21E-08	6.61E-07	3.09E-09	1.73E-08
肝	4.81E-08	4.81E-08	4.81E-08	7.20E-08	1.57E-09	5.92E-08
肺	6.65E-08	6.65E-08	6.65E-08	1.64E-07	3.66E-10	2.96E-07
肌肉	7.43E-08	7.43E-08	7.43E-08	1.03E-07	9.85E-08	1.05E-07
卵巢	6.52E-08	6.52E-08	6.52E-08	3.84E-08	0.00E+00	1.93E-09
胰腺	6.52E-08	6.52E-08	6.52E-08	1.28E-06	2.58E-09	6.12E-08
红骨髓	6.69E-07	2.00E-07	3.89E-07	8.41E-08	2.68E-08	8.22E-08
骨表面	3.78E-06	6.56E-07	1.22E-06	1.26E-07	1.01E-07	1.22E-07
皮肤	4.67E-08	4.67E-08	4.67E-08	3.49E-08	1.02E-07	4.38E-08
脾	4.93E-08	4.93E-08	4.93E-08	2.33E-05	2.17E-09	3.88E-08
睾丸	4.08E-08	4.08E-08	4.08E-08	2.17E-09	9.06E-05	1.90E-10
胸腺	4.81E-08	4.81E-08	4.81E-08	3.88E-08	1.90E-10	1.59E-04
甲状腺	7.65E-08	7.65E-08	7.65E-08	7.81E-09	2.31E-11	1.62E-07
膀胱壁	4.00E-08	4.00E-08	4.00E-08	8.02E-09	3.84E-07	8.12E-10
子宫	4.88E-08	4.88E-08	4.88E-08	2.56E-08	0.00E+00	1.80E-09
胎儿	0.00E+00	0.00E+00	0.00E+00	0.00E+00	0.00E+00	0.00E+00
胎盘	0.00E+00	0.00E+00	0.00E+00	0.00E+00	0.00E+00	0.00E+00
全身	1.42E-07	1.42E-07	1.42E-07	1.61E-07	1.34E-07	1.50E-07

续表

靶器官 T	源器官 S					
	甲状腺	膀胱内容物	子宫	胎儿	胎盘	全身
肾上腺	8.09E-09	8.39E-09	1.89E-08	0.00E+00	0.00E+00	1.69E-07
脑	1.35E-07	5.93E-12	1.31E-11	0.00E+00	0.00E+00	1.23E-07
乳腺	3.00E-08	1.30E-09	2.61E-09	0.00E+00	0.00E+00	1.02E-07
胆囊壁	2.64E-09	3.44E-08	1.14E-07	0.00E+00	0.00E+00	1.78E-07
下部大肠(LLI)壁	2.06E-10	5.77E-07	4.96E-07	0.00E+00	0.00E+00	1.74E-07
小肠(SI)壁	4.85E-10	2.24E-07	8.34E-07	0.00E+00	0.00E+00	1.78E-07
胃(ST)壁	3.70E-09	2.09E-08	5.52E-08	0.00E+00	0.00E+00	1.60E-07
上部大肠(ULI)壁	7.67E-10	1.60E-07	4.16E-07	0.00E+00	0.00E+00	1.73E-07
心壁	4.32E-08	2.22E-09	5.46E-09	0.00E+00	0.00E+00	1.62E-07
肾	2.95E-09	2.00E-08	6.40E-08	0.00E+00	0.00E+00	1.56E-07
肝	8.62E-09	1.17E-08	3.28E-08	0.00E+00	0.00E+00	1.57E-07
肺	8.80E-08	1.03E-09	4.09E-09	0.00E+00	0.00E+00	1.43E-07
肌肉	1.16E-07	1.30E-07	1.43E-07	0.00E+00	0.00E+00	1.33E-07
卵巢	2.29E-10	5.40E-07	1.57E-06	0.00E+00	0.00E+00	1.82E-07
胰腺	7.26E-09	1.38E-08	3.72E-08	0.00E+00	0.00E+00	1.80E-07
红骨髓	7.92E-08	8.00E-08	1.39E-07	0.00E+00	0.00E+00	1.43E-07
骨表面	1.97E-07	1.05E-07	1.29E-07	0.00E+00	0.00E+00	2.55E-07
皮肤	4.37E-08	3.89E-08	3.00E-08	0.00E+00	0.00E+00	9.34E-08
脾	7.81E-09	8.38E-09	2.56E-08	0.00E+00	0.00E+00	1.56E-07
睾丸	2.31E-11	3.72E-07	0.00E+00	0.00E+00	0.00E+00	1.30E-07
胸腺	1.62E-07	8.04E-10	1.80E-09	0.00E+00	0.00E+00	1.45E-07
甲状腺	1.57E-04	9.54E-11	2.14E-10	0.00E+00	0.00E+00	1.47E-07
膀胱壁	9.62E-11	1.14E-05	1.28E-06	0.00E+00	0.00E+00	1.69E-07
子宫	2.14E-10	1.23E-06	4.90E-05	0.00E+00	0.00E+00	1.84E-07
胎儿	0.00E+00	0.00E+00	0.00E+00	0.00E+00	0.00E+00	0.00E+00
胎盘	0.00E+00	0.00E+00	0.00E+00	0.00E+00	0.00E+00	0.00E+00
全身	1.51E-07	1.20E-07	1.89E-07	0.00E+00	0.00E+00	1.40E-07

附录 5　放射性药物单位给药量对应的有效剂量 *E* 和受照最甚的器官或组织

放射性药物单位给药量对应的有效剂量 *E* 和受照最甚的器官或组织

核　素	药　物	有效剂量 E/(mSv/MBq)	受照最甚的器官或组织	
			名　称	剂　量/(mSv/MBq)
^{3}H	水	1.5E-02	乳腺	2.0E-02
^{3}H	菊粉	9.4E-04	膀胱壁	1.8E-02
^{3}H	中性脂肪和游离脂肪酸	2.2E-01	膀胱壁	1.8E-02
^{11}C	一氧化碳(单次吸入,屏气 20 s)	4.8E-03	心脏	2.0E-02
^{11}C	一氧化碳(连续呼吸 1 h)	3.2E-03	心脏	1.3E-02
^{11}C	二氧化碳(单次吸入,屏气 20 s)	1.6E-03	肺	2.4E-03
^{11}C	二氧化碳(连续呼吸 1 h)	1.0E-03	肺	1.3E-03
^{11}C	(甲基-^{11}C)胸腺嘧啶脱氧核苷	3.5E-03	肝	3.2E-02
^{11}C	(2-^{11}C)胸腺嘧啶脱氧核苷	2.7E-03	肾	1.1E-02
^{11}C	CO 结合血红蛋白标记的红细胞	5.0E-03	心脏	2.2E-02
^{11}C	螺环哌啶酮	5.3E-03	肝	2.2E-02
^{14}C	菊粉	8.2E-03	膀胱壁	1.5E-01
^{14}C	中性脂肪和游离脂肪酸	2.1E+00	骨表面	5.8E+00
^{14}C	尿素	3.1E-02	膀胱壁	1.2E-01
^{14}C	尿素(螺旋菌阳性病例)	8.1E-02	骨表面	1.2E-01
^{13}N	氮气(单次吸入,屏气 20 s)	3.8E-04	肺	2.8E-03
^{13}N	氮气(连续呼吸 1 h)	4.3E-04	肺	3.2E-03
^{13}N	溶液中的氮气	4.1E-04	肺	2.9E-03
^{13}N	氨	2.0E-03	膀胱壁	8.1E-03
^{13}N	谷氨酸盐	3.9E-03	胰腺	7.9E-02
^{15}O	一氧化碳(单次吸入,屏气 20 s)	8.1E-04	肺	3.4E 03
^{15}O	一氧化碳(连续呼吸 1 h)	5.5E-04	肺	2.3E-03
^{15}O	二氧化碳(单次吸入,屏气 20 s)	5.1E-04	肺	1.2E-03
^{15}O	二氧化碳(连续呼吸 1 h)	3.8E-04	肺	8.7E-04
^{15}O	氧气(单次吸入,屏气 20 s)	3.7E-04	肺	2.4E-03
^{15}O	氧气(连续呼吸 1 h)	4.0E-04	肺	2.6E-03

续表

核素	药物	有效剂量 E/(mSv/MBq)	受照最甚的器官或组织	
			名称	剂量/(mSv/MBq)
^{15}O	水	9.3E-04	心脏	1.9E-03
^{18}F	氟化物	2.4E-02	红骨髓	4.0E-02
^{18}F	2-氟代-2-脱氧-D 葡萄糖(EDG)	1.9E-02	膀胱壁	1.7E-01
^{24}Na	钠盐(口服或静注)	2.6E+00	骨表面	5.4E+00
^{24}Na	钠盐(静注)	3.2E-01	红骨髓	6.6E-01
^{24}Na	钠盐(口服)	3.6E-01	胃壁	6.6E-01
^{28}Mg	镁盐	7.2E-01	红骨髓	3.3E+00
^{32}P	磷酸盐	2.4E+00	红骨髓	1.1E+01
^{32}P	磷酸盐	6.6E-01	骨表面	2.0E+00
^{35}S	硫酸盐	9.0E-02	乳腺	1.2E-01
^{34m}Cl	氯化物	1.4E-02	乳腺	1.6E-02
^{36}Cl	氯化物	6.7E-01	乳腺	9.6E-01
^{38}Cl	氯化物	1.4E-02	乳腺	1.7E-02
^{38}K	钾(超短寿命)	1.9E-02	甲状腺	2.2E-01
^{42}K	钾	2.8E-01	红骨髓	5.0E-01
^{42}K	钾(口服)	3.4E-01	胃壁	8.0E-01
^{43}K	钾	2.0E-01	红骨髓	2.9E-01
^{43}K	钾(口服)	2.2E-01	胃壁	3.3E-01
^{45}Ca	钙	3.1E+00	骨表面	1.8E+01
^{45}Ca	钙(口服)	1.8E+00	骨表面	8.8E+00
^{47}Ca	钙	1.2E+00	骨表面	1.3E+01
^{47}Ca	钙(口服)	1.8E+00	下部大肠壁	9.6E+00
^{46}Sc	钪标记的不吸收的标志物(液体)	1.6E+00	上部大肠壁	4.5E+00
^{46}Sc	钪标记的不吸收的标志物(固体)	1.7E+00	上部大肠壁	4.5E+00
^{47}Sc	钪标记的不吸收的标志物(液体)	7.4E-01	下部大肠壁	5.9E+00
^{47}Sc	钪标记的不吸收的标志物(固体)	7.6E-01	下部大肠壁	5.8E+00
^{51}Cr	氯化铬(三价)	6.8E-02	肝	5.5E-01
^{51}Cr	乙二胺四乙酸(EDTA)	2.0E-03	膀胱壁	2.4E-02
^{51}Cr	EDTA(口服)	4.4E-02	上部大肠壁	1.1E-01
^{51}Cr	铬标记血小板	1.4E-01	红骨髓	1.9E-01
^{51}Cr	铬标记红细胞	1.7E-01	肝	2.4E-01
^{51}Cr	铬标记变性红细胞	1.8E-01	脾	5.6E+00
^{51}Cr	铬标记白细胞	1.2E-01	脾	1.9E+00

续表

核素	药物	有效剂量 *E*/(mSv/MBq)	受照最甚的器官或组织	
			名称	剂量/(mSv/MBq)
^{51}Cr	铬标记的不吸收的标志物(液体)	4.3E-02	下部大肠壁	2.7E-01
^{51}Cr	铬标记的不吸收的标志物(固体)	4.5E-02	下部大肠壁	2.7E-01
^{52}Fe	铁	1.1E-01	红骨髓	6.1E+00
^{52}Fe	铁(口服)	7.1E-01	下部大肠壁	1.6E+00
^{55}Fe	铁	4.0E+00	脾	2.6E+01
^{55}Fe	铁(口服)	4.2E-01	下部大肠壁	2.6E+00
^{59}Fe	铁	1.0E+01	心脏	3.2E+01
^{59}Fe	铁(口服)	2.0E+00	心脏	3.2E+00
^{57}Co	钴标记博莱霉素	4.7E-02	肝	1.5E-01
^{57}Co	维生素 B_{12}(静注,无载体)	4.4E+00	肝	5.1E+01
^{58}Co	维生素 B_{12}(静注,无载体)	8.2E+00	肝	5.1E+01
^{57}Co	维生素 B_{12}(静注,有载体)	4.6E-01	肝	4.3E+00
^{58}Co	维生素 B_{12}(静注,有载体)	8.9E-01	肝	6.5E+00
^{57}Co	维生素 B_{12}(口服,加冲击)	2.1E+00	肝	2.4E+01
^{58}Co	维生素 B_{12}(口服,加冲击)	4.0E+00	肝	3.6E+01
^{57}Co	维生素 B_{12}(口服,无冲击)	3.1E-01	肝	3.6E+01
^{58}Co	维生素 B_{12}(口服,无冲击)	5.9E-01	肝	5.4E+01
^{64}Cu	铜	3.6E-02	肝	4.8E-01
^{67}Cu	铜	1.5E-01	肝	1.8E+00
^{62}Zn	锌	3.5E-01	肝	4.5E+00
^{65}Zn	锌	8.4E+00	肝	3.5E+01
^{69m}Zn	锌	1.4E-01	肝	1.7E+00
^{66}Ga	柠檬酸	3.2E-01	下部大肠壁	8.7E-01
^{67}Ga	柠檬酸	1.0E-01	骨表面	5.9E-01
^{68}Ga	柠檬酸	2.0E-02	小肠壁	6.4E-02
^{72}Ga	柠檬酸	3.4E-01	下部大肠壁	8.7E-01
^{68}Ga	EDTA	4.0E-02	膀胱壁	5.9E-01
^{72}As	砷酸盐,砷化物	3.6E-01	膀胱壁	2.3E+00
^{74}As	砷酸盐,砷化物	5.1E-01	肾	1.6E+00
^{76}As	砷酸盐,砷化物	2.8E-01	膀胱壁	2.1E+00
^{75}Se	亚硒酸盐,硒化物	2.6E+00	肾	1.5E+01
^{75}Se	硒甲基胆固醇	1.5E+00	肾上腺	5.1E+00
^{75}Se	1-硒蛋氨酸	2.5E+00	肝	6.2E+00

续表

核 素	药 物	有效剂量 E/(mSv/MBq)	受照最甚的器官或组织	
			名 称	剂 量/(mSv/MBq)
^{75}Se	硒标记胆汁酸(SeHCAT)	6.9E-01	胆囊壁	6.4E+00
^{76}Br	溴化物	2.8E-01	肾上腺	3.5E-01
^{77}Br	溴化物	7.7E-02	肾上腺	9.7E-02
^{82}Br	溴化物	4.0E-01	肾上腺	5.5E-01
^{77}Br	溴代螺环呱啶酮	8.5E-02	肝	2.6E-01
^{81m}Kr	氪	2.7E-05	肺	2.1E-04
^{81}Rb	铷	2.8E-02	肝	9.6E-02
^{82}Rb	铷(超短寿命)	3.4E-03	甲状腺	3.8E-02
^{84}Rb	铷	2.8E+00	肾	9.4E+00
^{86}Rb	铷	3.0E+00	肾	1.5E+01
^{81}Rb	变性红细胞	1.4E-01	脾	4.0E+00
^{85}Sr	锶	7.9E-01	骨表面	2.0E+00
^{87m}Sr	锶	6.4E-03	膀胱壁	1.1E-02
^{89}Sr	锶	3.1E+00	下部大肠壁	4.7E+00
^{99m}Tc	锝标记白蛋白(HAS)	6.1E-03	骨表面	8.9E-03
^{99m}Tc	柠檬酸络合物	6.1E-03	膀胱壁	3.9E-02
^{99m}Tc	大胶体	9.4E-03	脾	7.7E-02
^{99m}Tc	小胶体	9.7E-03	脾	7.7E-02
^{99m}Tc	二巯基丁二酸(DMSA)	8.8E-03	肾	1.7E-01
^{99m}Tc	二乙三胺五乙酸(DTPA)	4.9E-03	膀胱壁	6.2E-02
^{99m}Tc	胞浆素	5.4E-03	脾	7.8E-02
^{99m}Tc	葡萄糖酸盐,葡庚糖酸盐	5.4E-03	膀胱壁	5.6E-02
^{99m}Tc	六甲基丙二胺肟(HM-PAO)	9.3E-03	肾	3.4E-02
^{99m}Tc	青霉胺	7.3E-03	肾	1.4E-01
^{99m}Tc	高锝酸盐	1.3E-02	上部大肠壁	5.7E-02
^{99m}Tc	高锝酸盐(给阻断剂)	4.2E-03	膀胱壁	3.0E-02
^{99m}Tc	高锝酸盐(口服,不给阻断剂)	1.4E-02	上部大肠壁	7.4E-02
^{99m}Tc	亚氨基二乙酸(IDA)衍生物	1.7E-02	胆囊壁	1.1E-01
^{99m}Tc	纤维蛋白原酸	6.2E-03	心脏	2.2E-02
^{99m}Tc	红细胞	7.0E-03	心脏	2.3E-02
^{99m}Tc	变性红细胞	1.9E-03	胰腺	3.6E-02
^{99m}Tc	磷酸盐和膦酸盐	5.7E-03	骨表面	6.3E-02
^{99m}Tc	气溶胶(快廓清物质,如 DTPA)	6.1E-03	膀胱壁	4.7E-02

续表

核素	药物	有效剂量 *E*/(mSv/MBq)	受照最甚的器官或组织	
			名称	剂量/(mSv/MBq)
^{99m}Tc	气溶胶(慢廓清物质,如 HSA)	1.4E-02	膀胱壁	1.3E-02
^{99m}Tc	肝素	5.5E-03	膀胱壁	4.7E-02
^{99m}Tc	巯基乙酰三苷肽(MAG3)	7.0E-03	膀胱壁	1.1E-01
^{99m}Tc	大颗粒聚集白蛋白(MAA)	1.1E-02	肺	6.6E-02
^{99m}Tc	甲基氧化异丁基异腈(MIBI)[休息]	9.3E-03	胆囊壁	3.9E-02
^{99m}Tc	甲基氧化异丁基异腈(MIBI)[活动]	7.9E-03	胆囊壁	3.3E-02
^{99m}Tc	不吸收标志物(液体)	1.9E-02	上部大肠壁	1.2E-01
^{99m}Tc	不吸收标志物(固体)	2.4E-02	上部大肠壁	1.2E-01
^{99m}Tc	白蛋白微球	1.0E-02	膀胱壁	1.7E-02
^{99m}Tc	血小板	1.2E-02	脾	2.4E-01
^{99m}Tc	白细胞	1.1E-02	脾	1.5E-01
^{99m}Tc	人免疫球蛋白(HIG)	7.0E-03	脾	2.3E-02
^{99m}Tc	高锝气体	1.2E-02	上部大肠壁	4.6E-02
^{99m}Tc	锝气体	1.5E-02	肺	1.1E-01
^{99m}Tc	替曲膦(myoview)(休息)	7.6E-03	上部大肠壁	2.7E-02
^{99m}Tc	替曲膦(myoview)(活动)	7.0E-03	膀胱壁	2.6E-02
^{111}In	铟	2.1E-01	肾	8.8E-01
^{113m}In	铟	1.0E-02	肾	5.1E-02
^{113m}In	氢氧化物(胶体)	1.1E-02	脾	1.2E-01
^{111}In	DTPA	2.1E-02	膀胱壁	2.5E-01
^{113m}In	DTPA	1.0E-02	膀胱壁	1.7E-01
^{111}In	气溶胶(快廓清物质,如 DTPA)	2.5E-02	膀胱壁	2.1E-01
^{111}In	气溶胶(慢廓清物质,如 HSA)	2.4E-01	肾	5.2E-01
^{113m}In	气溶胶(快廓清物质,如 DTPA)	1.6E-02	膀胱壁	9.5E-02
^{113m}In	气溶胶(慢廓清物质,如 HSA)	2.5E-01	肺	1.9E-01
^{111}In	不吸收标志物(液体)	3.1E-01	下部大肠壁	2.1E+00
^{111}In	不吸收标志物(固体)	3.2E-01	下部大肠壁	2.0E+00
^{113m}In	不吸收标志物(液体)	2.0E-02	上部大肠壁	1.4E-01
^{113m}In	不吸收标志物(固体)	2.9E-02	胃壁	2.1E-01
^{111}In	血小板	3.9E-01	脾	7.5E+00
^{111}In	白细胞	3.6E-01	脾	5.5E+00
^{111}In	博莱霉素	1.0E-01	肾	8.4E-01
^{111}In	人免疫球蛋白(HIG)	1.7E-01	脾	6.0E-01

续表

核　素	药　物	有效剂量 E/(mSv/MBq)	受照最甚的器官或组织	
			名　称	剂　量/(mSv/MBq)
^{111}In	奥曲肽	5.4E-02	脾	5.7E-01
^{123}I	碘(甲状腺阻断)	1.1E-02	膀胱壁	9.0E-02
^{123}I	碘(甲状腺吸收 35%)	2.2E-01	甲状腺	4.5E+00
^{124}I	碘(甲状腺阻断)	9.5E-02	膀胱壁	7.8E-01
^{124}I	碘(甲状腺吸收 35%)	1.5E+01	甲状腺	3.0E+02
^{125}I	碘(甲状腺阻断)	9.1E-03	膀胱壁	1.0E-01
^{125}I	碘(甲状腺吸收 35%)	1.4E+01	甲状腺	3.3E+02
^{131}I	碘(甲状腺阻断)	6.1E-02	膀胱壁	6.1E-01
^{131}I	碘(甲状腺吸收 35%)	1.4E+01	甲状腺	5.0E+02
^{123}I	苯异丙胺(IMP)	2.7E-02	肝	1.1E-01
^{123}I	纤维蛋白原	2.0E-02	心脏	7.2E-02
^{125}I	纤维蛋白原	8.0E-02	心脏	3.2E-01
^{131}I	纤维蛋白原	4.2E-01	心脏	1.5E+00
^{123}I	白蛋白(HSA)	2.0E-02	心脏	6.4E-02
^{125}I	白蛋白(HSA)	2.2E-01	心脏	6.9E-01
^{131}I	白蛋白(HSA)	6.4E-01	心脏	1.9E+00
^{131}I	大颗粒聚集白蛋白(MAA)	4.5E-01	肺	2.3E+00
^{125}I	不吸收标志物(液体)	1.7E-01	下部大肠壁	1.4E+00
^{125}I	不吸收标志物(固体)	1.7E-01	下部大肠壁	1.4E+00
^{131}I	不吸收标志物(液体)	1.2E+00	下部大肠壁	9.4E+00
^{131}I	不吸收标志物(固体)	1.2E+00	下部大肠壁	9.3E+00
^{123}I	小颗粒聚集白蛋白(MIAA)	1.8E-02	脾	1.0E-01
^{131}I	小颗粒聚集白蛋白(MIAA)	2.2E-01	脾	1.8E+00
^{123}I	邻碘马尿酸钠	1.2E-02	膀胱壁	1.9E-01
^{125}I	邻碘马尿酸钠	7.7E-03	膀胱壁	1.6E-01
^{131}I	邻碘马尿酸钠	5.2E-02	膀胱壁	9.2E-01
^{125}I	安替比林	1.0E-02	膀胱壁	1.0E-01
^{131}I	安替比林	6.7E-02	膀胱壁	6.0E-01
^{125}I	碘酞酸盐	7.2E-03	膀胱壁	1.2E-01
^{131}I	碘甲基-19-去甲胆固醇(NP59)	1.8E+00	肾上腺	4.0E-00
^{125}I	碘化聚乙烯吡咯烷酮(PVP)	6.5E-01	肾	4.4E+00
^{131}I	碘化聚乙烯吡咯烷酮(PVP)	6.0E-01	肾	3.8E+00
^{125}I	甲状腺素(T_4)	1.0E-01	下部大肠壁	2.8E-01

续表

核素	药物	有效剂量 E/(mSv/MBq)	受照最甚的器官或组织	
			名称	剂量/(mSv/MBq)
^{131}I	甲状腺素(T_4)	4.4E-01	下部大肠壁	1.1E+00
^{125}I	三碘甲状腺氨酸(T_3)	4.7E-02	下部大肠壁	2.5E-01
^{131}I	三碘甲状腺氨酸(T_3)	3.0E-01	下部大肠壁	1.5E+00
^{125}I	反三碘甲状腺氨酸(rT_3)	3.7E-02	下部大肠壁	2.5E-01
^{131}I	反三碘甲状腺氨酸(rT_3)	2.5E-01	下部大肠壁	1.6E+00
^{125}I	双碘甲状腺氨酸	3.6E-02	下部大肠壁	2.5E-01
^{131}I	双碘甲状腺氨酸	2.5E-01	下部大肠壁	1.6E+00
^{123}I	间碘苄胍(MIBG)	1.3E-02	肝	7.1E-02
^{131}I	间碘苄胍(MIBG)	1.4E-01	肝	8.3E-01
^{123}I	玫瑰红钠	5.9E-02	下部大肠壁	3.9E-01
^{131}I	玫瑰红钠	1.1E+00	下部大肠壁	8.8E+00
^{127}Xe	氙气(单次吸入或静注,屏气 30 s)	1.3E-04	肺	3.4E-04
^{127}Xe	氙气(反复呼吸 5 min)	7.1E-04	红骨髓	9.0E-04
^{127}Xe	氙气(反复呼吸 10 min)	1.1E-03	红骨髓	1.5E-03
^{133}Xe	氙气(单次吸入或静注,屏气 30 s)	1.8E-04	肺	7.7E-04
^{133}Xe	氙气(反复呼吸 5 min)	7.3E-04	红骨髓	8.4E-04
^{133}Xe	氙气(反复呼吸 10 min)	1.1E-03	红骨髓	1.4E-03
^{129}Cs	铯	1.1E-03	子宫	5.8E-02
^{130}Cs	铯	3.4E-03	肾上腺	2.6E-03
^{131}Cs	铯	5.0E-02	红骨髓	7.9E-02
^{134m}Cs	铯	6.7E-03	子宫	6.0E-03
^{131}Ba	钡	5.0E-01	下部大肠壁	2.7E+00
^{133m}Ba	钡	4.7E-01	下部大肠壁	3.7E+00
^{135m}Ba	钡	3.4E-01	下部大肠壁	2.7E+00
^{131}Ba	不吸收标志物(液体)	4.9E-01	下部大肠壁	3.4E+00
^{131}Ba	不吸收标志物(固体)	5.1E-01	下部大肠壁	3.4E+00
^{131}La	镧标记 DTPA	1.5E-01	膀胱壁	2.2E+00
^{131}Yb	镱标记 DTPA	3.6E-02	膀胱壁	5.2E-01
^{198}Au	金胶体	1.1E+00	肝	8.2E+00
^{197}Hg	氯化汞(Ⅱ)	1.4E-01	肾	4.5E+00
^{201}Tl	铊离子	2.2E-01	睾丸	5.6E-01

附录 6　成年患者核医学诊断中放射性活度的指导水平

表 6　成年患者核医学诊断中放射性活度的指导水平

检查项目	放射性核素	化学形态	每次检查常用的最大放射性活度/MBq
骨			
骨显像	^{99m}Tc	磷酸盐、膦酸盐	600
骨显像(SPECT)	^{99m}Tc	磷酸盐、膦酸盐	800
骨髓显像	^{99m}Tc	胶体	400
脑			
脑显像(静态)	^{99m}Tc	TcO_4^-	500
	^{99m}Tc	DTPA,葡萄糖酸盐和葡庚糖酸盐	500
^{99m}Tc 脑显像(SPECT)	^{99m}Tc	TcO_4^-	800
	^{99m}Tc	DTPA,葡萄糖酸盐和葡庚糖酸盐	800
	^{99m}Tc	六甲基丙二胺肟(HM-PAO)	500
脑血流	^{133}Xe	等渗压氯化钠溶液中	400
	^{99m}Tc	六甲基丙二胺肟(HM-PAO)	500
脑池造影	^{111}In	DTPA	40
泪腺			
泪引流	^{99m}Tc	TcO_4^-	4
	^{99m}Tc	胶体	4
甲状腺			
甲状腺显像	^{99m}Tc	TcO_4^-	200
	^{123}I	I^-	20
甲状腺转移(切除后)	^{131}I	I^-	400
甲状旁腺显像	^{201}Tl	Tl^+,氯化物	80

续表

检查项目	放射性核素	化学形态	每次检查常用的最大放射性活度/MBq
肺			
肺通气显像	^{81m}Kr	气体	6 000
	^{99m}Tc	DTPA(气溶胶)	80
肺通气研究	^{133}Xe	气体	400
	^{127}Xe	气体	200
肺灌注显像	^{81m}Kr	水溶液	6 000
	^{99m}Tc	人体白蛋白(大颗粒聚合物或微球)	100
肺灌注显像(用静脉造影)	^{99m}Tc	人体白蛋白(大颗粒聚合物或微球)	160
肺灌注研究	^{133}Xe	等渗压溶液	200
	^{127}Xe	等渗压氯化物溶液	200
肺显像(SPECT)	^{99m}Tc	大颗粒聚合白蛋白(MAA)	200
肝和脾			
肝和脾显像	^{99m}Tc	胶体	80
胆道系统功能显像	^{99m}Tc	亚氨基二乙酸衍生物(IDA)	150
脾显像	^{99m}Tc	变性红细胞	100
肝显像(SPECT)	^{99m}Tc	胶体	200
心血管			
首次通过的血流研究	^{99m}Tc	TcO_4^-	800
	^{99m}Tc	DTPA	800
	^{99m}Tc	大颗粒聚集球蛋白质	400
血池显像	^{99m}Tc	人体白蛋白复合体	40
心、血管显像/探针研究	^{99m}Tc	人体白蛋白复合体	800
	^{99m}Tc	正常红细胞	800
心肌显像/探针研究	^{99m}Tc	磷酸盐、膦酸盐	600
心肌显像	^{99m}Tc	异氰化物	300
	^{201}Tl	Tl^+，氯化铊	100
心肌显像(SPECT)	^{99m}Tc	磷酸盐、膦酸盐	800
	^{99m}Tc	异氰化物	600
胃、胃肠道			
胃、唾液腺显像	^{99m}Tc	TcO_4^-	40

续表

检查项目	放射性核素	化学形态	每次检查常用的最大放射性活度/MBq
美克尔氏憩室显像	^{99m}Tc	TcO_4^-	400
胃肠道出血	^{99m}Tc	胶体	400
	^{99m}Tc	正常红细胞	400
食道通过和回流	^{99m}Tc	胶体	40
	^{99m}Tc	不吸收标志物	40
胃排空	^{99m}Tc	不吸收标志物	12
	^{111}In	不吸收标志物	12
	^{113m}In	不吸收标志物	12
肾、泌尿系统和肾上腺			
肾显像	^{99m}Tc	DMSA(二巯基丁二酸)	160
肾显像、肾造影	^{99m}Tc	DTPA,葡萄糖酸盐和葡庚糖酸盐	350
	^{99m}Tc	大颗粒聚集球蛋白	100
	^{123}I	邻碘马尿酸盐	20
肾上腺显像	^{75}Se	硒基-去甲胆甾醇	8
其他			
肿瘤和脓肿显像	^{67}Ga	柠檬酸盐	300
	^{201}Tl	氯化铊	100
肿瘤显像	^{99m}Tc	DMSA	400
神经外胚层肿瘤显像	^{123}I	间-碘苄基胍(MIBG)	400
	^{131}I	MIBG	20
淋巴结显像	^{99m}Tc	胶体	80
脓肿显像	^{99m}Tc	HM-PAO 标记的白细胞	400
	^{111}In	白细胞	20
血栓显像	^{111}In	血小板	20